# Neuroimmunological Disease

# 神经免疫性疾病

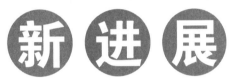

胡学强　主编

U0330319

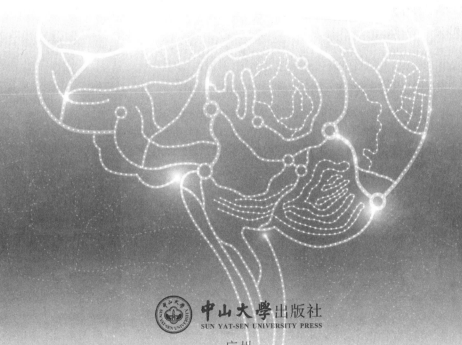

中山大學出版社
SUN YAT-SEN UNIVERSITY PRESS

·广州·

**图书在版编目（CIP）数据**

神经免疫性疾病新进展/胡学强主编 . —广州：中山大学出版社，2016.3
ISBN 978 - 7 - 306 - 05612 - 2

Ⅰ. ①神… Ⅱ. ①胡… Ⅲ. ①神经系统疾病—免疫性疾病—研究 Ⅳ. ①R741

中国版本图书馆 CIP 数据核字（2016）第 027728 号

出 版 人：徐　劲
策划编辑：鲁佳慧
责任编辑：鲁佳慧
封面设计：曾　斌
责任校对：王　琦
责任技编：黄少伟
出版发行：中山大学出版社
电　　话：编辑部 020 - 84111996，84113349，84111997，84110779
　　　　　发行部 020 - 84111998，84111981，84111160
地　　址：广州市新港西路 135 号
邮　　编：510275　　传　真：020 - 84036565
网　　址：http://www.zsup.com.cn　　E-mail: zdcbs@ mail. sysu. edu. cn
印 刷 者：佛山市浩文彩色印刷有限公司
规　　格：787mm×1092mm　　1/16　　11.25 印张　　300 千字
版次印次：2016 年 3 月第 1 版　　2016 年 3 月第 1 次印刷
定　　价：40.00 元

# 本书编委会

主　编：胡学强

副主编：邱　伟

编　委：（按姓氏笔画排序）

王玉鸽　毛志锋　方　羚　尹俊杰　李　静

李　蕊　吴昊天　邱　伟　陆正齐　胡学强

钟晓南　徐晓峰　黄艳露　常艳宇　舒崖清

廖金池

# 作 者 简 介

**胡学强**　中山大学附属第三医院神经病学科二级
教授、一级主任医师、博士生导师。中国免疫学会神经
免疫分会主任委员，中国医师协会神经内科医师分会神
经免疫专业委员会主任委员，中华医学会神经病学分会
前副主任委员，中国中西医结合学会脑心同治专业委员
会副主任委员，中华医学会神经病学分会神经免疫学组
组长，中国卒中学会第一届理事会理事，《中国神经免
疫学和神经病学杂志》主编，《中华神经科杂志》副总
编辑，广东省老年保健协会神经内科专业委员会主任委
员，广东省药学会神经精神药物专业委员会主任委员，
广东省中西医结合学会脑心同治专业委员会主任委员，
广东省医学会神经病学分会前主任委员，广东省政协第
八、九、十、十一届常务委员。

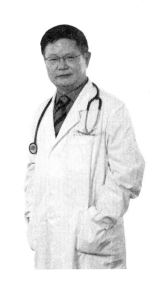

　　1996年获"广东省优秀中青年专家"称号。曾获得广东省科技成果三等奖1项，
广东省省自然科学三等奖2项，广东省科技成果二等奖1项，国家教委科技进步二等奖
2项，教育部科技进步二等奖1项，卫生部与中华医学会优秀论文一等奖1项，第五届
"吴阶平医学研究奖、保罗·杨森药学研究奖"二等奖。

　　30余年来一直从事神经病学临床、教学、科研工作。科研方面主要从事脑血管疾
病、神经免疫性疾病的研究，共发表论文280余篇（其中以通讯作者发表SCI论文60
余篇），主编并出版了《多发性硬化》（人民卫生出版社）、《基层心脑血管病的防治》
（中国军事医学出版社）、《神经免疫性疾病新进展》（中山大学出版社）等多本专著。

# 前　言

2012 年，在中国免疫学会神经免疫学分会以及中华医学会神经病学分会神经免疫学组的全国专家的帮助下，我们出版了第一版《神经免疫性疾病新进展》。时隔 4 年，在大家的鼓励与支持下，我们继续将常见神经免疫性疾病近年来的研究热点及新进展的部分内容进行了总结。

本书仍然以多发性硬化、视神经脊髓炎、重症肌无力、吉兰－巴雷综合征等常见病研究为主，但内容与 2012 版有所区别，例如增加了多发性硬化干细胞治疗、视神经脊髓炎最新诊断标准、自身免疫性脑炎等。

神经免疫性疾病基础与临床研究进展迅速，本书仅对部分内容进行了总结，有不足及遗漏之处，恳请读者批评指正。

胡学强

2015.12

# 目　　录

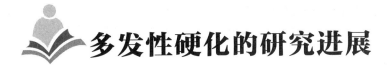

# 多发性硬化的研究进展

钟晓南　胡学强

多发性硬化（multiple sclerosis，MS）是累及中枢神经系统（central nervous system，CNS）的自身免疫性脱髓鞘疾病，以多发性炎症脱髓鞘、轴索变性和胶质瘢痕形成为主要病理学特点。MS 多在中青年发病，大部分呈复发 – 缓解病程，每次发作常遗留神经系统症状体征，最终造成神经功能残障。早期的诊断、严密的病情监测和适当的治疗干预是改善患者长期预后的关键。近年来，在 MS 的病因、诊断、临床病情监测及治疗方面都有了较大的进展。

## 1　MS 的流行病学

既往研究已经证实，作为一种免疫相关疾病，MS 好发于青壮年；其发病率存在明显的性别差异，女性患 MS 的概率高于男性；同时 MS 的发病率还存在地域性差异，按纬度分布，MS 的发病率自南向北逐渐增高。

新近的研究发现，MS 的这种流行病学特点仍在动态变化中。Trojano[1]等学者最近直接比较了不同纬度的 MS 人群性别比例随时间变化的趋势。研究共收集了 15 996 名 MS 患者的资料，发现在过去 60 年中 MS 患者的女/男比例随着时间增大，这种变化趋势还存在一定的纬度梯度，提示将来在 MS 的相关研究中，还需要考虑 MS 流行病学的动态变化趋势。此外，Dobson[2]探讨了出生月份效应的纬度变异，以分析出生月份与 MS 发生率之间的关系。研究者收集了既往发表文献中 151 978 名 MS 患者的出生月份数据，使用线性回归模型分析纬度和出生月份的关系，发现出生月份差异可能影响随后患 MS 的风险，这可能与紫外线辐射和怀孕期母源性维生素 D 水平相关。另外，有学者对 MS 的传统流行病学特点提出了质疑。Fiddes 等收集了来自两大洲 17 个国家的人口学数据，发现出生率的季节性变化是无处不在的，并与地域和时间变化密切相关，因此，提出过往发现的出生月份与 MS 的相关性可能是假阳性，可能是出生率受出生地和出生时间影响所导致的假象。[3]

面对 MS 流行病学的新变化，各国学者通过更大样本的流行病学调查和 Meta 分析来研究 MS 的流行病学现状。Evans[4]的一项 Meta 分析纳入了 1985—2011 年的 3 925 篇相关文献，发现由于方法学和流行病学研究质量的不一致，无论在美洲的发达国家或发展中国家，流行病学资料仍相当缺乏。建议通过进行更大规模的流行病学调查来了解

MS 流行情况。Mackenzie[5]分析了英国 1990—2010 年的人口学数据，指出随着医疗卫生条件的改善，MS 患者更加长寿，存活的患者数量有所上升。既往报道指出，欧洲 MS 的发病率呈上升趋势，Alcalde-Cabero 分析了 1965 年以后的相关文献，发现 MS 发病率的上升可能是可疑 MS 患者确诊比例增加及以人群为基础的 MS 登记系统逐步完善所导致的假象[6]。

## 2　MS 的病因

MS 的病因和发病机制尚未完全阐明，但目前倾向于认为 MS 是遗传因素和环境因素的复杂相互作用所导致的自身免疫性疾病。特定遗传背景的个体在一定环境因素的促发下，启动自身免疫而导致了 MS 的发生。

### 2.1　环境因素

一些环境因素可能与 MS 的发生发展相关，这些因素包括众多感染和非感染因素。除了既往已经深入研究的感染性因素外，众多非感染因素被认为参与 MS 的发病[7]。近年来，研究较多的非感染性环境因素包括维生素 D、吸烟和食盐摄入等。

其中，日光照射和血清维生素 D 水平是较确切的非感染性环境因素[8]。最近在 Neurology 杂志[9,10,11]上发表了 3 个关于维生素 D 与 MS 的独立研究，结果提示，高维生素 D 水平可以降低 MS 的复发率、减少其 MRI 病灶。另外，早已发现吸烟与增加 MS 的发病风险相关[12]，但吸烟对 MS 临床病程影响的相关研究结果尚有争议。Manouchehrinia[13]等的研究结果表明，吸烟与更严重的疾病和更迅速的残疾进展相关，而且无论在 MS 发病前或发病后，戒烟均减缓残障进展。更值得注意的是，食盐与 MS 发病风险的相关性。2013 年，Wu[14]和 Kleinewietfeld[15]两个独立的研究小组同时发现，增加氯化钠浓度可以通过诱导 Th17 细胞通路活化促进自身免疫性疾病。同时，EAE 模型实验还发现，接受高盐饮食的小鼠病情更严重，中枢神经系统炎症细胞浸润增强和外周抗原特异性 Th17 细胞增加。在临床研究中发现，MS 病灶、正常外观脑白质、皮层和深部灰质的钠浓度升高，继发进展型 MS 和残障程度较重的患者其浓度更高。钠浓度的增高可能与神经轴索的病理生理相关，可能导致临床进展和残障程度增加。[16]

由于 MS 的易感性依赖于很多低风险的环境因素相互作用，目前仍未能辨别出一种单一的环境因素作为 MS 的独立诱因。而且在众多的环境因素中，对某个因素的研究很难排除其他混杂因素。因此，这些初步的研究结果需要慎重对待。随着流行病学研究方法的进步和其敏感性的提高，将来的研究将有可能发现更多低风险环境因素，从而更好地了解环境因素如何与遗传背景相互作用、共同决定 MS 的易感性。这些研究带来的新见解将有助于 MS 预防和治疗策略的发展。

Belbasis[17]及其研究团队对有关 MS 发病环境危险因素的既往研究进行了严格的系统分析，文章于 2015 年发表在 The Lancet Neurology 杂志。由于既往 MS 环境因素的系统评价通常集中在某个单一的危险因素，使得这项伞状回顾（umbrella review）与众不同。作者查找了 PubMed 2014 年 11 月 22 日之前所有关于环境因素与 MS 关系的系统综述和

Meta 分析，最终找到 44 篇相关文献，包括之前的 416 项研究；经筛选后最终 20 篇文献被纳入本次研究。研究发现了 3 个较为确切的危险因素：约有 50% 的 Meta 分析均与疫苗或感染相关；另外，吸烟和 EB 病毒与 MS 也存在确切相关。但有专家认为，由于目前条件的限制，研究仍存在偏差或变异，需要进一步的观察和研究来证实目前的研究结果。

## 2.2 遗传因素

### 2.2.1 新遗传学检测技术的应用

遗传因素在 MS 发病机制中的作用毋庸置疑。基于全基因组连锁分析（genome-wide linkage screens）、候选基因关联研究（candidate gene association studies）等传统基因分型方法[18]，发现了主要包括人类白细胞抗原（human leukocyte antigen，HLA）基因的 MS 易感基因。近年来，随着基因分型技术和统计学方法的进步，MS 的遗传因素研究取得了较大进展。全基因组关联研究（genome-wide association studies，GWAS）[19] 是指，在人类全基因组范围内同时分析多个单核苷酸多态性（single nucleotide polymorphism，SNP），从中筛选出与疾病相关的 SNP。这种技术在全基因组范围内进行整体研究，能够对疾病进行轮廓性概览，适用于复杂疾病的研究。除 HLA 基因外，运用 GWAS 发现了众多与 MS 相关的非 HLA 基因。现在，一些学者还尝试以更丰富的方式分析 GWAS，即所谓的通路和网络分析。通过这种方法，研究者重新评估多个 GWAS 结果，寻找与 MS 相关的属于某个特异性生物学通路的潜在基因网络[20,21]。目前，已经发现了免疫系统基因和神经系统基因等相关基因通路与 MS 的联系，提示免疫系统和神经系统在 MS 发病机制中的重要作用。

### 2.2.2 新易感基因的发现

目前认为，与 MS 易感性关系最为确切的基因是人类白细胞抗原（human leukocyte antigen，HLA）基因。而其他基因的研究结果尚有一些争议。因此，需要新的基因分型方法验证和拓展既往的研究成果。2013 年，国际多发性硬化遗传协会（International Multiple Sclerosis Genetics Consortium，IMSGC）在 *Nature Genetics* 发表文章，报道了新发现的 48 个与 MS 发病相关的基因多态性位点[22]。目前，超过 100 种基因被发现可能增加 MS 的风险。数量众多的易感基因强调了 MS 遗传学的复杂性，提示 MS 的遗传易感性是由多种低外显率的等位基因共同决定的。

## 2.3 后基因组学

新基因分型技术的应用加深了我们对 MS 遗传因素的理解，但对于全面掌握这一复杂疾病的遗传背景还有很远的路途。展望未来，MS 基因研究将不仅仅局限于单纯的基因位点与 MS 易感性的相关性。一些新的研究方向，例如评估 MS 易感基因的基因/基因相互作用和基因/环境相互作用，对更深入了解 MS 的遗传背景和发病机制意义重大。后基因组学为这方面的研究带来了希望。

### 2.3.1 连接遗传因素和环境因素

MS 的疾病易感性由遗传因素和环境因素共同决定。目前，从刚开始应用的 GWAS

研究中得到的遗传危险因素相关信息不多，环境因素也存在很多不确定性，两者相互作用的确切机制仍然是推测的。近年来出现的表观遗传学是指没有改变 DNA 序列而通过改变基因表达改变表型，它可能是探讨遗传和环境因素之间相互作用的桥梁。越来越多的证据提示，MS 的发展涉及表观遗传学的改变[23,24,25]。此外，由于 MS 的遗传易感性是众多基因共同作用的结果，探讨低频和罕见变异对 MS 的遗传易感性的研究意义重大[26]。基于表观遗传学相关理论，新一代测序技术（next-generation sequencing methods，NGS）为综合评估罕见变异提供了技术上的支持[27]。NGS 可以同时对数以百万计的序列进行测序，并对一种生物、组织或细胞器进行基因组、转录组或代谢组的全面、深入、细致分析。

### 2.3.2 连接基础研究和临床研究

研究 MS 的临床医师和科学家都面对这样一个问题：怎样整合 GWAS 研究与患者临床诊治的问题。表观遗传学理论也应用于连接基础和临床研究[28]。实验性自身免疫性脑脊髓炎（experimental autoimmune encephalomyelitis，EAE）是研究 MS 重要的动物模型。通过处理小鼠基因以研究遗传风险因素，带给科研工作者许多重大发现，但物种遗传背景的差异是基础研究成果应用于临床的障碍之一。新出现的人源化小鼠可以减少小鼠和人类之间的差异，从而使 MS 相关基因变异可以在动物模型上以更符合人类病理生理变化和更系统的方式被复制出来。

## 3 MS 的发病机制

MS 的发病机制尚未完全阐明，但目前绝大多数研究者认为，MS 是一种自身免疫性疾病，免疫相关机制在其发病过程中占主导地位。既往理论认为，MS 的发病机制与 Th1/Th2 轴向 Th1 方向偏移，Th1 细胞分泌肿瘤坏死因子（tumor necrosis factor，TNF）－α 和干扰素（interferon，IFN）－γ 等细胞因子，介导细胞免疫为主的免疫反应有关。目前更多相关证据提示，Th17 细胞和 IL-17 在 MS 的发病机制中有更重要的作用。此外，调节性 T 细胞（regulatory T cell，Treg）功能低下是 MS 发病的另一重要原因。根据这些研究基础，有学者提出人类免疫系统中 Th1/Th2 轴和 Th17/Treg 轴的失衡共同参与自身免疫性脱髓鞘疾病的发生和发展，Th1 和 Th17 可能在自身免疫病发病的不同阶段发挥复杂的相互作用。此外，B 细胞在 MS 发病机制的作用也逐渐受到研究者的重视。

然而，近年来有一些专家认为，MS 的病程中还存在其他发病机制，如神经变性。他们提出，原发进展型 MS 和继发进展型 MS 独立于复发的病情进展，以及免疫调节治疗无效是这一观点的有力证据；他们认为可能是神经变性导致了 MS 不可逆的神经功能残障。

因此，目前关于 MS 神经变性方面的研究日渐增加。临床观察已经发现，MS 疾病初期就可以发现影像学上患者的脑萎缩和灰质病变，从而反映神经变性；而与白质病变相比，脑萎缩和灰质病变与患者神经功能残障更显著相关。这些研究结果证实 MS 存在神经变性。进一步探讨 MS 神经变性的机制，发现可能是炎症诱导的级联反应导致了最终的轴索损伤[29]：慢性中枢神经炎症产生无活性氧化物系列、无活性氮化物系列、缺氧、细胞因子、谷氨酸等有害物质，这将导致氧化应激、线粒体破坏和功能障碍、脱髓鞘、钙内流，随后离子通道重新分配、能量缺乏，离子失衡、钙/钠超载，继发活化降解酶类、细胞肿胀，最终造成了细胞凋亡和坏死所致的神经轴索损伤。对炎症、神经损伤相关性的研究同样支持上述观点[30]。目前已发现许多可以导致神经变性的炎症通路，TRAIL、Fas 系统、细胞因子、穿孔素、线粒体功能障碍、轴突钠通道再分布、TASK1、BDNF、ASIC-1、TRPM4、谷氨酸等是目前研究较多的通路。这些初步研究成果提示，可能是慢性炎症进程扰乱神经轴索稳态，导致神经变性，因此，应激负荷（炎症）和残余的神经自身保护能力的平衡可能决定 MS 的最终临床预后。

# 4 MS 的诊断

## 4.1 更敏感、特异的诊断标准

MS 的诊断主要基于其中枢神经系统病灶在时间（dissemination of lesions in time，DIT）和空间上多发性（dissemination of lesions in space，DIS）的临床证据，且需排除可引起这些损害的其他疾病。因其临床表现复杂多样，并且缺乏特异性辅助检查指标，造成诊断尤其是早期诊断困难。1983 年发表的 Poser 诊断标准获得广泛应用。随着神经影像学的发展，2001 年提出了 McDonald 诊断标准，并分别在 2005 年及 2010 年做出了部分修正和完善。在新的 McDonald 诊断标准[31]中，DIS 和 DIT 的影像学诊断标准得到了简化，并据此对 PPMS 诊断标准做出了调整。在一些情况下，DIT 和 DIS 可以通过单次扫描确定，减少了所需的 MRI 检查，帮助更早期诊断。这使 MS 的诊断更为迅速，同时保持或提高了特异性和/或敏感性。该标准还根据特殊人群的特点，提出了相应的修改建议，扩展了标准的适用范围。

目前，已有一些研究尝试在临床应用中验证和完善 2010 McDonald 诊断标准。Sada-ka[32]评估了 2010 年标准和 2005 年标准在诊断儿科 MS 患者中的异同，发现两者都可以用于鉴别儿童复发 – 缓解型 MS（relapsing-remitting MS，RRMS），2010 年标准更简化和有利于 MS 的早期诊断，但该标准不适合应用于临床表现类似急性播散性脑脊髓炎的患者。Kelly[33]也尝试对新的诊断标准做出修订，以提高其诊断原发进展型 MS（primary progressive MS，PPMS）的敏感性。他们的研究提示，在诊断 PPMS 时脑脊液（CSF）寡克隆带比脊髓病灶更敏感，而放宽脊髓病灶数量的要求不但简化了诊断流程，而且增加了诊断标准的敏感性。但该研究是一个回顾性分析，需要在独立的前瞻性队列研究中进一步检验[34]。

## 4.2 更早期的诊断

### 4.2.1 临床孤立综合征（clinically isolated syndrome，CIS）

虽然目前的 MS 诊断标准结合多方面的证据，可以综合判断患者的病情，有助于提高诊断的特异性，但这常常造成确诊和鉴别诊断的延迟。在目前的临床工作中，尤其对于一些未达诊断标准的初发病例，仍需综合评估各种临床资料，以早期识别 MS。CIS 是"单病程的可疑潜在炎症脱髓鞘疾病"[35]。很大部分 CIS 最终将转化为 MS，因此，早期预测 CIS 的临床转归对患者的治疗和预后有重要临床意义。Miller 等学者最近总结了高度提示将转化为 MS 的视神经、脑干、脊髓和脑部 CIS 的临床特点，据此有可能实现更早期诊断 MS[36]。

#### 4.2.2 放射孤立综合征（radiologically isolated syndrome，RIS）

随着 MRI 技术的发展和临床广泛应用，有时候可以在健康个体或出现非特异性症状的患者（头痛、眩晕）看到符合 MS 诊断标准的典型脱髓鞘 MRI 特点。随访研究发现，这种患者中的 30%～40% 将出现一次或更多临床事件，导致 CIS 或 MS 的诊断。这种没有临床症状但存在高度提示脱髓鞘疾病的异常 MRI 特征的临床前期被定义为 RIS[37,38]。目前的研究认为，RIS 的 MRI 表现符合脱髓鞘的特征，例如病灶数量（>9 T2 病灶）、病灶分布（脑室旁、近皮质、幕下）和病灶活动性（钆增强）。而对于脊髓 RIS，Okuda 在一项回顾性分析中观察到，84% 存在无症状颈髓病灶的 RIS 患者进展为 CIS 或 MS[39]，并认为颈髓 RIS 独立于脑部 MRI 病灶，提示高临床事件风险。但 Dalton 在一项前瞻性 MRI 研究中发现，几乎所有出现无症状脊髓病灶的患者也存在沉默的脑部病灶[40]，因此，颈髓病灶不能独立预测 MS 转化。将来需要进一步的研究，更深入地探讨脑部 RIS 和脊髓 RIS 的特点，以及它们对 MS 转化的独立预测作用。

### 4.3 新的临床分型

MS 的临床分型对研究者交流、临床试验标准的制定、病情监测和预后评估均有重要作用。1996 年，美国国家多发性硬化学会（NMSS）多发性硬化临床研究咨询委员会（Advisory Committee on Clinical Trials in Multiple Sclerosis）根据临床表现制定了 MS 分型。委员会把 MS 分为 4 种亚型：复发 – 缓解型（relapsing-remitting multiple sclerosis，RRMS）、继发进展型（secondary-progressive multiple sclerosis，SPMS）、原发进展型（primary-progressive multiple sclerosis，PPMS）和进展复发型（progressive relapsing multiple sclerosis，PRMS）。在临床应用中，有时将该描述法简单混为复发型（包括 RRMS、SPMS 和 PRMS）和进展型（包括 PPMS、SPMS 和 PRMS），以区别患者是以复发或进展为主，并未清晰划分两者之间的界限。但该临床分型缺乏 MRI、生物学和其他相关标记物，使得其不能贴切地反映 MS 的临床特点和发病机制。

2011 年，委员会和其他专家（the MS Phenotype Group，MS 表型组）结合临床、影像学和生物标记物方面的研究进展，重新评估了 MS 表型。2012 年 10 月，笔者开会回顾了 1996 年的分型，认为已有足够的研究进展更新原有分型，最终，新的 MS 临床分型发表于 2014 年的 *Neurology* 杂志[41]。新的分型沿用原复发型和进展型的分类方式，但这种分类方式不能提供 MS 动态病程中的时间信息。因此，专家组通过临床复发或影像学评估疾病活动性和致残进展性，以作为 MS 分型有意义的附加因素；因为疾病活动性和致残进展性反映了炎症和变性进程，将影响疾病的临床进程、治疗决策和预后等。

疾病活动性的评估：对于复发型 MS，专家组推荐至少每年 1 次通过临床症状和脑影像学评估疾病活动性。对于进展型 MS，同样推荐每年进行临床评估，但是对影像学检查最佳复查频率尚无一致性意见。由于脑和脊髓的 MRI 活动性高度相关，并且脊髓影像学异常而脑影像学无异常少见，因此，除非有脊髓临床表现，否则不推荐进行定期脊髓影像学检查。（图 1）

疾病进展性的评估：MS 分型的另一附加因素是进展型 MS（PPMS 或 SPMS）患者在一定的时间内是否存在独立于复发的残疾进展性。进展型 MS 的病情并非都按同样的方式发展，也有可能在一个时期内保持相对稳定。专家组建议根据病史和客观临床资料，每年评估疾病残疾进展性。（图 2）

由此可见，若引入"病情活动性"作为 MS 分型的附加因素，PRMS 的分型将不复存在。有急性发作的 PPMS（符合之前 PRMS 的标准）可纳入"活动性 PPMS"；而无急性发作的 PPMS 患者纳入"非活动性 PPMS"。此外，CIS 应当包含在 MS 分型当中，并且对大多数 CIS 患者进行前瞻性随访可明确其随后的疾病分型；而因为 RIS 患者缺乏相应临床症状和体征，不推荐作为独立的 MS 亚型，但推荐进行前瞻性随访。

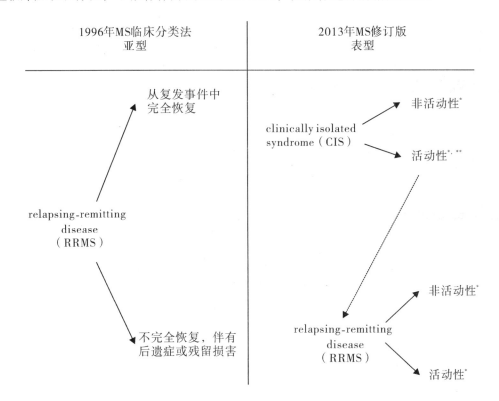

**图 1　复发型 MS 在 1996 年版和 2013 年版的分型法**

\* 活动性根据临床复发和/或 MRI 活动性；如果不能按期评估，活动性则是"未明确的"。

\*\* 如果之后出现临床活动并符合现有的 MS 诊断标准，CIS 则转变成 RRMS。

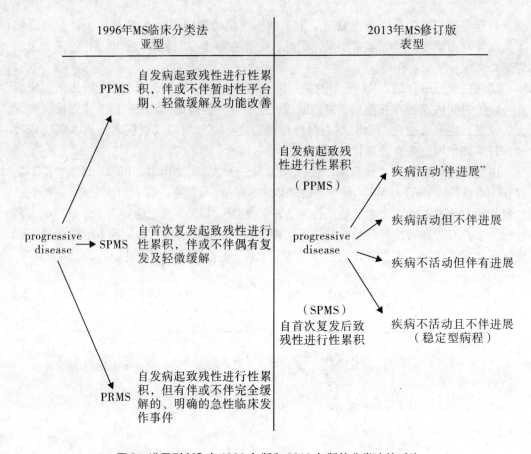

**图 2　进展型 MS 在 1996 年版和 2013 年版的分类法的对比**

＊活动性根据临床复发和/或 MRI 活动性。

＊＊进展性通过临床评估，至少每年复查 1 次；如果不能按期评估，活动性和进展性是"未明确的"。

另一方面，专家组澄清了一些术语的定义。这些概念包括活动型疾病、进展型疾病、进行性恶化和明确的进展或恶化等。

（1）活动型疾病。临床：复发；无发热或感染的情况下，新的或加重的急性或亚急性神经功能障碍；随后完全或部分功能恢复。和/或影像学（MRI）：T1 增强序列高信号或新发/增大的 T2 高信号病灶。

（2）进展型疾病。临床：能客观记录的稳步递增的神经功能障碍/残疾，无明确的恢复（可能出现症状波动和稳定期）。影像学（MRI）：尚无测量进展性的成熟影像学技术或标准化影像学标准，还无法用来描述单个患者的分型。目前正在考虑中的指标包括：T1 低信号病灶数量和体积的增加、脑容积减小、磁化转移成像和弥散张量成像的改变等。

（3）进行性恶化。复发或进展病程中可客观记录的神经功能障碍/残疾增多。仅在疾病进展期中保留术语"疾病进展"。

（4）明确的进展或恶化。在规定的时间间隔内（如 3 个月、6 个月或 12 个月）出现明确的神经功能障碍增加。因为神经功能障碍仍可能有所好转（尤其是在复发型疾

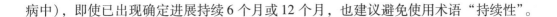

病中），即使已出现确定进展持续 6 个月或 12 个月，也建议避免使用术语"持续性"。

## 5 MS 的病情监测

### 5.1 临床病情监测指标

扩展残疾状态量表（expanded disability status scale，EDSS）是 MS 临床试验中应用最为广泛的神经功能缺损评价指标[42]。MS 功能复合评分（multiple sclerosis functional composite，MSFC）[43]基于多方面的定量试验，部分补充了 EDSS 评分的不足。除 EDSS 评分和 MSFC 外，目前还有一些新的评价指标，综合评估 MS 患者的健康状况和生活质量[44]。例如，与 EDSS 评分和 MSFC 等 MS 的特异性评价系统不同；应用一些其他神经系统疾病的评价系统，可以对 MS 的神经功能评估作补充，尤其可以提示和评估一些并存疾病。采用复合终末点（composite endpoints）可以增加试验的敏感性，因为可以评估 MS 临床领域的多个方面，全面反映患者的临床状况。患者报告结果（patient-reported outcomes）指的是"直接来源于患者的关于患者健康状况的报告"，这种评价指标站在患者的视角评价症状和功能，提供了临床相关的主观结果。

### 5.2 磁共振成像（magnetic resonance imaging，MRI）指标

MRI 病灶活动可以在临床症状出现前出现，并且可能比临床复发出现得更为频繁。因此，MRI 是监测 MS 临床活动或临床阶段的又一重要指标。由于 MRI 对局灶白质病灶的高敏感性，MS 患者的 MRI 特点是现行 MS 诊断标准的重要组成部分。

除了白质病变，MS 的灰质病变已经在病理学上被发现了数十年，但灰质病灶在传统 MRI 上不能很好地显示，导致对灰质损伤的低估[45]。Sormani 等使用双重翻转复原成像（double inversion recovery imaging）选择性显示灰质，以检测 MS 患者皮层病灶[46]。研究发现，皮层病灶在 MS 患者最早期的临床阶段就可以观察到，并且病灶负荷与患者躯体和认知障碍的严重程度呈阳性相关。该研究提示把新的皮层病灶作为临床试验的评价指标是可行的。该研究小组进一步运用 Meta 分析评估了临床疗效与脑萎缩和残疾进展的关系[47]。该 Meta 分析收集了观察结果终点为残障进展、MRI 活动性病灶和脑萎缩的相关 MS 治疗随机临床试验，最后纳入了 13 个研究，共 13 500 名患者。研究结果显示，脑萎缩程度与残疾进展显著相关，MRI 测量进一步增加了对疗效预测作用的准确性。提示脑萎缩和 MRI 测量可以作为临床疗效的替代指标，可能是将来疾病修饰药物临床试验的理想观察终点指标。Politis[48]还通过 PET 技术，尝试在体内分析 MS 患者的皮层灰质小胶质细胞活化，为观察体内的免疫细胞活化提供了新的技术，也为 MS 的灰质病理提供了进一步的临床支持证据[49]。未来，皮层病灶测量将可能成为 MS 患者疾病恶化的重要生物学标记，尤其在评估新治疗药物的神经保护和再生效应中发挥重要作用。

### 5.3 生物学标志物

很多生物学标志物可能与 MS 的残疾状态相关，寡克隆带（oligoclonal band，OCB）

和 IgG 指数是目前最具特异性的 MS 生物学标志物[50]。其他生物学标志物也逐渐被发现并应用于辅助 MS 的诊断、病程预测和治疗效果评估[51]。但过去寻找 MS 生物学标志物一般是基于 MS 发病机制的某种假设[52]。目前，蛋白组学分析可以检测在特定的时间点细胞、组织或液体中的蛋白表达和蛋白特征，使对比几种不同样本中成百上千的蛋白成为可能。越来越多的研究应用蛋白组学等新技术对样本进行无偏倚的扫描，寻找新的 MS 生物学标志物[53,54]。MS 作为一种复杂的疾病，单一的生物学标志物检测可能只反映该疾病进程中的某一方面。因此，需要一系列的生物学标志物来反映疾病发病机制中的不同通路。将这些生物学标志物进行综合考虑，可进一步推进 MS 的病情监测和发病机制的研究。

## 6 MS 的治疗

### 6.1 治疗目标的提高

MS 的治疗策略从无到有、从少到多、从低效到高效，并在持续发展中。新的治疗策略为 MS 的治疗带来机遇，也带来了治疗目标的更新。过去，MS 治疗的目标是降低患者复发率或减缓神经系统残疾进展。随着治疗手段的不断革新，未来 MS 治疗的目标将不仅仅是延缓疾病进展，更重要的是停止甚至逆转患者的神经功能残疾，以达到"无病状态"（freedom from disease）：即患者无再次复发、神经系统残疾进程终止、在影像学上不再出现新发的活动性病灶[55]。目前，一些大型的临床试验已经证实，达到这一目标是有可能的。在 AFFIRM 试验中，29.5% 接受那他珠单抗治疗的患者达到了"无病状态"；而在 CAMMS223 研究中已经发现，阿仑珠单抗可以降低患者的 EDSS 评分，而不仅仅是延缓 EDSS 评分的增加[56]。

### 6.2 治疗方法的革新

为达到更高的治疗目标，需要治疗方法的革新。近 20 年来，我们看到了 MS 疾病修饰治疗（disease-modifying treatments，DMTs）药物的迅速发展。自 1993 年 FDA 批准了第一种 DMTs，即皮下注射的 IFN-β1b 用于 MS 的治疗以来，陆续出现了为数众多的 MS 一线、二线 DMTs 药物[57]。

早期作用靶点广泛的免疫抑制药物逐渐被靶向的抗原特异性途径所取代，以减少副作用和增加临床获益。从 2004 年那他珠单抗开始应用于 MS 治疗开始，单克隆抗体在 MS 的治疗中发挥重要作用。目前研究较多的单克隆抗体包括那他珠单抗、阿仑单抗、达利珠单抗、利妥昔单抗等。[58]但在相当长的时间里，MS 的所有 DMTs 药物都是注射或静脉输注的。由于用药途径复杂且需要频繁注射，患者用药依从性较差，影响了药物的疗效[59]。口服 DMTs 药物的出现是近年来 MS 治疗最大的变革之一[60]。目前，FDA 批准的口服 DMTs 药物包括芬戈莫德、富马酸二甲酯、特立氟胺等。新出现的口服药物，因其本身的有效性以及便利的用药途径，提高了患者的用药依从性，在 MS 的治疗中显示出令人满意的疗效。科研工作者还在继续开辟新的用药途径。Walczak 在一项持续 1 年的双盲安慰剂对照队列研究中发现，髓鞘肽皮贴治疗显著减少复发 – 缓解型 MS 患者 MRI 病灶和临床病情活动，并且安全性高和易于耐受[61]。

此外，目前的 DMTs 药物主要作用于抑制 MS 的早期免疫应答，而对阻止和修复疾病后期的神经损伤作用有限。因此，逆转 MS 患者的神经功能残疾、改善患者的长期预后，更需要神经保护和神经修复药物的发展。目前，一些临床前期和初期试验已经对可能有神经保护作用的药物进行了研究，如钠离子通道阻滞剂、钙离子通道阻滞剂、谷氨酸盐拮抗剂、他汀类药物等。Chataway 的一项多中心双盲、对照试验显示，与安慰剂相比，高剂量的辛伐他汀减少全脑萎缩的年化增长率，因此他建议进行Ⅲ期临床试验以验证这一发现[62]。

另一方面，MS 的对症支持治疗也逐渐受到重视，最近美国神经病学学会发表了 MS 患者精神症状评估和管理的指南[63]以及 MS 补充和替代治疗指南[64]。目前也有越来越多的证据支持康复锻炼对 MS 患者的疗效。Garrett[65,66]的研究表明，康复锻炼对 MS 患者的躯体障碍、疲劳感和心理障碍等方面都带来获益。然而在长期的随访中，这些获益尚需要进一步验证。

### 6.3 治疗效果的监测

虽然现行被证实有效的 MS 疾病修饰药物为数众多，但临床上很多患者没有得到满意的疗效，甚至出现一些严重的副作用。这是因为 MS 作为一种异质性疾病，特定的 MS 患者个体对相同药物的应答效应差异较大，需要强调治疗的个体化。然而，目前 DTMs 的疗效评估多基于大样本对照研究，研究结果适用于患者亚组而不是患者个体。因此，需要开发预测 MS 患者个体对某种特定药物应答效应的可靠生物学标志物。药物基因组学是寻找这种生物学标志物的重要手段。药物基因组学是分子药理学和基因功能学的有机结合，它通过研究个体遗传因素差异所导致的对药物的不同反应，帮助临床医师预测患者个体应用特定药物时的疗效和安全性[67]。目前已有很多对于干扰素的 MS 药物基因组学研究，更广泛地开展药物基因组学研究，对 MS 治疗选择的个体化有重要意义。

## 7  MS 和视神经脊髓炎（neuromyelitis optica，NMO）的关系

原发性炎症性脱髓鞘性疾病（idiopathic inflammatory demyelinating diseases，IIDDs）是一个广泛的疾病谱，MS 和 NMO 是其中两种经典疾病。NMO 曾经一度被划分为 MS 的视神经脊髓亚型。直至 2004 年，Lennon 等学者发现了 NMO-IgG[68]，此后越来越多的证据提示 NMO 是一种独立于 MS 的疾病。现已证实 MS 和 NMO 有不同的发病机制，需要不同的急性期治疗措施以恢复患者的神经功能缺损，在缓解期也需要不同的干预手段以预防复发和延缓患者的进行性神经功能丧失。因此，早期鉴别这两种疾病对改善患者的预后有重要的临床意义。

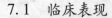

### 7.1 临床表现

MS 和 NMO 在临床症状上有很多鉴别点。例如，NMO 患者的视力损害更严重，双侧同时发生或相继快速发生的视神经炎高度支持 NMO 的诊断。笔者的研究也发现，NMO 患者脑干病灶在延髓多见，典型位于脑干背侧，可导致顽固恶心、呃逆或呼吸衰竭[69]。其脑部症状包括脑病、下丘脑功能障碍。而脊髓炎通常表现为严重且难以恢复的完全性横贯性脊髓炎，神经根痛、强直性痉挛和 Lhermitte 征常见。

影像学上，NMO 典型脑部病灶呈融合和线样环绕在水通道蛋白丰富的脑室管膜周围区域围，脊髓病灶表现为长节段性脊髓炎（超过 3 个或更多脊髓节段）。作为 MS 和 NMO 诊断的重要依据，许多学者尝试从影像学上对两者做出鉴别。Matthews 的研究显示，脑室体旁病灶、前颞叶病灶、近皮层 U – 纤维病灶，或指状（Dawson's finger）病灶提示 MS 的可能性[70]。Huh 也发现垂直于侧脑室的椭圆型病灶、孤立的 U 纤维内近皮层病灶和孤立的皮层椭圆形/圆形病灶提示 MS；而纵向皮质脊髓束损伤、广泛的半球病变、围绕侧脑室的室管膜周围病灶、颈髓延髓病灶提示 NMOSD[71]。此外，Yonezu 最近报道了一种新定义的特征性脊髓高信号斑点状病灶（bright spotty lesion）在 NMO 具有特征性，可用于辅助 MS 和 NMO 的鉴别[72]。而 Sinnecker 运用 7-T MRI，发现 NMO 疾病谱白质的 MRI 特征和缺乏皮层灰质病灶，有助于把其与 MS 鉴别开来[73]。

NMO-IgG 是 NMO 的特异性抗体，是鉴别 MS 和 NMO 的重要生物学标志物。Klawiter 还报道了血清 NMO-IgG 阴性、CSF NMO-IgG 阳性的 NMO 患者[74]，但检测 CSF NMO-IgG 是否有助于诊断仍有待确定。此外，NMO 患者可有自身免疫抗体阳性，并可以合并系统性自身免疫疾病或重症肌无力[75,76]。目前也已证明 MS 和 NMO 表达不同的细胞因子[77,78]。同时，学者们开始运用蛋白组学分析 MS 和 NMO 的生物学标志物，为两者的鉴别寻找新的方式[79,80]。

### 7.2 诊断标准和诊断流程

在诊断标准方面，NMO 和 NMO 疾病谱在亚洲和拉丁美洲人群发病率高，而 McDonald 诊断标准主要根据欧美患者的特点制定，没有充分考虑 MS 与 NMO 的鉴别。2010 年版 McDonald 标准建议可疑的 NMO 或 NMO 疾病谱患者应进行 NMO-IgG 检测，并在考虑 MS 的诊断前首先判断是否符合 NMO 或 NMO 疾病谱。欧洲神经科学联盟（European Federation of Neurological Societies，EFNS）发表了《2010 年 EFNS 视神经脊髓炎诊断和治疗指南》[81]，建议现行的 NMO 诊断标准主要有两个，包括 Wingerchuk 诊断标准[82]和美国国立 MS 协会的诊断标准。根据 NMO 的诊断标准，在大多数视神经炎和脊髓炎患者中可以把 NMO 和 MS 鉴别开来，但还应该注意 NMO 疾病谱[83]，包括空间限制综合征（复发性脊髓炎和视神经炎）、存在有症状脑部病灶的 NMO 综合征、NMO 伴随自身免疫疾病和 OSMS 等不典型特征的鉴别。此外，在 2014 年召开的美国神经病学会（AAN）第 66 届年会上，国际 NMO 诊断小组（IPND）对 2006 年 Wingerchuk 诊断标准进行了修订，建议将 NMO 和视神经脊髓炎谱系病（NMOSD）合并成 NMOSD，并分为 AQP4 抗体阳性与阴性两种情况。这种分类方式将有可能替代现行的 NMO 诊断和分类标准。

# 8　小结

　　这些新的研究成果有利于我们深入了解 MS 的发病机制，早期确立诊断，全面监测 MS 的病情和病程，以及开发更有效的 MS 治疗策略。但关于 MS 这种复杂的异质性疾病，仍有很多尚未被阐明的问题。展望未来，新的技术革新和研究进展将帮助我们更透彻地了解 MS，并为 MS 患者的早期诊治和预后改善带来新的希望。

**参考文献**

［1］Trojano M, Lucchese G, Graziano G, et al. MS Base Study Group and the New Zealand MS Prevalence Study Group. Geographical variations in sex ratio trends over time in multiple sclerosis ［J］. PLoS One, 2012, 7（10）: e48078.

［2］Dobson R, Giovannoni G, Ramagopalan S. The month of birth effect in multiple sclerosis: systematic review, meta-analysis and effect of latitude ［J］. J Neurol Neurosurg Psychiatry, 2013, 84（4）: 427 – 432.

［3］Fiddes B, Wason J, Kemppinen A, et al. Confounding underlies the apparent month of birth effect in multiple sclerosis ［J］. Ann Neurol, 2013, 73（6）: 714 – 720.

［4］Evans C, Beland S G, Kulaga S, et al. Incidence and prevalence of multiple sclerosis in the Americas: a systematic review ［J］. Neuroepidemiology, 2013, 40（3）: 195 – 210.

［5］Mackenzie I S, Morant S V, Bloomfield G A, et al. Incidence and prevalence of multiple sclerosis in the UK 1990—2010: a descriptive study in the General Practice Research Database ［J］. J Neurol Neurosurg Psychiatry, 2010, 85（1）: 76 – 84.

［6］Alcalde-Cabero E, Almazán-Isla J, García-Merino A, et al. Incidence of multiple sclerosis among European Economic Area populations, 1985—2009: the framework formonitoring ［J］. BMC Neurol, 2013 （13）: 58.

［7］Kakalacheva K, Lünemann J D. Environmental triggers of multiple sclerosis ［J］. FEBS Lett. 2011, 585（23）: 3724 – 3729.

［8］Pierrot-Deseilligny C, Souberbielle J C. Is hypovitaminosis D one of the environmental risk factors for multiple sclerosis? ［J］. Brain, 2010, 133（Pt 7）: 1869 – 1888.

［9］Løken-Amsrud K I, Holmøy T, Bakke S J, et al. Vitamin D and disease activity in multiple sclerosis before and during interferon-β treatment ［J］. Neurology, 2012, 79（3）: 267 – 273.

［10］Runia T F, Hop W C, de Rijke Y B, et al. Lower serum vitamin D levels are associated with a higher relapse risk in multiple sclerosis ［J］. Neurology, 2012, 79（3）: 261 – 266.

［11］Stewart N, Simpson S Jr, van der Mei I, et al. Interferon-β and serum 25-hydroxyvitamin D interact to modulate relapse risk in MS ［J］. Neurology, 2012, 79（3）: 254 – 260.

［12］Handel A E, Williamson A J, Disanto G, et al. Smoking and multiple sclerosis: an updated meta-analysis ［J］. PLoS One, 2011, 6（1）: e16149.

［13］Manouchehrinia A, Tench C R, Maxted J, et al. Tobacco smoking and disability progression in multiple sclerosis: United Kingdom cohort study ［J］. Brain, 2013, 136（Pt 7）: 2298 – 2304.

［14］Wu C, Yosef N, Thalhamer T, et al. Induction of pathogenic Th17 cells by inducible alt-sensing kinase

SGK1 [J]. Nature, 2013, 496 (7446): 513 – 517.

[15] Kleinewietfeld M, Manzel A, Titze J, et al. Sodium chloride drives autoimmune disease by the induction of pathogenic Th17 cells [J]. Nature, 2013, 496 (7446): 518 – 522.

[16] Paling D, Solanky B S, Riemer F, et al. Sodium accumulation is associated with disability and a progressive course in multiple sclerosis [J]. Brain, 2013, 136 (Pt 7): 2305 – 2317.

[17] Belbasis L, Bellou V, Evangelou E, et al. Environmental risk factors and multiple sclerosis: an umbrella review of systematic reviews and meta-analyses [J]. Lancet Neurol, 2015, 14 (3): 263 – 273.

[18] Risch N, Merikangas K. The future of genetic studies of complex human diseases [J]. Science, 1996, 273 (5281): 1516 – 1517.

[19] Hoffjan S, Akkad D A. The genetics of multiple sclerosis: an update 2010 [J]. Mol Cell Probes, 2010, 24 (5): 237 – 243.

[20] Baranzini S E, Galwey N W, Wang J, et al. Pathway and network-based analysis of genome-wide association studies in multiple sclerosis [J]. Hum Mol Genet, 2009, 18 (11): 2078 – 2090.

[21] International Multiple Sclerosis Genetics Consortium. Network-based multiple sclerosis pathway analysis with GWAS data from 15 000 cases and 30 000 controls [J]. Am J Hum Genet, 2013, 92 (6): 854 – 865.

[22] International Multiple Sclerosis Genetics Consortium. Analysis of immune-related loci identifies 48 new susceptibility variants for multiple sclerosis [J]. Nat Genet, 2013, 45 (11): 1353 – 1360.

[23] Huynh J L, Casaccia P. Epigenetic mechanisms in multiple sclerosis: implications for pathogenesis and treatment [J]. Lancet Neurol, 2013, 12 (2): 195 – 206.

[24] Koch M W, Metz L M, Kovalchuk O. Epigenetic changes in patients with multiple sclerosis [J]. Nat Rev Neurol, 2013, 9 (1): 35 – 43.

[25] Koch M W, Metz L M, Kovalchuk O. Epigenetics and miRNAs in the diagnosis and treatment of multiple sclerosis [J]. Trends Mol Med, 2013, 19 (1): 23 – 30.

[26] Manolio T A, Collins F S, Cox N J, et al. Finding the missing heritability of complex diseases [J]. Nature, 2009, 461 (7265): 747 – 753.

[27] Mardis E R. The impact of next-generation sequencing technology on genetics [J]. Trends Genet, 2008, 24 (3): 133 – 41.

[28] Attfield K E, Dendrou C A, Fugger L. Bridging the gap from genetic association to functional understanding: the next generation of mouse models of multiple sclerosis [J]. Immunol Rev, 2012, 248 (1): 10 – 22.

[29] Friese M A, Schattling B, Fugger L. Mechanisms of neurodegeneration and axonal dysfunction in multiple sclerosis [J]. Nat Rev Neurol, 2014, 10 (4): 225 – 238.

[30] Ellwardt E, Zipp F. Molecular mechanisms linking neuroinflammation and neurodegeneration in MS [J]. Exp Neurol, 2014, 262 Pt A: 8 – 17.

[31] Polman C H, Reingold S C, Banwell B, et al. Diagnostic criteria for multiple sclerosis: 2010 revisions to the McDonald criteria [J]. Ann Neurol, 2011, 69 (2): 292 – 302.

[32] Sadaka Y, Verhey L H, Shroff M M, et al. Canadian Pediatric Demyelinating Disease Network. 2010 McDonald criteria for diagnosing pediatric multiple sclerosis [J]. Ann Neurol, 2012, 72 (2): 211 – 223.

[33] Kelly S, Kinsella K, Duggan M, et al. A proposed modification to the McDonald 2010 criteria for the

diagnosis of primary progressive multiple sclerosis [J]. Mult Scler, 2013, 9 (8): 1095 – 1100.

[34] Tur C, Montalban X. Possible new modifications for the McDonald 2010 criteria for the diagnosis of primary progressive multiple sclerosis [J]. Mult Scler, 2013, 9 (8): 993 – 994.

[35] Miller D H, Weinshenker B G, Filippi M, et al. Differential diagnosis of suspected multiple sclerosis: a consensus approach [J]. Mult Scler, 2008, 14 (9): 1157 – 1174.

[36] Miller D H, Chard D T, Ciccarelli O. Clinically isolated syndromes [J]. Lancet Neurol, 2012, 11 (2): 157 – 169.

[37] Okuda D T, Mowry E M, Beheshtian A, et al. Incidental MRI anomalies suggestive of multiple sclerosis: the radiologically isolated syndrome [J]. Neurology, 2009, 72 (9): 800 – 805.

[38] Siva A, Saip S, Altintas A, et al. Multiple sclerosis risk in radiologically uncovered asymptomatic possible inflammatory-demyelinating disease [J]. Mult Scler, 2009, 15 (8): 918 – 927.

[39] Okuda D T, Mowry E M, Cree B A, et al. Asymptomatic spinal cord lesions predict disease progression in radiologically isolated syndrome [J]. Neurology, 2011, 76 (8): 686 – 692.

[40] Dalton C M, Brex P A, Miszkiel K A, et al. Spinal cord MRI in clinically isolated optic neuritis. J Neurol Neurosurg Psychiatry [J]. 2003, 74 (11): 1577 – 1580.

[41] Lublin F D, Reingold S C, Cohen J A, et al. Defining the clinical course of multiple sclerosis: the 2013 revisions [J]. Neurology, 2014, 83 (3): 278 – 286.

[42] Kurtzke J F. Rating neurologic impairment in multiple sclerosis: an expanded disability status scale (EDSS) [J]. Neurology, 1983, 33 (11): 1444 – 1452.

[43] Cutter G R, Baier M L, Rudick R A, et al. Development of a multiple sclerosis functional composite as a clinical trial outcome measure [J]. Brain, 1999, 122 (Pt 5): 871 – 882.

[44] Cohen J A, Reingold S C, Polman C H, et al. International Advisory Committee on Clinical Trials in Multiple Sclerosis. Disability outcome measures in multiple sclerosis clinical trials: current status and future prospects [J]. Lancet Neurol, 2012, 11 (5): 467 – 476.

[45] Calabrese M, Filippi M, Gallo P. Cortical lesions in multiple sclerosis [J]. Nat Rev Neurol, 2010, 6 (8): 438 – 444.

[46] Sormani M P, Calabrese M, Signori A, et al. Modeling the distribution of new MRI cortical lesions in multiple sclerosis longitudinal studies [J]. PLoS One, 2011, 6 (10): e26712.

[47] Sormani M P, Arnold D L, De Stefano N. Treatment effect on brain atrophy correlates with treatment effect on disability in multiple sclerosis [J]. Ann Neurol, 2014, 75 (1): 43 – 49.

[48] Politis M, Giannetti P, Su P, et al. Increased PK11195 PET binding in the cortex of patients with MS correlates with disability [J]. Neurology, 2012, 79 (6): 523 – 530.

[49] Calabresi P A, Bohnen N I. Can PET imaging tell us what's the matter with the gray matter in multiple sclerosis? [J] Neurology, 2012, 79 (6): 496 – 497.

[50] Galea I, Freedman M S, Thompson E J. Cerebrospinal fluid analysis in the 2010 revised McDonald's multiple sclerosis diagnostic criteria [J]. Ann Neurol, 2011, 70 (1): 183

[51] Comabella M, Montalban X. Body fluid biomarkers in multiple sclerosis [J]. Lancet Neurol, 2014, 113 – 126.

[52] Tumani H, Hartung H P, Hemmer B, et al. Bio MS Study Group. Cerebrospinal fluid biomarkers in multiple sclerosis [J]. Neurobiol Dis, 2009, 35 (2): 117 – 127.

[53] Komori M, Matsuyama Y, Nirasawa T, et al. Proteomic pattern analysis discriminates among multiple sclerosis-related disorders [J]. Ann Neurol, 2012, 71 (5): 614 – 623.

［54］ Farias A S, Pradella F, Schmitt A, et al. Ten years of proteomics in multiple sclerosis ［J］. Proteomics, 2014, 14 (4-5): 467-480.

［55］ Havrdova E, Galetta S, Hutchinson M, et al. Effect of natalizumab on clinical and radiological disease activity in multiple sclerosis: a retrospective analysis of the Natalizumab Safety and Efficacy in Relapsing-Remitting Multiple Sclerosis (AFFIRM) study ［J］. Lancet Neurol, 2009, 8 (3): 254-260.

［56］ CAMMS223 Trial Investigators, Coles A J, Compston D A, et al. Alemtuzumab vs. interferon beta-1a in early multiple sclerosis ［J］. N Engl J Med, 2008, 359 (17): 1786-1801.

［57］ Leist T, Hunter S F, Kantor D, et al. Novel therapeutics in multiple sclerosis management: clinical applications ［J］. Am J Med, 2014, 127 (1): S2.

［58］ Rommer P S, Dudesek A, Stüve O, et al. Monoclonal antibodies in treatment of multiple sclerosis ［J］. Clin Exp Immunol, 2014, 175 (3): 373-384.

［59］ Oger J. Interrupted therapy: stopping and switching of the beta-interferons prescribed for MS ［J］. Neurology, 2003, 61 (4): 551-554.

［60］ Killestein J, Rudick R A, Polman C H. Oral treatment for multiple sclerosis ［J］. Lancet Neurol, 2011, 10 (11): 1026-1034.

［61］ Walczak A, Siger M, Ciach A, et al. Transdermal application of myelin peptides in multiple sclerosis treatment ［J］. JAMA Neurol, 2013, 70 (9): 1105-1109.

［62］ Chataway J, Schuerer N, Alsanousi A, et al. Effect of high-dose simvastatin on brain atrophy and disability in secondary progressive multiple sclerosis (MS-STAT): a randomised, placebo-controlled, phase 2 trial ［J］. Lancet, 2014, S0140-6736 (13): 62242-62244.

［63］ Minden S L, Feinstein A, Kalb R C, et al. Evidence-based guideline: assessment and management of psychiatric disorders in individuals with MS: report of the Guideline Development Subcommittee of the American Academy of Neurology ［J］. Neurology, 2014, 82 (2): 174-181.

［64］ Yadav V, Bever C Jr., Bowen J, et al. Summary of evidence-based guideline: complementary and alternative medicine in multiple sclerosis: report of the Guideline Development Subcommittee of the American Academy of Neurology ［J］. Neurology, 2014, 82 (12): 1083-1092.

［65］ Garrett M, Hogan N, Larkin A, et al. Exercise in the community for people with minimal gait impairment due to MS: an assessor-blind randomized controlled trial ［J］. Mult Scler, 2013, 19 (6): 782-789.

［66］ Garrett M, Hogan N, Larkin A, et al. Exercise in the community for people with multiple sclerosis-a follow-up of people with minimal gait impairment ［J］. Mult Scler, 2013, 19 (6): 790-798

［67］ Miller A, Avidan N, Tzunz-Henig N, et al. Translation towards personalized medicine in multiple sclerosis ［J］. J Neurol Sci, 2008, 274 (1-2): 68-75.

［68］ Lennon V A, Wingerchuk D M, Kryzer T J, et al. A serum autoantibody marker of neuromyelitis optica: distinction from multiple sclerosis ［J］. Lancet, 2004, 364 (9451): 2106-2112.

［69］ Lu Z, Zhang B, Qiu W, et al. Comparative brain stem lesions on MRI of acute disseminated encephalomyelitis, neuromyelitis optica, and multiple sclerosis ［J］. PLoS One, 2011, 6 (8): e22766.

［70］ Matthews L, Marasco R, Jenkinson M, et al. Distinction of seropositive NMO spectrum disorder and MS brain lesion distribution ［J］. Neurology, 2013, 80 (14): 1330-1337.

［71］ Huh S Y, Min J H, Kim W, et al. The usefulness of brain MRI at onset in the differentiation of multiple sclerosis and seropositive neuromyelitis optica spectrum disorders ［J］. Mult Scler, 2014, 20 (6): 695-704.

[72] Yonezu T, Ito S, Mori M, et al. "Bright spotty lesions" on spinal magnetic resonance imaging differentiate neuromyelitis optica from multiple sclerosis [J]. Mult Scler, 2014, 20 (3): 331 – 337.

[73] Sinnecker T, Dörr J, Pfueller C F, et al. Distinct lesion morphology at 7-T MRI differentiates neuromyelitis optica from multiple sclerosis [J]. Neurology, 2012, 79 (7): 708 – 714.

[74] Klawiter E C, Alvarez E 3rd, Xu J, et al. NMO-IgG detected in CSF in seronegative neuromyelitis optica [J]. Neurology, 2009, 72 (12): 1101 – 1103.

[75] Gotkine M, Fellig Y, Abramsky O. Occurrence of CNS demyelinating disease in patients with myasthenia gravis [J]. Neurology, 2006 (67) 881 – 883.

[76] Kister I, Gulati S, Boz C, et al. Neuromyelitis optica in patients with myasthenia gravis who underwent thymectomy [J]. Arch Neurol, 2006 (63) 851 – 856.

[77] Wang K C, Lee C L, Chen S Y, et al. Distinct serum cytokine profiles in neuromyelitis optica and multiple sclerosis [J]. J Interferon Cytokine Res, 2013, 33 (2): 58 – 64..

[78] Matsushita T, Tateishi T, Isobe N, et al. Characteristic cerebrospinal fluid cytokine/chemokine profiles in neuromyelitis optica, relapsing remitting or primary progressive multiple sclerosis [J]. PLoS One, 2013, 8 (4): e61835.

[79] Jiang S, Wu J, Yang Y, et al. Proteomic analysis of the cerebrospinal fluid in multiple sclerosis and neuromyelitis optica patients [J]. Mol Med Rep, 2012, 6 (5): 1081 – 1086.

[80] Jiang S, Lu Q, Hu S, et al. Proteomics comparison of the sera from multiple sclerosis patients and neuromyelitis optica patients [J]. Genet Mol Res, 2014, 13 (AOP).

[81] Sellner J, Boggild M, Clanet M, et al. EFNS guidelines on diagnosis and management of neuromyelitis Optica [J]. European Journal of Neurology, 2010, 17 (8): 1019 – 1032

[82] Wingerchuk D M, Lennon V A, Pittock S J, et al. Revised diagnostic criteria for neuromyelitis optica [J]. Neurology, 2006, 66 (10): 1485 – 1489.

[83] Wingerchuk D M, Lennon V A, Lucchinetti C F, et al. The spectrum of neuromyelitis optica [J]. Lancet Neurol, 2007, 6 (9): 805 – 815.

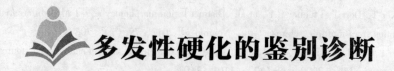

# 多发性硬化的鉴别诊断

尹俊杰　胡学强

多发性硬化（multiple sclerosis，MS）是一种常见的中枢神经系统自身免疫性脱髓鞘疾病。其复杂多变的临床表现使得明确 MS 的诊断变得尤为困难。为了帮助临床医生更好地进行 MS 诊断及鉴别诊断，本文参考国内外相关文献，将容易与 MS 混淆的常见疾病按照疾病性质归纳为脱髓鞘、系统性炎症、代谢、变性、肿瘤、感染、内分泌、遗传、血管病、中毒及其他几大类进行鉴别诊断。（表 1）

表 1　多发性硬化鉴别诊断

| 疾病 | 简述 | 与 MS 相似点 | 鉴别要点 |
| --- | --- | --- | --- |
| 脱髓鞘 | | | |
| 多发性硬化（MS） | MS 是一种常见的自身免疫相关的中枢神经系统炎症脱髓鞘疾病 | — | — |
| 临床孤立综合征（CIS）[1] | 包括视神经炎、横贯性脊髓炎在内的局限于一个时间点、一个解剖学部位的 CNS 损伤。这些表现有时是 MS 最初的症状 | 症状相同。超过一半的疾病 MRI 异常，在大脑其他部位有亚临床病灶 | 时间。再次发作表现为空间多发可诊断为 MS。MRI 上出现另一个新损伤提示 MS |
| 同心圆硬化（Balo 病）[2] | 一种脱髓鞘疾病，损伤灶呈同心圆样排列，同心圆环形病灶之间脑白质正常 | 症状可能和 MS 相同 | MRI 扫描将显示典型同心圆白质损伤，可以做出诊断。这些也有可能与典型 MS 特有的 MRI 异常信号相混淆 |
| 脱髓鞘弥漫性硬化（Schilder 病）[3] | 通常儿童时期起病，双侧大脑半球脱髓鞘变。其分类的科学术语是有争议的。在发病早期出现广泛的脱髓鞘变 | 症状非常相似，包括乏力、麻木、局灶性神经功能缺失。MRI 显示脑白质大的区域融合的信号异常 | 通常儿童时期起病以及包括一些很少出现在 MS 中的症状，例如失语、痴呆、癫痫发作和颅内压升高等 |

续上表

| 疾病 | 简述 | 与 MS 相似点 | 鉴别要点 |
|---|---|---|---|
| MS 假瘤样变[4] | 大块脱髓鞘病灶，常伴有占位效应以及水肿，类似颅内肿瘤。此外还伴有局灶体征，患者也可能出现头痛或癫痫发作 | 患者出现局灶神经系统发现以及异常 MRI 扫描，损伤灶在 MRI 上表现多种多样，可伴有占位效应以及"开环征" | 这种形式的 MS 可能需要脑组织活检才能确诊，但是，当 CSF 中发现寡克隆带以及异常 IgG 鞘内合成或非典型部位异常诱发电位，需要怀疑该病 |
| Marburg 病（恶性 MS）[5,6] | 一种爆发、急性、严重脱髓鞘病 | 该疾病被认为是 MS 的一类变种，表现为罕见的毒力和激进性。临床症状和 MRI 扫描很难与 MS 鉴别 | 该疾病被认为是 MS 的一种特殊形式，极具破坏性，伴坏死、轴索损伤以及死亡（通常 12 个月以内） |
| 视神经脊髓炎（NMO，Devic 病）[7] | 急性炎症脱髓鞘变主要影响视神经和脊髓，发病可能与 NMO-IgG 抗体（AQP-4 抗体）相关 | 视神经炎和横贯性脊髓炎是 NMO 的特征，同时也是 MS 的常见症状。此外，约 15% NMO 损伤发生在视神经和脊髓以外的部位 | NMO 诊断标准包括病灶累及视神经和脊髓，脊髓损伤常≥3 个椎体节段。患者血清学 NMO-IgG 抗体阳性 |
| 急性播散性脑脊髓炎（ADEM）[8] | 单时相脱髓鞘事件，常继发于感染后、疫苗接种后或其他免疫相关事件 | 症状可能相同，包括视神经、大脑和脊髓症状，且 MRI 可能显示相同的弥散性白质异常信号 | 没有绝对正确的鉴别方法。ADEM 常常发生在感染后，更常见儿童时期发病，可能伴意识改变和其他异常症状。MRI 可能显示出血性损伤或灰质损伤（或者也有可能正常） |
| 亚急性视神经脊髓炎（SMON）[9] | 影响视神经和脊髓的中毒性原发性脱髓鞘病，可能由中毒（如被污染的食物）和/或维生素缺乏引起，主要发生在发展中国家 | 症状相似，亚急性视神经和脊髓功能缺失。MRI 可能显示白质异常 | 任何年龄都可能发病，常发生在发展中国家以及贫困、营养缺乏的地区。CSF 无 IgG 异常 |
| Bickerstaff 脑干脑炎[10] | 多发于青壮年，炎症性脑干综合征伴 CSF 细胞增多，常伴有头痛和全身乏力。可能亚急性起病，单时相病程，通常完全恢复。病因不明确，可能和感染或免疫相关 | 症状可能相同，包括眼肌麻痹、双侧面瘫、构音困难、共济失调等脑干症状。MRI 可能显示白质信号异常 | 有些症状是 MS 很罕见的，比如耳聋、CSF 细胞数异常，但是无 IgG 异常或寡克隆区带 |

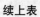

续上表

| 疾病 | 简述 | 与 MS 相似点 | 鉴别要点 |
|------|------|------------|----------|
| 慢性炎症脱髓鞘性多发性神经病（CIDP）[11] | 一种进行性、复发、脱髓鞘周围神经病，有时与 CNS 脱髓鞘相关 | 可能出现大脑 MRI 信号异常，伴发虚弱、麻木的神经病症状 | 大脑 MRI 损伤通常不像典型 MS 那样分布广泛，CSF 中少见 IgG 异常。患者有相关周围神经病临床表现、肌电图、神经活检有助于诊断 |
| **系统性炎症** | | | |
| 白塞氏病[12] | 一种自身免疫综合征，包括口腔和生殖器溃疡、葡萄膜炎、关节炎，主要影响地中海和中东地区人群 | 罕见报告局限性无力和脊髓病，伴随视觉（葡萄膜炎/虹膜炎）症状。MRI 可能显示白质改变 | CSF 细胞数增多，无典型 IgG 异常。活检示黏膜皮肤溃疡可以确诊 |
| 结节病[13] | 一种病因不明的多系统受累的肉芽肿疾病 | 可能累及视神经或脊髓。MRI 可能显示白质受损。罕见患者 CSF 中出现寡克隆区带 | 常有其他系统症状，尤其是肺部。血清以及 CSF 中 ACE 水平可能升高。MRI 通常显示脑膜增强。活检（皮肤、淋巴结或肺）可以确诊 |
| 干燥综合征（Sjögren 综合征）[14] | 一种眼、口腔干燥伴关节炎和血管炎的自身免疫系统疾病 | 偶有神经系统症状报道，尤其是进行性脊髓病。MRI 可能显示白质损伤以及 CSF 显示寡克隆区带伴 IgG 增高 | 血清 SS-A、SS-B 自身抗体阳性。明显眼、口腔干燥。唾液腺活检可确诊 |
| 系统性红斑狼疮（SLE）[15] | 一种自身免疫多系统疾病，包括常影响 CNS 的血管炎 | 常见于年轻女性，可能影响神经系统，尤其是视神经和脊髓。MRI 白质改变常见，多达 60% 的患者 CSF 出现寡克隆区带以及 IgG 异常 | 血清 ANA、抗 ds-DNA 阳性。其他系统受累，尤其是肾脏、皮肤以及血液学改变。与 MS 鉴别非常困难 |
| 血小板减少性紫癜[16] | 血小板数量减少以及血栓反复形成的凝血病，尤其好发生在青年女性 | 复发性局灶血栓可能产生类似 MS 的症状，伴 MRI 异常 | 症状（以及 MRI 改变）常累及灰质。凝血异常以及全血细胞检查显示血小板减少 |

续上表

| 疾病 | 简述 | 与 MS 相似点 | 鉴别要点 |
|---|---|---|---|
| 抗凝脂抗体综合征[16] | 反复发作静脉和/或动脉闭塞伴凝血异常相关 IgG 和 IgM 抗心凝脂抗体。可能为特发性或与其他系统炎症疾病相关 | 复发局灶（缺血）CNS 功能缺失伴 MRI 信号改变。高达20%的患者 CSF 寡克隆区带阳性 | 自身抗体滴度升高。可能伴有头痛、癫痫发作、其他系统受累（血栓形成、关节炎、皮肤继发损害），这些在 MS 中不常见 |
| 嗜酸性粒细胞增多肌痛综合征（EMS）[17] | 嗜酸性粒细胞增多和肌痛，病因不明，常伴有其他系统症状 | 高凝状态相关，可产生多造性梗死，导致局灶神经功能缺陷。MRI 可能显示白质损伤 | 全血细胞指数（CBC）显示嗜酸性粒细胞增多。CSF 无寡克隆区带或 IgG 异常。患者常伴有其他系统症状 |
| 系统性硬化（硬皮病）[18] | 结缔组织进行性沉积病，病因不明，有时引起神经功能缺失 | 神经系统症状是次要的，但是可能产生手、面部麻木（正中神经或三叉神经病）。MRI 可能显示白质改变（可能是由于血管病变缺血所致） | 体格检查 CNS 症状罕见。CSF 无 IgG 异常 |
| 炎症性眼病（葡萄膜炎、虹膜炎、视网膜炎）[19] | 自身免疫炎症性眼病，常常是系统性炎症的一部分 | 患者有各种各样的眼部症状和体征。有些患者存在典型 MRI 异常 | 眼科检查，包括荧光素血管造影，将证实眼部炎症（葡萄膜炎很少发生在 MS） |
| 耳蜗前庭综合征（Cogan 综合征）[20] | 间质性角膜炎伴前庭功能障碍（爆发性眩晕）和耳聋的综合征 | 多见于年轻患者，复发性视觉症状伴眩晕。罕见 MRI 异常。偶尔伴发共济失调 | 炎症"三联征"：角膜炎、眩晕、听力受损。耳聋在 MS 罕见。CSF 正常 |
| 中心性浆液性脉络膜视网膜病变（CSC）[21] | 青年人群由于视网膜浆液性脱离所致复发单眼视力丧失 | 类似复发性视神经炎。如果还出现其他类似 MS 症状，容易导致 MS 误诊 | 眼科检查将发现视网膜脱离。MRI 大脑可能正常 |
| 乳糜泻[22] | 一种伴许多自身抗体的免疫性疾病，包括对摄入谷类蛋白质起免疫反应，以及抗麦醇溶蛋白、抗肌内膜以及抗谷氨酰胺转移酶抗体，常引起小肠吸收不良，以及偶尔复发的神经系统缺陷 | 共济失调和脑干征象常见，MRI 显示脑室周围白质损伤 | 抗麦醇溶蛋白抗体试验阳性。超过 90% 的患者 HLA-DQ2 阳性。CSF 正常 |

续上表

| 疾病 | 简述 | 与 MS 相似点 | 鉴别要点 |
|---|---|---|---|
| 蛛网膜炎[9] | 脊髓和神经根周围蛛网膜慢性炎症，常见于脊髓手术或鞘内注射造影剂或药物后 | 可能引起脊髓病或局灶（根性）神经功能缺失 | MRI 扫描常显示炎症部位增强。大脑 MRI 正常。CSF 炎症改变，但是无 IgG 异常，VER 正常 |
| **代谢** | | | |
| Vit. B$_{12}$ 缺乏[23] | CNS 损害是由于 Vit. B$_{12}$ 缺乏，常伴有恶性贫血 | 可能引起 CNS 功能缺失，尤其是进行性脊髓病，罕见 MRI 信号异常 | 全血细胞计数多异常以及血清 Vit. B$_{12}$ 水平低下。甲基丙二酸和同型半胱氨酸异常 |
| 叶酸缺乏[24] | 叶酸缺乏引起的 CNS 异常 | 能够引起复试，脊髓病和其他 CNS 缺陷，偶尔伴有 MRI 信号改变 | 血液叶酸水平降低，伴甲基丙二酸同型半胱氨酸异常 |
| 脑桥中央髓鞘溶解症（CPM）[25] | 脑桥（有时是其他部位）脱髓鞘变，通常发生于酒精中毒或其他严重疾病，尤其是迅速纠正低钠血症时 | 能够引起脑干综合征，伴 MRI 扫描显示脱髓鞘异常 | 常发生于严重疾病的状态下，包括低钠血症。具有单时相病程。CSF 正常 |
| Vit. E 缺乏[28] | Vit. E 缺乏常为 TTPA 基因缺陷相关常染色体隐性遗传引起。导致脊髓小脑退行性变，常伴视网膜色素层改变以及其他改变 | 青年起病，进行性神经病学症状，尤其是共济失调，罕见 MRI 扫描异常报告 | 视网膜色素层改变，血清 Vit. E 水平降低 |
| **变性** | | | |
| 肌萎缩侧索硬化（ALS）[27] | 获得性上和下运动神经元病，进行性运动功能缺失 | 尤其类似原发进展型 MS，伴进行性脊髓病 | MRI 和 CSF 正常。EMG 显示周围神经系统去神经异常表现 |
| 原发性侧索硬化[27] | 进行性上运动神经元退行性变引起上运动神经元（延髓和脊髓）功能缺陷 | 尤其类似原发进展型 MS，伴慢性进展性脊髓病 | VER、MRI、CSF 通常正常 |
| **肿瘤** | | | |
| CNS 淋巴瘤[28] | CNS 淋巴瘤常发生于免疫抑制患者 | 局灶神经功能缺失伴多灶 MRI 增强损伤 | CSF 无 IgG 异常，但是细胞学常呈阳性。损伤对激素敏感。脑活检可能是必要的 |

续上表

| 疾病 | 简述 | 与 MS 相似点 | 鉴别要点 |
|------|------|-------------|----------|
| 血管内淋巴瘤（恶性血管内皮瘤病）[29] | 罕见血管内淋巴瘤，神经系统受累明显 | 血管病引起的多灶梗死和局灶损伤，伴 MRI 扫描白质改变 | 常见于较年长的个体，进行性病程。痴呆明显。低体重新生儿发生率高。CSF 无 IgG 异常。皮肤或脑活检可能是必要的 |
| 副肿瘤综合征[30] | 肿瘤综合征产生抗体，导致中枢神经系统间接受累 | 突然出现眼肌瘫痪和共济失调综合征，常出现寡克隆带 | MRI 多正常。症状突然出现并逐渐加重。血清肿瘤相关抗体阳性（如抗-Yo 或抗-Hu） |
| 化疗或放疗后脑白质病[31] | 化疗或放疗治疗系统性癌症后由于中毒效应引起的白质脑病 | 局灶神经系统体征，MRI 显示扩展的白质信号改变 | 癌症放疗、化疗后病史 |
| 胶质母细胞瘤[9] | 原发性中枢神经系统恶性肿瘤，常为多病灶而且发生于青年人群 | 青年人群发病，局灶神经系统症状，伴 MRI 扫描异常 | MRI 常显示占位效应和肿块周围水肿，罕见于 MS。CSF 正常。脑活检可能必要 |
| 脊髓肿瘤[32] | 常为星性细胞瘤和室管膜细胞瘤，发生于脊髓内部 | 青年起病，进行性脊髓病，脊髓异常信号类似脱髓鞘变 | 脊髓外部损伤缺乏。VER 和 CSF 正常 |
| **感染** | | | |
| 进行性多灶白质脑病（PML）[33] | JC 病毒在免疫抑制人群中所致 CNS 感染，引起进行性（有时缓解复发）功能缺失，常于几周或几月内死亡 | 能够出现多灶 CNS 功能缺失，有时症状复发，MRI 信号异常显示脑白质损伤 | 常发生于免疫抑制的患者，功能缺失多是进行性的而不是复发性的，发病过程短暂，MRI 损伤病灶多更大并且融合。CSF PCR 可能显示 JC 病毒阳性。脑组织活检有时是确诊必需的 |
| Whipple 病[34] | 慢性 CNS（以及其他系统）杆菌感染引起的原发性神经病学、胃肠道以及关节症状。脂肪泻、腹痛、关节痛为常见症状 | 可能引起眼球运动异常、脊髓病，有时候出现痴呆和肌阵挛。常为进行性，但是也有可能症状波动或复发 | 多系统表现（尤其是胃肠道）。MRI 显示更多为灰质受累，很少累及白质，CSF 杆菌相关 PCR 常呈阳性。偶尔小肠活检可能证实感染 |

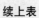

续上表

| 疾病 | 简述 | 与 MS 相似点 | 鉴别要点 |
|---|---|---|---|
| HTLV-1 脊髓病[35] | 慢性逆转录病毒感染中枢神经系统，主要发生在加勒比海附近，引起进行性脊髓病 | 脊髓病症状，很少伴大脑损伤，MRI 扫描常伴白质异常，有时 CSF 寡克隆带阳性 | 临床表现常为进行性脊髓病，多发生在加勒比海区域或亚洲背景的人群。HTLV-1 血清阳性将有助于诊断 |
| 莱姆病[36] | 由蜱虫传播的博氏包柔螺旋体病毒感染引起 | 能够产生持续局灶神经系统症状以及 MRI 扫描大脑信号异常 | 游走性红斑病史。血清蛋白电泳最具诊断性，CSF 显示相关 PCR 阳性 |
| 梅毒[37] | 梅毒螺旋体引起的慢性 CNS 感染 | 能够引起视神经炎、脊髓病，以及其他局灶神经病学发现 | MRI 多为正常。血清学阴性（FTA-ABS）准则，排除梅毒感染。现在 CNS 梅毒罕见，一般仅见于 HIV 阳性或免疫力缺乏的患者 |
| HIV/AIDS[38] | HIV-1 逆转录病毒感染累及神经系统，常发生于男性同性恋以及静脉药瘾者 | 可能引起视神经炎、脊髓病、精神状态改变、局灶功能缺失伴 MRI 扫描白质改变以及 CSF 异常 | 常发生在 CD4 细胞数减少以及 HIV 血清阳性的高危人群 |
| 支原体感染[39] | 非典型肺炎感染偶尔伴发 CNS 功能缺失 | 能够引起横贯性脊髓炎、颅神经病，以及其他神经病方面的异常，伴 MRI 信号改变 | 常发生在多系统感染的环境下，包括肺炎、发热和全身乏力。CSF 可能细胞增多但无 IgG 异常。血清特异性抗体有助于诊断 |
| 布鲁杆菌病[40] | 全身性感染能同时影响中枢和周围神经系统，发达国家罕见，常与农业或动物暴露相关 | 能够引起视神经炎、脊髓病，以及局灶神经系统发现，伴脑室周围 MRI 信号异常 | 常有多系统性炎症伴发热。在血清和 CSF 中能发现特异性抗体 |
| 亚急性硬化型全脑炎（SSPE）[41] | 由麻疹病毒引起的慢性 CNS 感染，常发生于小孩，青壮年罕见 | 多发于青年人群，进行性或复发性神经功能缺失，偶尔伴 MRI 信号异常以及 CSF 寡克隆区带（与麻疹抗原有关） | 痴呆以及行为改变通常较明显。病情超过几周或几月迅速进展。CSF PCR 有助于诊断。大脑活检能够确诊，但很少需要。EEG 常表现为阵发模式 |

续上表

| 疾病 | 简述 | 与 MS 相似点 | 鉴别要点 |
|---|---|---|---|
| 人类疱疹病毒 – 6 型（HHV-6）[42] | 复发性广泛疱疹病毒感染，潜伏于 CNS | 多发于青年人群，可能引起脊髓病或其他局灶神经系统发现。MRI 可能显示信号异常 | 血清学检查阳性有助于 HHV-6 诊断。在病因学方面，HHV-6 与 MS 也是当前研究热点之一 |
| 丙型肝炎[43] | 偶尔有报道丙肝病毒引起周围神经病变，但是很少引起中枢神经病变 | 在青年人群中发生视神经病以及其他 CNS 病变。MRI 可能显示异常信号 | 常发生于活动性肝炎环境下（常发生在滥用静脉注射或输血过程中），血清抗体以及 PCR 有助于诊断 |
| 克 – 雅病（变异型 Creutzfeldt-Jacob 病）[44] | 朊病毒感染。"疯牛病"变异形式，典型克 – 雅病常发生在青年人群 | 可能引起共济失调，复视和感觉症状，以及青年人群出现痴呆 | MRI 以及 CSF 多为正常。此过程几个月内迅速进展。一般不推荐大脑活检。可能伴有 EEG 异常或 CSF 14-3-3 蛋白阳性 |
| 内分泌 | | | |
| 桥本脑病[45] | 与自身免疫甲状腺疾病相关，亚急性起病，有时呈复发缓解性脑病 | 青年人群发病，可能引起卒中样事件和局灶神经病学问题。MRI 扫描少数可见白质改变，以及少数病例报道 CSF 寡克隆带阳性 | 脑病伴意识错乱和肌阵挛通常很显著。EEG 示弥散性异常。血清检查显示抗甲状腺球蛋白以及抗微粒体抗体阳性 |
| 遗传 | | | |
| 家族性海绵状血管瘤[9] | 遗传性多灶 CNS 血管畸形 | 多灶出血所致复发 CNS 症状，类似 MS | MRI 扫描将显示血管瘤特征 |
| 大脑常染色体显性遗传动脉病伴皮层下梗死白质脑病（CADASIL）[46] | Notch-3 基因常染色体显性突变，引起微血管造影术，尤其是显著皮层下白质损伤，常与偏头痛和进行性痴呆相关 | 青年患者多灶神经系统症状伴 MRI 扫描异常 | 遗传测试有助于诊断，神经问题常有家族史。常伴有偏头痛。CSF 多正常 |
| 肾上腺脑白质营养不良伴肾上腺脊髓神经病[47] | 一种 X 连锁遗传缺陷相关的传递蛋白，引起的过氧化物酶体功能紊乱以及极长链脂肪酸过多 | 成人发病常引起进行性截瘫和共济失调，MRI 常有后部白质损伤改变。女性携带者也可能有轻微疾病表现 | 血清测试将显示极长链脂肪酸水平升高。ACTH 刺激试验常显示肾上腺功能紊乱 |

续上表

| 疾病 | 简述 | 与 MS 相似点 | 鉴别要点 |
|---|---|---|---|
| 异染性脑白质营养不良[48] | 常染色体隐性遗传相关的芳基硫酸酯酶 A 缺陷 | 可能引起脊髓病和共济失调，伴 MRI 对称性弥散信号异常 | 血芳基硫酸酯酶 A 水平低下。代谢异常被组织活检成纤维细胞培养证实。DNA 测试是可行的 |
| 成年起病的常染色体显性遗传脑白质营养不良[49] | 一种发生在成人的常染色体显性遗传相关的脑白质营养不良，引起运动和小脑功能异常，常伴有明显的自主神经功能障碍。其基因缺陷尚不明确 | 尤其类似于原发进展型 MS，伴慢性运动神经元以及小脑症状，MRI 常显示融合性脑白质损伤，偶尔 CSF IgG 异常 | 常染色体显性遗传家族史。也常常很早出现自主神经受累 |
| Krabbe 球样细胞白质营养不良[50] | 常染色体隐性遗传相关半乳糖脑苷脂 β - 牛乳糖缺乏，广泛发生于婴幼儿人群，但是罕见于青年人群 | 青年人群发病，可能引起截瘫和视力症状，伴脑室周围融合性 MRI 异常 | 患者伴随神经病症状，通过神经传导测试很容易发现。DNA 测试是可行的 |
| 线粒体细胞病（MELAS，MERFF)[51] | 母系遗传线粒体 DNA 异常，常在儿童以及青年人群中发病，能够引起视神经萎缩、截瘫、共济失调、癫痫以及痴呆 | 青年发病，多重复发局灶神经功能缺失，伴 MRI 信号异常 | 常表现为乳酸中毒。肌肉活检显示破碎红纤维。遗传学检查有助于诊断 |
| 线粒体神经胃肠脑病（MNGIE)[52] | 线粒体基因异常引起的胃肠功能吸收不良，同时伴有多重神经病学征象 | 可能引起眼肌麻痹和脑白质病，伴 MRI 白质异常 | 明显胃肠道受累。患者常有上睑下垂和周围神经病，肌肉活检显示线粒体异常 |
| 遗传痉挛性截瘫[53] | 遗传（常为常染色体显性遗传）综合征，进行性痉挛性截瘫，偶尔伴其他神经病学症状。超过 10 种不同遗传变异，但是最常见的是 spastin 基因 | 进行性痉挛性截瘫与原发进展型 MS 容易相混，有时视神经或周围神经受累 | MRI 和 CSF 通常正常。遗传测试不大可靠 |
| 脊髓小脑共济失调[54] | 20 多种疾病被描述为与常染色体显性遗传进行性共济失调和步态异常相关，有时是因为三联体重复有关 | 青年人群中进行性脊髓病和小脑功能缺失。MRI T2 损伤罕见 | 明显家族史。CSF 正常。很多症状与 DNA 融合改变相关 |

续上表

| 疾病 | 简述 | 与 MS 相似点 | 鉴别要点 |
|---|---|---|---|
| Friedreich 共济失调[55] | 常染色体隐性遗传 GAA 三核苷酸重复扩展，多青年早期起病，引起进行性共济失调和后索深感觉缺失 | 青年人群进行性共济失调和感觉缺失 | MRI 和 CSF 通常正常。周围神经病也表现为 Friedreich 共济失调。DNA 测序有助于诊断 |
| 橄榄体 – 脑桥 – 小脑萎缩（OPCA）[56] | 在 SCA-1 基因突变相关的常染色体显性遗传引起的成人起病进行性小脑、脑干功能缺失 | 青年人群中可能出现眼肌麻痹、椎体束功能缺失、视神经萎缩以及共济失调，罕见报道 MRI 扫描异常 | 阳性家族史。CSF 正常。有时周围神经病表现。DNA 测序 SCA-1 有助于诊断 |
| 法布里病[57] | 一种 X 连锁相关的溶酶体酶 α – 牛乳糖引起的内皮平滑肌细胞神经酰胺三己糖酶堆积缺陷的疾病。常成年起病，能够引起肾脏疾病和皮肤血管角质瘤 | 青年人群常反复卒中发作，因此有局灶神经系统体征，伴 MRI 信号异常 | 患者可能有皮肤损害、角膜混浊，以及肾脏疾病。CSF 正常。DNA 测试以及血 α – 牛乳糖异常有助于诊断 |
| Leber 遗传视神经病[58] | 线粒体突变引起的亚急性双侧视神经变，常伴其他神经病学特征 | 双侧视神经病，偶尔伴发脊髓病，共济失调，以及其他神经病学特征，有时伴异常 MRI 信号改变 | CSF 常正常。线粒体遗传测试有助于诊断 |
| 有机酸血症[59] | 常染色体隐性遗传病，常见于儿童，偶发于成人 | 青年人群中发病，可能出现痉挛、共济失调和视神经萎缩 | MRI、CSF 常正常。可能有阳性家族史。尿有机酸筛查试验异常 |
| Leigh 综合征[60] | 遗传方式多样，但通常是常染色体隐性遗传，干扰丙酮酸脱氢酶系统，引起乳酸和丙酮酸升高。常发生于儿童 | 发生于生命晚期引起急性坏死性脑脊髓病。MRI 扫描常显示脑干和基底节坏死 | 常儿童起病。血浆乳酸和丙酮酸升高。遗传测试不一定可靠 |
| Usher 综合征[61] | 先天性色素性视网膜炎综合征，伴听觉缺失，有时认知功能缺失，和/或共济失调 | 神经病学症状 MRI 扫描显示白质异常，CSF 可能出现寡克隆区带 | 色素性视网膜炎和耳聋是显著特征 |

续上表

| 疾病 | 简述 | 与 MS 相似点 | 鉴别要点 |
|---|---|---|---|
| 神经病、共济失调、色素性视网膜炎（NARP）[62] | ATP 酶－6 相关线粒体基因突变所致色素性视网膜炎伴神经病学症状，包括感觉神经病、共济失调和锥体束征 | 多为青年人群发病，明显视力和运动症状，伴 MRI 信号异常 | 患者色素性视网膜炎是显著特征。伴感觉障碍的周围神经病常见。线粒体基因遗传学测试有助于诊断 |
| 脑视网膜血管病[63] | 脑和视网膜相关常染色体显性遗传微血管病。一种罕见状态多发生在 20 岁左右 | 能够出现步态异常，构音困难和视觉异常，伴 MRI 扫描脑室周围损伤 | 视网膜病变明显，包括荧光素血管造影异常。发病罕见，有明显家族史 |
| 遗传性血管内皮细胞病、视网膜病、肾病、卒中（HERNS）[64] | 原发于中国患者的一种常染色体显性遗传病，引起脑白质病伴肾功能紊乱 | 青年患者构音困难、偏瘫以及其他神经病学症状，伴 MRI 脑室周围白质损伤 | 非常罕见，仅仅在中国范围发现。明显家族史。痴呆常常很明显 |
| 肝豆状核变性（Wilson 病）[65] | ATP-7B 基因突变常染色体隐性遗传，引起铜沉积于组织，包括脑和肝，常青年人群起病 | 青年起病，神经系统症状缺失，包括共济失调和震颤。罕见报告 MRI 扫描异常 | 运动障碍和痴呆明显。肝功能可能异常，裂隙灯可见 Kayser-Fleischer 环，血清铜升高。少数情况需要肝活检 |
| 成年人多聚葡糖体病[66] | 肝糖原分支酶基因突变常染色体隐性遗传，引起步态紊乱，感觉障碍综合征以及痴呆 | 青年患者进行性神经系统症状，MRI 扫描示扩展脑白质病 | 周围神经也受累且很明显。活检显示多聚葡糖体积累 |
| 卟啉症[67] | 影响血红素合成的常染色体显性遗传病，能够引起神经系统症状，包括麻木和颅神经病 | 能够引起局灶神经系统症状，呈复发－缓解型，MRI 扫描有时异常 | 精神病学和动作症状常常很明显。腹部症状也常表现出来；24 小时尿 ALA 和 PBG 升高 |
| 无 β 脂蛋白血症[68] | 常染色体隐性遗传 β 脂蛋白缺陷，导致多系统症状，包括神经系统缺陷 | 进行性共济失调以及眼肌麻痹明显 | 常有系统性症状，包括胃肠道吸收不良和视网膜色素层病变。胆固醇和甘油三酯很低，血涂片出现棘红细胞。MRI 显示 CSF 正常 |

续上表

| 疾病 | 简述 | 与 MS 相似点 | 鉴别要点 |
|---|---|---|---|
| 血管病 | | | |
| 中枢神经系统血管炎（原发性 CNS 血管炎）[69] | 原发性自身免疫性血管炎，或发病完全限制在 CNS 内，青年多见 | 青年发病，复发，多灶 CNS 功能缺失伴 MRI 多灶信号改变以及炎症性 CSF 改变 | 血清学异常以及血液学检查出自身抗体。如果没有，血管造影和脑组织活检可能是必要的 |
| 青少年卒中[70] | 动脉（或罕见静脉）闭塞所致局部缺血性卒中，常反复发作，青年发病，大部分患者无明显卒中危险因素 | 复发局灶卒中可能与 MS 症状类似。MRI 常显示多病灶（缺血）信号异常 | 症状和体征通常是典型的缺血性卒中表现而不是脱髓鞘表现，MRI 通常表现为灰质受累。检查可能显示为特殊的卒中病因（血液高凝状态或先心病等） |
| 皮层下动脉硬化性脑病（Binswanger 病）[71] | 缺血性白质脑病导致原发性脑室周围白质信号异常；可能不完整非对称（脑白质缺血）或伴痴呆和步态异常 | 因广泛白质信号异常，MRI 扫描可能与 MS 相似 | 患者通常年龄较大，并且可能伴有脑血管危险因素。可能有明显痴呆。CSF 通常正常 |
| 大脑脊髓血管畸形[72] | 硬脑膜动静脉瘘或内部动静脉畸形常引起进行性脊髓病（有时发病是片段性事件） | 复发或进行性脊髓症状，常青年起病。MRI 显示脊髓内部信号异常，容易与 MS 相混 | 大脑 MRI、CSF、VER 正常。无脊髓外部损伤 |
| 偏头痛[73] | 头痛反复发作相关综合征，常见于青年人群，能够产生神经系统症状 | 青年人群，伴短暂复发性局灶神经功能缺失，常无明显头痛，且常 MRI 扫描出现信号改变 | 有典型偏头痛症状（偏侧头痛伴恶心）。CSF 和诱发电位正常 |
| Eale's 病[74] | 非炎症性小血管闭塞性疾病，主要影响视网膜脉管系统，同时也引起玻璃体出血，最初在印度和中东地区青壮年中发现该病 | 症状相似，包括视力受损，核间性眼肌麻痹，前庭病，局灶性乏力和脊髓病。MRI 可能显示白质损伤 | 眼科检查包括荧光素血管造影可以确诊 |
| 前部缺血性视神经病（AION）[9] | 视神经梗死是由于血管疾病、动脉粥样硬化或血管炎 | 突发或亚急性单侧视力丧失伴视神经损害，类似于 MS 视神经炎 | 通常发生在有动脉粥样硬化危险因素的老年人（常大于 50 岁）。患者可能没有其他症状或体征，CSF 正常，MRI 正常（或年龄非特异性改变） |

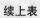

续上表

| 疾病 | 简述 | 与 MS 相似点 | 鉴别要点 |
|---|---|---|---|
| 视神经视网膜炎[75] | 通常单侧视野缺失（大部分为特发性）是由于视神经毛细血管漏引起，常伴黄斑星芒放射结构 | 单侧（很少双侧）有时复发视力损伤类似视神经炎，而且可能伴有其他类似 MS 症状，容易与 MS 相混淆 | MRI 和 CSF 正常，眼科检查荧光素血管造影能确诊 |
| Susac 综合征[75] | 一种病因不明的微血管病，主要影响大脑、视网膜、耳蜗，女性多见 | 复发症状包括眩晕、视力受损以及脑病，伴 MRI 白质改变，常见于青年女性 | 荧光素血管造影眼科检查以及听力图结果异常。CSF 细胞增多但是无 IgG 异常。大脑活检（显示多病灶微梗死）可确诊 |
| Sneddon 综合征[76] | 青年人群中抗内皮细胞抗体引起网状青斑和卒中 | 青年患者多发性卒中（反复 CNS 局灶功能缺失），伴 MRI 信号改变 | 出现网状青斑（临床以及皮肤组织活检）是诊断特征。抗凝脂抗体常呈阳性以及灰质（血管相关）症状有助于诊断 |
| Dego 病（恶性萎缩性丘疹病）[77] | 多系统闭塞性血管病（包括缺血和出现卒中）伴皮肤和胃肠道症状 | 神经病学症状，包括感觉异常、视觉症状、乏力、脊髓病。MRI 显示多灶（缺血性）异常信号。罕见报告寡克隆区带 | 皮肤损害（中央白，周围粉红环形包围）是诊断特征，皮肤活检显示血管病变 |
| 中毒以及其他 | | | |
| 药物[78] | 多种药物能够影响神经系统，包括药物滥用（甲苯、酒精、可卡因）和治疗用药（环孢霉素、苯妥英等） | 药物中毒可能引起多种多样的神经系统症状和体征。许多药物也能产生 MRI 白质信号改变 | 药物暴露病史有时很难得到。症状常复发缓解，直到药物暴露史被查出。CSF 多正常 |
| 环境毒素[78] | 许多毒素能够引起神经系统损伤，包括一氧化碳、重金属以及有机溶剂 | 神经系统异常，多伴 MRI 扫描白质改变 | 毒素暴露史常常明显。如果终止暴露症状将不是进行性或停止复发。CSF 正常 |
| 脑室周围白质软化[79] | 新生儿起病，脑室周围白质坏死，但是多成年才表现出症状 | 可能与各种各样的神经系统症状相关，MRI 显示脑室周围白质损伤 | 症状常无复发缓解。CSF 正常 |

续上表

| 疾病 | 简述 | 与 MS 相似点 | 鉴别要点 |
|---|---|---|---|
| 颅神经麻痹：贝尔麻痹、展神经麻痹等[9] | 孤立颅神经病，多具有特发性，发生于青年患者 | 偶尔发生，MS 也能表现出孤立性面瘫、麻木或复视 | 没有其他神经系统体征或症状，MRI 和 CSF 正常 |
| 游走性感觉神经炎[80] | 有争议实体感觉神经炎引起不对称区域性麻木和感觉异常，可能由于周围神经功能紊乱所引起 | 常青年起病，多灶复发感觉症状 | 纯主观感觉缺失，无运动症状或其他发现。MRI 和 CSF 正常 |
| 重症肌无力[80] | 自身免疫紊乱产生抗乙酰胆碱受体抗体，作用于突触后膜乙酰胆碱受体 | 能够引起乏力和复视，尤其对于年轻女性患者 | 运动系统受累，常乏力和疲劳。MRI、CSF 和 VER 正常 |
| 慢性疲劳综合征和纤维肌痛[81] | 慢性弥散性肌痛或慢性疲劳综合征，常伴其他躯体症状 | 在相似人群中，可能出现许多神经综合征与 MS 相似 | 客观神经系统体格检查异常。MRI 显示非特异性改变时诊断困难，但是 MRI，CSF 和 VER 常正常 |
| 进行性坏死性脊髓病[82] | 病因不明的脊髓病，常引起出血和脊髓坏死 | 复发和进行性脊髓病综合征，MRI 显示脊髓信号异常，可能与 MS 相混 | 局限于脊髓损伤；大脑 MRI 正常。CSF 无 IgG 异常 |
| 椎关节强硬[83] | 颈椎关节强硬和椎间盘突出导致脊髓压迫，产生进行性脊髓病 | 与原发进展型 MS 容易相混，伴进行性脊髓病。较年长发病，常头颅 MRI 非特异性改变 | 颈部 MRI 常显示脊髓压迫。CSF 和 VER 常正常 |
| Chiari 畸形[84] | 小脑扁桃体下垂于枕骨大孔之下，导致脑干和脊髓压迫 | 可能引起颅神经病，包括眼肌麻痹，眼球震颤和共济失调 | MRI 扫描，尤其是矢状位图像显示畸形。大脑 MRI 和 CSF 正常 |
| 脊髓空洞症[84] | 脊髓畸形，伴扩大的脊髓中央空洞，产生进行性脊髓病综合征 | 青年患者，进行性脊髓病，偶尔低位颅神经也受累 | MRI 扫描显示空洞。大脑 MRI 常正常，CSF 和 VER 也正常 |
| 枕骨大孔和斜坡损伤[9] | 一些肿瘤，比如皮样肿瘤、畸胎瘤、脑膜瘤。常发生于头颅基底部，发生于中央部位，引起原发性颅神经和脑干上部症状 | 进展性颅神经和脑干综合征，常发生于青年人 | MRI 扫描显示颅底肿块 |

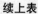

续上表

| 疾病 | 简述 | 与 MS 相似点 | 鉴别要点 |
|------|------|-------------|----------|
| 躯体化疾病[85] | 精神病症状，慢性躯体疾病表现，伴精神痛苦表现 | 多见于年轻患者，有多重复发 - 缓解神经系统症状，包括乏力、麻木、眩晕以及相似主诉 | MRI、CSF、诱发电位、神经系统检查正常。当病变为非特异性改变时，鉴别困难。常具有其他神经系统症状 |
| 转换障碍[86] | 急性起病，运动或感觉障碍不能被身体检查发现，无意识产生 | 患者可能表现出神经系统症状与 MS 非常相似 | MRI、CSF、诱发电位、神经系统检查正常。当病变为非特异性改变时，鉴别困难。常具有其他神经系统症状 |
| 疑病症[87] | 专注于怀疑自己有严重疾病 | 患者可能表现出神经系统症状，与 MS 非常相似 | MRI、CSF、诱发电位、神经系统检查正常。当病变为非特异性改变时，鉴别困难。常具有其他神经系统症状 |
| 其他精神病综合征[88] | 精神病常常能产生躯体性症状 | 疲劳以及其他神经系统症状，青年人持续或复发 | 其他抑郁证据，焦虑或精神问题常明显。MRI，CSF 和其他测试正常 |
| 正常[89] | 检查结果正常，常有短暂复视、感觉异常、局灶虚弱以及其他神经系统症状 | 正常人偶尔表现出局灶、复发神经系统症状，与 MS 相似 | 体格检查和实验室检查都正常 |

## 参考文献

[1] Weinshenker B G, Luchinetti C F. Acute leukoencephalopathies: differential diagnosis and investigation [J]. Neurologist, 1998 (4): 148 - 166.

[2] Hanemann C O, Kleinschmidt A, Reifenberger G, et al. Balo's concentric sclerosis followed by MRI and positron emission tomography [J]. Neuroradiology, 1993 (35): 578 - 580.

[3] Garell P C, Menezes A H, Baumbach G, et al. Presentation, management, and follow-up of Schilder disease [J]. Pediatr Neurosurg, 1998 (29): 86 - 91.

[4] Kepes J J. Large focal tumor-like demyelinating lesions of the brain [J]. Ann Neurol, 1993 (33): 18 - 27.

［5］ Johnson M D, Lavin P, Whetsell W. Fulminant monophasic multiple sclerosis, Marburg's type ［J］. J Neurol Neurosurg Psychiatry, 1990 (53): 918 – 921.

［6］ ALSO: Mendez M F, Pogacar S. Malignant monophasic multiple sclerosis or Marburg's disease ［J］. Neurology, 1998 (38): 1153 – 1155.

［7］ Wingerchuk D M, Lennon V A, Pittock S J, et al. Revised diagnostic criteria for neuromyelitis optica ［J］. Neurology, 2006 (66): 1485 – 1489.

［8］ Walker A, Tyor W R. Acute disseminated encephalomyelitis ［M］ // Samuels M, Feske S, Mesulam M, et al. Offlce practice of neurology. 2nd ed. Boston: Elsevier, 2003: 423 – 425.

［9］ Paty D W, Noseworthy J H, Ebers G C. Diagnosis of multiple sclerosis ［M］ // Paty D W, Ebers G C. Multiple sclerosis. Philadelphia: F. A. Davis, 1998: 85 – 91.

［10］ Gass A, Phillipi M, Grossman R I. The contribution of MRI in the differential diagnosis of posterior fossa damage ［J］. J Neurol Sci, 2000 (172): 43 – 49.

［11］ Rodier G, Derouiche F, Bronner P, et al. Eales disease with neurologic manifestations: differential diagnoses of multiple sclerosis ［J］. Press Med, 1999 (28): 1692 – 1694.

［12］ Lee S H, Yoon P H, Park S J, et al. MRI findings in neuro-Behcet's disease ［J］. Clin Radiol. 2001 (56): 485 – 494.

［13］ Rosenbaum R B, Campbell S M, Rosenbaum J T. Clinical neurology of Rheumatic diseases ［M］. Boston: Butterworth-Heinemann, 1996: 248 – 265.

［14］ Alexander E. Central nervous system disease in Sjogren's syndrome ［J］. Rheum Dis Clin North Am, 1992 (18): 627 – 672.

［15］ Rosenbaum R B, Campbell S M, Rosenbaum J T. Clinical neurology of Rheumatic diseases ［M］. Boston: Butterworth-Heinemann, 1996: 248 – 265.

［16］ Cuadrado M J, Khamasta M A, Dallesteros A, et al. Can neurologic manifestations of antiphospholipid syndrome be distinguished from multiple sclerosis? Analysis of 27 patients and review of the literature ［J］. Medicine, 2000 (79): 54 – 68.

［17］ Blackburn W D. Eosinophilia myalgia syndrome ［J］. Semin Arthritis Rheum, 1997 (26): 788 – 793.

［18］ Rosenbaum R B, Campbell S M, Rosenbaum J T. Clinical neurology of Rheumatic diseases ［M］. Boston: Butterworth-Heinemann, 1996: 248 – 265.

［19］ Stanbury R M, Wallace G R, Graham E M. Intermediate uveitis: pars planitis, multiple sclerosis, and retinal vasculitis ［J］. Opthal Clin North Am, 1998 (11): 627 – 639.

［20］ Cote D N, Molony T B, Waxman J, et al. Cogan's syndrome: diagnoses and management ［J］. South Med J, 1993 (86): 1056 – 1060.

［21］ Kraushar M F, Miller E M. Central serous choroidopathy misdiagnosed as a manifestation of multiple sclerosis ［J］. Ann Opthalmol, 1982 (14): 215 – 218.

［22］ Ghezzi A, Zaffaroni M. Neurologic manifestations of gastrointestinal disorders, with particular reference to the differential diagnosis of multiple sclerosis ［J］. Neurol Sci, 2001 (22): 117 – 122.

［23］ Reynolds E H, Bottiglieri T, Laundy M, et al. Vitamin $B_{12}$ metabolism in multiple sclerosis ［J］. Arch Neurol, 1992 (49): 649 – 652.

［24］ Green R, Miller J W. Folate deficiency beyond megaloblastic anemia: hyperhomocysteinemia and other manifestations of dysfunctional folate status ［J］. Semin Hematol, 1999 (36): 47 – 64.

［25］ Kumar S R, Mone A P, Gray L C, et al. Central pontine myelinolysis ［J］. J Neuroimaging, 2000

(10): 169 - 172.

[26] Usuki F, Maruyama K. Ataxia caused by mutations in the alphatocopherol transfer protein gene [J]. J Neurol Neurosurg Psychiatry, 2000 (69): 254 - 256.

[27] Matthews B. Differential diagnoses of multiple sclerosis and related disorders [M] // Compston A, Ebers G, Lassmann H, et al. McAlpine's multiple sclerosis. London: Churchill-Livingston, 1998: 223 - 250.

[28] Alderson L, Fetell M R, Sisti M, et al. Sentinel lesions of primary CNS lymphoma [J]. J Neurol Neurosurg Psychiatry, 1996 (60): 102 - 105.

[29] Lie J T. Malignant angioendotheliomatosis clinically simulating primary CNS lymphoma [J]. J Neurol Neurosurg Psychiatry, 1996 (60): 102 - 105.

[30] Inuzuka T. Autoantibodies in paraneoplastic neurologic syndromes [J]. M J Med Sci, 2000 (319): 217 - 266.

[31] Keime-Guibert F, Napolotian M, Delattre J Y. Neurologic complications of radiotherapy and chemotherapy [J]. J Neurol, 1998 (245): 695 - 708.

[32] Fieschi C, Gasperini C, Ristori G. Differential diagnosis in multiple sclerosis [M] // Thompson A J, Polman C, Hohlfeld R. Multiple sclerosis: clinical challenges and controversies. St. Louis: Mosby, 1997: 65 - 85.

[33] Evans B K. Progressive multifocal leukoencephalopathy [M] // Samuels M A, Feske, Mesulum M, et al. Office practice of neurology. 2nd ed. Boston: Elsevier, 2003: 488 - 490.

[34] Anderson M. Neurology of Whipple disease [J]. J Neurol Neurosurg Psychiatry, 2000 (68): 2 - 5.

[35] McKendall R R. HTLV-I infection [M] // Samuels M A, Feske, Mesulum M, et al. Office practice of neurology. 2nd ed. Boston: Elsevier, 2003: 503 - 506.

[36] Krupp L B. Lyme disease [M] // Samuels M A, Feske, Mesulum M, et al. Office practice of neurology. 2nd ed. Boston: Elsevier, 2003: 447 - 450.

[37] Estanislao L B, Pachner A R. Spirochetal infection of the nervous system [J]. Neurol Clin, 1999 (17): 783 - 800.

[38] Evans B K. HIV Infection and diseases of the brain. [M] // Samuels M A, Feske, Mesulum M, et al. Office practice of neurology. 2nd ed. Boston: Elsevier, 2003: 495 - 502.

[39] Mills R W, Schoofield L. Acute transverse myelitis associated with mycoplasma pneumonia infection: a case report and review of the literature [J]. Pediatr Infect Dis J, 1992 (11): 228 - 231.

[40] Acdeniz H, Irmak H, Anlar O, et al. Central nervous system brucellosis: presentation, diagnosis, and treatment [J]. J Infect, 1998 (36): 297 - 301.

[41] Rodriguez D L. Measles and subacute sclerosing panencephalitis [M] // Samuels M A, Feske, Mesulum M, et al. Office practice of neurology. 2nd ed. Boston: Elsevier, 2003: 485 - 487.

[42] Carrigan D R, Harrington D, Knox K K. Subacute leukoencephalitis caused by CNS infection with human herpesvirus-6 manifesting as acute multiple sclerosis [J]. Neurology, 1996 (47): 145 - 148.

[43] Tembl J I, Ferrer J M, Sevilla M T, et al. Neurologic complications associated with hepatitis C virus infection [J]. Neurology, 1999 (53): 861 - 864.

[44] Prusiner S B. Neurodegenerative diseases and prions [J]. N Engl J Med, 2001 (344): 1516 - 1526.

[45] Bohnen N I, Parnell K J, Harper C M. Reversible MRI findings in a patient with Hashimoto encephalopathy [J]. Neurology, 1997 (49): 246 - 247.

[46] Dichgans M, Mayer M, Uttner I, et al. The phenotypic spectrum of CADASIL: clinical findings in 102

cases [J]. Ann Neurol, 1998 (44): 731 –739.

[47] Boehm C D, Cutting G R, Lachtermacher M B, et al. Accurate DNA based diagnostic and carrier testing for X-linked adrenoleukodystrophy [J]. Mol Genet Metab, 1999 (66): 128 – 136.

[48] Moser H W. Diagnoses and Therapy for Leukodystrophies [M]. St. Paul, MN: American Academy of Neurology, 2000.

[49] Coffeen C M, McKenna C E, Koeppen A H, et al. Genetic localization of an autosomal dominant leukodystrophy mimicking chronic progressive multiple sclerosis to chromosome 5q31 [J]. Hum Mol Genet, 2000 (9): 787 – 793.

[50] Gasperi R, Gamasosa M A, Sartorato E, et al. Molecular basis of late-life globoid cell leukodystrophy [J]. Hum Mutat, 1999 (14): 256 –262.

[51] Di Mauro S, Bonilla E, DeVivo D C. Does the patient have a mitochondrial encephalopathy? [J]. J Child Neurol, 1999, 14 (suppl 1): 23 –35.

[52] Triulzi F, Scotti G. Differential diagnosis of multiple sclerosis: contribution of magnetic resonance techniques [J]. J Neurol Neurosurg Psychiatry, 1998, 64 (suppl 1): 6 – 14.

[53] Fink J K, Hereda P. Hereditary spastic paraplegia: genetic heterogeneity and genotype-phenotype correlation [J]. Semin Neurol, 1999 (19): 301 –309.

[54] Subramony S H, Filla A. Autosomal dominant spinal cerebellar ataxias ad infinitum? [J]. Neurology, 2001 (56): 287 –289.

[55] Ormerd I, Harding A E, Miller D H, et al. Magnetic resonance imaging in degenerative ataxic disorders [J]. J Neurol Neurosurg Psychiatry, 1994 (57): 51 –57.

[56] Genis D, Matilla T, Volpini V, et al. Clinical, neuropathologic, and genetics studies of a large spinocerebellar ataxia type I kindred [J]. Neurology, 1995 (45): 24 –30.

[57] Gahl W A. New therapies for Fabry disease [J]. N Engl J Med, 2001 (345): 55 –57.

[58] Harding A E, Sweeney M G, Miller D H, et al. Occurrence of a multiple sclerosis-like illness in women who have a Leber's hereditary optic neuropathy mitochondrial DNA mutation [J]. Brain, 1992 (115): 979 –989.

[59] Natowicz M R, Bejjani B. Genetic disorders that masquerade as multiple sclerosis [J]. Am J Med Genet, 1994 (49): 149 –169.

[60] van der Knaap M S, Valk J. Magnetic Resonance of Myelin, Myelination, and Myelin Disorders [M]. 2nd ed. Berlin: Springer/Verlag, 1995.

[61] Lynch S G, Digrek J, Rose J W. Usher syndrome with a multiple sclerosis-like illness [J]. J Neuroophthal, 1994 (14): 34 –37.

[62] Uziel G, Moroni I, Lamantea E, et al. Mitochondrial disease associated with the T8993G mutation of the mitochondrial ATPase6 gene: a clinical, biochemical, and molecular study in 6 families [J]. J Neurol Neurosurg Psychiatry, 1997 (63): 16 –22.

[63] Gutmann D H, Fischbeck K H, Sergott R C. Hereditary retinal vasculopathy with cerebral white matter lesions [J]. Am J Med Genet, 1989 (34): 217 –220.

[64] Jen J, Cohen A H, Yue Q, et al. Hereditary endotheliopathy with retinopathy, nephropathy, and stroke (HERNS) [J]. Neurology, 1997 (49): 1322 –1330.

[65] Brewer G J, Fink J K, Hedera P. Diagnosis and treatment of Wilson disease [J]. Semin Neurol, 1999 (19): 261 –270.

[66] Ziemssen F, Sindern E, Schroeder J M, et al. Novel missense mutations in the glycogen-branching en-

zyme gene in adult polyglucosan body disease [J]. Ann Neurol, 2000 (47): 526 – 540.

[67] Crimlisk H L. The little imitator: porphyria: a neuropsychiatric disorder [J]. J Neurol Neurosurg Psychiatry, 1997 (62): 319 – 328.

[68] Triantafillidis J K, Kottaras G, Sgourous S, et al. Abetalipoproteinemia: clinical and laboratory features [J]. J Clin Gastroenterol, 1998 (26): 207 – 211.

[69] Nadeau S E. Diagnostic approach to central and peripheral nervous system vasculitis [J]. Neurol Clin, 1997 (15): 759 – 777.

[70] Bushnell C D, Goldstein L B. Diagnostic testing for coagulopathies in patients with ischemic stroke [J]. 2000 (31): 3067 – 3708.

[71] Hyrley R A, Tomimoto H, Akiguchi I, et al. Binswanger encephalopathy: an ongoing controversy [J]. J Neuropsychiatry Clin Neurosci, 2000 (12): 301 – 304.

[72] Deen H G, Nelson K D, Gonzales G R. Spinal dural arteriovenous fistula causing progressive myelopathy: clinical and imaging considerations [J]. MayoClin Proc, 1994 (69): 83 – 84.

[73] Rocca M A, Columbo B, Pratesi A, et al. A magnetization transfer imaging study of the brain in patients with migraine [J]. Neurology, 2000 (54): 507 – 509.

[74] Rodier G, Derouiche F, Bronner P, et al. Eales disease with neurologic manifestations: differential diagnoses of multiple sclerosis [J]. Press Med, 1999 (28): 1692 – 1694.

[75] Porvin V A. Optic neuropathies for the neurologist [J]. Semin Neurol, 2000 (20): 97 – 110.

[76] Stockhammer G, Felber S R, Zelger B, et al. Sneddon syndrome: diagnosis by skin biopsy and MRI in seventeen patients [J]. Stroke, 1993 (24): 685 – 690.

[77] Subbiah P, Wijdicks E, Munter M, et al. Skin lesion with a fatal neurologic outcome: Degos disease [J]. Neurology, 1996 (46): 636 – 640.

[78] Filley C M, Kleinschmidt-DeMasters B K. Toxic leukoencephalopathy [J]. N Engl J Med, 2001 (305): 425 – 432.

[79] Okumura A, Hayakawa F, Kato T, et al. MRI findings in patients with spastic cerebral palsy [J]. Dev Med Child Neurol, 1997 (39): 363 – 368.

[80] Compston A. Differential diagnosis of multiple sclerosis [M] // Compston A, Ebers G, Lassmann H, et al. McAlpine's multiple sclerosis. London: Churchill-Livingston, 1998: 99283 – 99316.

[81] Poser C M. Misdiagnoses of multiple sclerosis and beta-interferon [J]. Lancet, 1997 (349): 1916.

[82] Katz J D, Ropper A H. Progressive necrotic myelopathy: clinical course in 9 patients [J]. Arch Neurol, 2000 (57): 355 – 361.

[83] Bashir K, Cai C Y, Moore T A, et al. Surgery for cervical spinal cord compression in patients with multiple sclerosis [J]. Neurosurgery, 2000 (47): 637 – 643.

[84] Stevens J M, Serva W A, Kendall B E, et al. Chiari malformation in adults: relation of morphologic aspects to clinical features and operative outcome [J]. J Neurol Neurosurg Psychiatry, 1993 (56): 1072 – 1077.

[85] Hilty D M, Bourgeois J A, Chang C H, et al. Somatization disorder [J]. Curr Treatment Options Neurol, 2001 (3): 305 – 320.

[86] Toone B K. Disorders of hysterical conversion [M] // Bass C, ed. Physical symptoms and psychologic illness. London: Blackwell Scientific, 1990: 207 – 234.

[87] Barsky A J. Hypochondriasis: medical management and psychiatric treatment [J]. Psychosomatics, 1996 (37): 48 – 56.

［88］ Crimlisk H L, Bhatia K, Cope H, et al. Slater revisited: six-year follow-up study of patients with medi-cally unexplained motor symptoms ［J］. BMJ, 1998 (316): 582 – 586.

［89］ Levy D E. Transient CNS deficits: a common benign syndrome in young adults ［J］. Neurology, 1988 (28): 831 – 836.

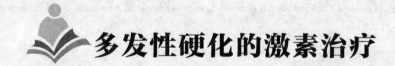

# 多发性硬化的激素治疗

廖金池　邱　伟

多发性硬化（multiple sclerosis，MS）是一种免疫介导的中枢神经系统炎性脱髓鞘疾病。在未知抗原的激活下，活化的淋巴细胞向中枢神经系统迁移浸润，该过程涉及失衡的反应性 T 淋巴细胞、B 淋巴细胞、巨噬细胞，以及促炎/抗炎细胞因子，其病因复杂，目前认为与自身免疫反应、病毒感染、遗传因素及环境因素均有关系。自 20 世纪 50 年代以来，促肾上腺皮质激素（adrenocorticotropic hormone，ACTH）以及糖皮质激素已经成为多发性硬化的基础治疗[1]方式，被证明能加速复发的缓解，但没有证据表明在预防新的复发以及预防长期致残中具有作用。

## 1　糖皮质激素的作用机制

糖皮质激素对实验性自身免疫性脑脊髓炎（EAE）和 MS 患者的作用涉及多个环节，这与糖皮质激素广泛的抗炎和免疫抑制作用有关[2]。糖皮质激素可以通过下调血管内皮细胞基质金属蛋白酶（MMPs）、细胞黏附分子（ICAM-1、VCAM-1）的表达，以及外周血 T 细胞趋化因子受体的表达（如 CXCR3），恢复血脑屏障（BBB），减少活化淋巴细胞在中枢神经系统的浸润[3]。糖皮质激素通过抑制巨噬细胞和小胶质细胞 MHC-Ⅱ复合物的表达，减少次级淋巴器官内抗原特异性 T 细胞的活化及中枢活化；下调巨噬细胞或小胶质细胞一氧化氮合酶（iNOS）的表达，减少一氧化氮（NO）的产生，从而减轻对少突胶质细胞的破坏作用。糖皮质激素抑制炎性介质的产生，包括 IFN-γ、TNF-α、IL-1β、IL-2 和 IL-12；同时上调抗炎介质如 IL-10、TGF-β 的水平；同时抑制 Th17 细胞的数量，调节 Th17 与 Treg 细胞的平衡[4]。

不同的 EAE 模型的次级淋巴器官和中枢神经系统中，均可观察到糖皮质激素诱导 T 淋巴细胞凋亡[3,5]。例如，肾上腺切除的 Lewis 大鼠因伴随着低水平的细胞凋亡，因而可产生致命性 EAE；C57B1/6 小鼠在 T 细胞或整个造血系统缺乏糖皮质激素受体（GR）的情况下将出现严重的 EAE。不过，目前仍不知道病情恶化是由凋亡不足抑或 T 细胞其他功能改变所致。另外，大量研究对 T 细胞凋亡在 MS 中的治疗作用持怀疑的态度：虽然大剂量甲泼尼龙、地塞米松冲击治疗的确可以增加 EAE 大鼠中枢神经系统 T 细胞凋亡，但是，较低治疗剂量的地塞米松在没有检测到明确的 T 细胞凋亡的情况下，仍然可以让治疗获益。总的来说，在 EAE 模型以及 MS 中均存在糖皮质激素诱导 T 细胞凋亡，然而这个过程对疾病改善的意义尚不明确。

一般认为，糖皮质激素主要通过与胞浆中的糖皮质激素受体结合，在分子伴侣蛋白，如热休克蛋白的参与下转位到细胞核内，与靶基因上负性激素反应元件或正性激素反应元件结合，通过下调或者上调靶基因的表达发挥生理或药理学效应，这是糖皮质激素经典的基因组作用模式。除此以外，糖皮质激素也可以通过改变细胞膜的理化特点，或者与细胞膜糖皮质激素受体结合，在不改变核基因转录及表达的情况下直接发挥生物学或药理学作用，该作用模式称为糖皮质激素的非基因组作用模式。临床前研究发现，非基因组作用模式或许可以解释超生理剂量（如 1 g/d）糖皮质激素脉冲治疗的快速治疗效果和促凋亡作用。基于目前对糖皮质激素受体信号通路的有限认识，有研究者认为，糖皮质激素治疗 MS 的机制可能与其基因组效应和非基因组效应均有一定关系[2]。

## 2　糖皮质激素的临床应用

### 2.1　MS 急性期的糖皮质激素治疗

大规模、多中心、双盲对照试验证实，在 MS 急性复发期，大剂量甲泼尼龙冲击治疗可以加速病情缓解。目前，急性期大剂量激素短程脉冲式治疗已经成为 MS 的标准治疗方案[6]。临床上宜根据患者基本状况、MS 的临床分型，病灶部位、病情严重程度等因素，个体化选择甲泼尼龙的剂量、使用时长、疗程等，坚持个体化原则。一般认为，轻症复发可能不需要立即治疗，中重度致残性复发应该使用糖皮质激素治疗。目前，临床上激素治疗有效的时间窗没有达成共识，建议尽早开始治疗，虽然没有直接的证据，但一般认为在复发后 1 个星期内开始治疗是最好的。在既往的研究中，甲泼尼龙的治疗剂量从 40 ～ 2 000 mg/d 不等，500 ～ 1 000 mg/d 是一个被广泛接受的首选剂量[7]。近年来，一些研究比较了口服和静脉注射甲泼尼龙治疗 MS 复发的疗效[8,9]。在一项多中心、双盲、随机、对照、非劣性试验中，患者分别接受连续 3 天 1 000 mg/d 的甲泼尼龙口服或静脉注射治疗，主要终点为 28 天后症状改善而不需要再次应用糖皮质激素患者的比例，口服组有 81% 的患者达到主要终点，静脉注射组有 80% 的患者达到主要终点，不良事件率相似，但在口服组患者失眠的发生率更高[10]。另一项临床 IV 期的多中心、双盲、随机临床试验探讨了在 MS 复发期口服大剂量甲泼尼龙（OMP）或静脉注射甲泼尼龙（IVMP）的免疫机制差异。患者分别给予连续 3 天的甲泼尼龙 1 250 mg/d 口服或 1 000 mg/d 静滴，于给药后第 1 周以及第 4 周分别检测 IL-2、IL-4、IL-6、IL-10、IL-17、TNF-$\alpha$ 和 IFN-$\gamma$ 等细胞因子，2 组患者上述促炎因子均出现明显下降，2 组间无显著差异。进一步证实 OMP 的疗效不亚于 IVMP[11]。

总的来说，短期大剂量甲基强的松龙可加快复发患者神经功能恢复，连续 3 ～ 5 天 500 ～ 1 000 mg/d 的甲泼尼龙脉冲式静脉注射治疗是 MS 复发的一线治疗。同等剂量的甲泼尼龙口服治疗以及静脉注射没有显示出疗效差异，但静脉给药更容易被接受。短期、大剂量激素冲击之后续口服递减治疗的优势还没有得到充分显示，有限的研究表明，延长口服激素的时间可能会增加不良反应的风险。

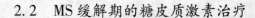

## 2.2　MS缓解期的糖皮质激素治疗

既往研究认为,缓解期长期小剂量糖皮质激素口服对降低MS的年复发率没有显著影响,反而会由蛋白质的分解过程引起脑萎缩,因此不建议长期小剂量激素口服维持治疗。间歇性大剂量激素脉冲治疗对复发-缓解型MS(RRMS)可能有一定的疗效,但尚存在争议。在一个开放性研究中,对9例复发-缓解型MS进行连续12个月的头颅MRI随访,从第6个月起,每个月给予甲基强的松龙500 mg连续静脉滴注3天,然后逐渐减量口服3天,观察的主要终点为治疗后与基线期Gd增强病灶的平均数、T2加权成像上病灶体积大小。结果显示,治疗后Gd增强病灶数目以及T2加权病灶体积均有显著下降,且安全耐受[12]。口服甲泼尼龙作为干扰素-β1a添加治疗研究(NORMIMS)显示,对使用干扰素治疗期间仍有复发的RRMS患者每4周添加甲泼尼龙200 mg口服5天或安慰剂治疗,经96周的治疗后发现,定期添加大剂量糖皮质激素组患者复发率显著低于安慰剂组,而严重不良反应并未增加,骨密度未发生明显改变[13]。干扰素-β1a联合治疗试验(ACT)显示,间歇性IVMP冲击组在多项研究终点指标上虽然略优于对照组,但差异无统计学意义[14]。甲泼尼龙联合干扰素-β1a治疗复发-缓解型多发性硬化实验(MECOMBIN)显示,对未接受任何治疗的RRMS患者直接在干扰素治疗的基础上每月添加甲泼尼龙500 mg口服3天或安慰剂治疗,结果显示联合甲泼尼龙脉冲治疗与单用干扰素-β1a在进展致残率上没有显著差异[15]。

## 2.3　进展型MS的糖皮质激素治疗

随着神经功能受损的不断累积,多数未经治疗的RRMS患者会发展至继发进展型MS(SPMS),而大约15%的患者表现为原发进展型MS(PPMS)[16]。进展型MS是否存在全身免疫活化以及中枢神经系统炎症反应一直是一个有争议的问题。尽管不少研究认为,非炎症性神经变性是进展型MS重要的病理基础,但另一些MS病理学研究表明,进展型MS患者在中枢神经系统存在持续的炎症性病变[17]。在一个小样本的研究中,对11例原发进展型多发性硬化(PPMS)患者间歇性给予大剂量甲泼尼龙(30 mg/kg)冲击治疗,结果显示,可以在一定程度上改善EDSS评分,延缓疾病进展[18]。另一个临床试验中纳入了30例SPMS患者,每4周给予甲泼尼龙500 mg连续口服3天,并应用流式细胞仪检测外周血单个核细胞,结果显示,甲泼尼龙冲击治疗对循环免疫细胞有一定的影响,但对于在SPMS中起重要作用的Th17以及滤泡性Th细胞(TFh),则没有显著改变[17]。基于有限的小样本非对照研究,对于间歇性激素冲击治疗的可能获益,目前尚无法区分到底是药物治疗效果抑或安慰剂效应,尚需更大样本的安慰剂对照双盲试验进一步验证。

## 2.4　ACTH在MS中的应用

ACTH治疗MS已经有60余年的历史,对于糖皮质激素不耐受的患者而言,ACTH可作为替代的选择[6]。最近的研究证据表明,ACTH除了刺激内源性糖皮质激的分泌,还通过活化中枢或外周黑皮质素受体(melanocortin receptor,MCR)发挥直接的抗炎和免疫调节作用[19]。ACTH 作为 MCR 激动剂，它可以与所有已知的 5 类 MCR 结合，其中 MCR-2 型受体与肾上腺皮质相关，MCR-3/4 型受体广泛存在于中枢神经系统。ACTH 治疗 MS 的作用包括抗炎、调节淋巴细胞和巨噬细胞功能、减少促炎性细胞因子、影响交感神经系统等过程。应该指出的是，MCR 对免疫系统的影响证据大部分来自于体外研究和其他动物模型。ACTH 治疗 MS 仍需进一步的研究阐明其中的机制以及临床意义。

## 3  糖皮质激素的不良反应

与治疗其他疾病的情况相似，糖皮质激素治疗 MS 也常常表现出一定的副作用。短期大剂量冲击治疗引起的不良反应包括焦虑、失眠、易激惹、亢奋等精神异常，以及异常金属味、水钠潴留、血压升高、头痛、体重增加、血糖升高和低钾血症代谢改变，在一些情况下可导致心律失常和心脏传导障碍。长期激素治疗引起的不良反应主要包括高血压、高血糖、骨质疏松、无菌性骨坏死、青光眼、白内障、肥胖、痤疮、增加感染机会、动脉硬化、皮质腺功能减退、月经不调、加重或诱发消化性溃疡等。对于存在抑郁障碍、高血压、糖尿病精神病史、心脏病史等合并症的 MS 患者，不良事件明显增加，须谨慎使用。

**参考文献**

[1] Krieger S, Sorrells S F, Nickerson M, et al. Mechanistic insights into corticosteroids in multiple sclerosis [J]. Clinical neurology and neurosurgery, 2014 (119): 6-16.

[2] Schweingruber N, Reichardt S D, Luhder F, et al. Mechanisms of glucocorticoids in the control of neuroinflammation [J]. Journal of neuroendocrinology, 2012, 24 (1): 174-182.

[3] Sloka J S, Stefanelli M. The mechanism of action of methylprednisolone in the treatment of multiple sclerosis [J]. Multiple sclerosis, 2005, 11 (4): 425-432.

[4] Liu M, Hu X, Wang Y, et al. Effect of high-dose methylprednisolone treatment on Th17 cells in patients with multiple sclerosis in relapse [J]. Acta neurologica Scandinavica, 2009, 120 (4): 235-241.

[5] Herold M J, Reichardt H M. Glucocorticoid-induced apoptosis in animal models of multiple sclerosis [J]. Critical reviews in immunology, 2013, 33 (3): 183-202.

[6] Berkovich R. Treatment of acute relapses in multiple sclerosis [J]. Neurotherapeutics, 2013, 10 (1): 97-105.

[7] Myhr K M, Mellgren S I. Corticosteroids in the treatment of multiple sclerosis [J]. Acta neurologica Scandinavica Supplementum, 2009 (189): 73-80.

[8] Barnes D, Hughes R A C, Morris R W, et al. Randomised trial of oral and intravenous methylprednisolone in acute relapses of multiple sclerosis [J]. The Lancet, 1997, 349 (9056): 902-906.

[9] Ramo-Tello C, Grau-Lopez L, Tintore M, et al. A randomized clinical trial of oral versus intravenous methylprednisolone for relapse of MS [J]. Multiple sclerosis, 2014, 20 (6): 717-725.

[10] Le Page E, Veillard D, Laplaud D A, et al. Oral versus intravenous high-dose methylprednisolone for treatment of relapses in patients with multiple sclerosis (COPOUSEP): a randomised, controlled, doub-

le-blind, non-inferiority trial [J]. The Lancet, 2015.

[11] L Grau-López AT-S, M Tintoré. Similar biological effect of high-dose oral versus intravenous methylprednisolone in MS relapses [J]. Multiple Sclerosis Journal, 2015, 21 (5): 646 – 650.

[12] Then Bergh F, Kumpfel T, Schumann E, et al. Monthly intravenous methylprednisolone in relapsing-remitting multiple sclerosis-reduction of enhancing lesions, T2 lesion volume and plasma prolactin concentrations [J]. BMC neurology, 2006 (6): 19.

[13] Sorensen P S, Mellgren S I, Svenningsson A, et al. NORdic trial of oral methylprednisolone as add-on therapy to Interferon beta-1a for treatment of relapsing-remitting Multiple Sclerosis (NORMIMS study): a randomised, placebo-controlled trial [J]. The Lancet Neurology, 2009, 8 (6): 519 – 529.

[14] Cohen J A, Imrey P B, Calabresi P A, et al. Results of the Avonex Combination Trial (ACT) in relapsing-remitting MS [J]. Neurology, 2009, 72 (6): 535 – 541.

[15] Ravnborg M, Sorensen P S, Andersson M, et al. Methylprednisolone in combination with interferon beta-1a for relapsing-remitting multiple sclerosis (MECOMBIN study): a multicentre, double-blind, randomised, placebo-controlled, parallel-group trial [J]. The Lancet Neurology, 2010, 9 (7): 672 – 680.

[16] Pirko I, Rodriguez M. Pulsed intravenous methylprednisolone therapy in progressive multiple sclerosis: need for a controlled trial [J]. Archives of neurology, 2004, 61 (7): 1148 – 1149.

[17] Ratzer R, Romme Christensen J, Romme Nielsen B, et al. Immunological effects of methylprednisolone pulse treatment in progressive multiple sclerosis [J]. Journal of neuroimmunology, 2014, 276 (1 – 2): 195 – 201.

[18] Araujo E A, Freitas M R. Benefit with methylprednisolone in continuous pulsetherapy in progressive primary form of multiple sclerosis: study of 11 cases in 11 years [J]. Arquivos de neuro-psiquiatria, 2008, 66 (2b): 350 – 353.

[19] Berkovich R, Agius M A. Mechanisms of action of ACTH in the management of relapsing forms of multiple sclerosis [J]. Therapeutic advances in neurological disorders, 2014, 7 (2): 83 – 96.

# 干细胞治疗在多发性硬化的新进展

舒崖清　胡学强

多发性硬化（Multiple sclerosis，MS）是一种慢性炎性自身免疫性脱髓鞘性中枢神经系统疾病，其病因及发病机制均未完全明确，治疗亦无特效药，目前的治疗方案存在各种缺陷，如副作用大或费用高等。随着干细胞生物学及干细胞生物技术的发展，干细胞治疗为多发性硬化患者带来了新的希望。

## 1　造血干细胞（HSC）

造血干细胞治疗 MS 的临床研究较早，文献也较多。目前，造血干细胞移植（hematopoietic stem cell transplantation，HSCT）已为进展型 MS 患者[1-5]和难治性复发－缓解型 MS 患者带来了希望[2,3,6,7]。Fassas 等[3]进行了一项针对 HSCT 治疗进展性 MS 长期疗效的观察，发现 35 例进展性 MS 经 HSCT 治疗后随访 2～15 年（中位随访时间为 11 年）后其无进展生存率明显较好，且颅内强化病灶数目更少，病灶面积更小。2015 年，一项临床试验表明，对于复发－缓解型 MS 患者经采用大剂量免疫抑制剂相关的自体造血干细胞治疗后，不需长期服药也可维持缓解状态，即使在强化病灶情况下。此 HSCT 治疗后病残程度得以缓解，而且治疗后未出现严重并发症[7]。2011 年发表了一项关于传统内科方法难以治疗的进展型 MS 患者采用自体 HSCT 的系统评价，结果如下[8]：纳入了 161 例患者（大多数是继发进展型 MS 患者）的 8 项病例系列研究发现，在中位随访时间（24～42 个月）时，无进展生存率介于 33%～95%。这些研究存在相当大的异质性；这种异质性似乎主要是由于在 HSCT 之前采用免疫清除预处理方案的强度不同引起的。在一项 Meta 分析中，接受中等强度预处理方案的 102 例患者（中位随访时间为 39 个月的 5 项研究）的无进展生存率估计为 79%（95% CI 70%～87%）。相比之下，接受高强度预处理方案的 61 例患者（中位随访时间为 24 个月的 3 项研究）的无进展生存率估计为 45%（95% CI 27%～65%）。在 15 项报告不良事件的研究中，自身 HSCT 在 6 个月内最常发生的并发症是发热、植入综合征、肠炎和短暂性神经功能恶化。在治疗后进行随访的 13 项病例系列研究中，7 例患者死于治疗相关原因（主要为感染），而 6 例患者死于非治疗相关原因（主要为疾病进展），总体死亡率约为 3%。然而，关于移植相关死亡率方面研究，在较早的研究中发现，经 HSCT 移植后 MS 患者死亡率高达 8%[9]，不过，自 2000 年以来似乎有所降低[1,8]，这可能得益于治疗过程中对宿主预处理的改进。鉴于自体 HSCT 治疗 MS 中存在诸多不足，尽管目前研究治疗效果尚可，但仍需更大型的对照试验来评估自体 HSCT 用于治疗 MS 的风险－获益比。

## 2  骨髓间充质干细胞（MSCs）

目前，关于骨髓间充质干细胞（mesenchymal stem cells，MSCs）在 MS 方面的研究很多来自于动物实验证据[10-13]，而治疗 MS 临床研究正处于探索之中[14-16]。在大鼠实验性变态反应性脑脊髓炎（EAE）模型上，通过注射 MSC 后，可以发现进入 EAE 中枢内的炎症细胞，包括 T 胞、B 细胞和巨噬细胞减少了，而且 MSC 可以诱导 T 淋巴细胞无效能化，因为研究发现，从 MSC 治疗后的 EAE 淋巴结提取 T 细胞在 MOG 肽刺激后不能增殖[10]，同系小鼠的骨髓间充质干细胞（BMSCs）移植到 EAE 小鼠后，BMSCs 组累积和最高临床评分均明显低于模型组，BMSCs 组炎性细胞侵润减少，髓鞘脱失和轴索损伤减轻，IFN-γ 和 TNF-α 的表达降低[17]。而人骨髓间充质干细胞治疗 EAE 后发现鼠内脑内少突胶质细胞数量增多，同时分泌 IL-4 的 Th2 细胞增多，然而分泌 IFN-γ 的Th1 细胞与分泌 IL-17 的 Th17 细胞减少[11]。此外，MSC 可直接调节效应 CD8$^+$ T 细胞，该细胞可分泌 IL-2[18]。尽管 MSC 的作用机制未完全阐明，但其可能存在的免疫抑制作用机制如下[19]：通过调节各种细胞因子生成如 INF-γ、TNF-α、IL-10、HGF、IL-6、PGE2、HO1 等直接或间接地抑制免疫细胞 Th17、B 细胞及巨噬细胞，促进 Treg 细胞激活，保护少突胶质细胞及星型胶质细胞、受损轴索（图 1）。

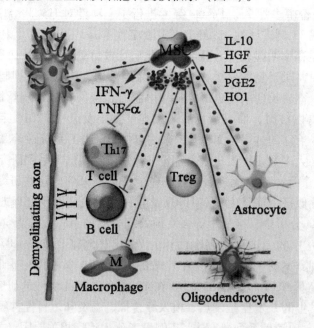

图 1  MSC 治疗 MS/EAE 可能机制[19]

在临床试验方面，最近的一项 Ⅱ 期临床试验表明，9 例复发－缓解型 MS 患者接受静脉注射骨髓间充质干细胞，随访 6 个月，发现接受干细胞治疗组头颅 MR 增强病灶较对照组数量更少，然而，干细胞治疗组外周血 Th1 减少较对照组无统计学意义[16]。在另一项设计评价自体间充质干细胞治疗继发进展型 MS 有效性与安全性的开放性 II 期临床试验中，10 例累及视觉通路的 MS 患者入组并接受 4 次自体骨质间充质干细胞治疗，随访 6 个月，发现视力、视觉诱发电位及视神经面积得以改善[15]。同时，以上研究均发现安全性好。

## 3　神经干细胞（NSCs）

由于神经干细胞（neural stem cells，NSCs）具有再生、营养、免疫调节及神经保护等潜在功能，因此其被认为可以在 MS 治疗中发挥较好的作用。有研究表明，在 EAE 动物模型中，神经干细胞通过促进外周 T 细胞活化和增殖以产生免疫抑制作用，继而改善病残程度及症状[20]。最近有学者采用糖基转移酶编程后的神经干细胞（GPS-NSC）治疗 EAE，发现 NSC 可明显缩短临床病程，显著地减轻炎症细胞浸润及保护少突胶质细及轴突的完整性[21]。但是，目前关于 NSC 的临床研究较少。

## 4　诱导多能干细胞（iPSCs）

2006 年，Takahashi 和 Yamanaka 等[22]在诱导多能干细胞（induced pluripotent stem cells，iPSCs）的研究上有重大突破，他们将鼠纤维母细胞进行重编程后得到诱导多能干细胞（iPSC），该细胞类似胚胎干细胞，具有分化成其他类型细胞的潜能。随后该团队继续利用该技术将人皮肤纤维细胞诱导成具有分化潜能的 iPSC[23]。2011 年，研究人员成功地将鼠 iPSC 分化成神经前体细胞（NPCs）与少突胶质细胞前体细胞（OPCs），而 OPCs 可以发育成少突胶质细胞[24]。因此，理论上，由 MS 体细胞诱导分化而来的 iPSC 细胞经体外诱导成 NPCs 或 OPCs，再输注至 MS 患者是可行的，而且该细胞没有免疫排斥反应。该设想在动物模型中得以验证。2013 年，Laterza 等[25]将 EAE 鼠来源的 iPSC 再次诱导分化成 NPCs（miPSC-NPCs），鞘内注射治疗 EAE 后发现小鼠症状及病理均得以明显改善。然而，其机制并非是预想的髓鞘再生作用，而是 miPSC-NPCs 所产生的神经保护作用。miPSC-NPCs 输注鼠体内后，通过分泌白血病抑制因子（leukaemia inhibitory factor，LIF）以促进内源性 NPCs 发育及强化少突胶质细胞髓鞘再生能力，从而达到神经保护作用。当然，关于 iPSCs 治疗 MS/EAE 的疗效仍需更多的实验证据。

综上所述，对于多发性硬化患者的治疗，尤其是对于那些传统治疗疗效欠佳的患者，选择干细胞治疗可能是一种新思路、新希望。当然，若要临床医师或患者更好地接受该方案，还需要做更多的工作，如设计更好、更合理的临床试验以论证干细胞的有效性及安全性等。

**参考文献**

[1] Mancardi G，Saccardi R. Autologous haematopoietic stem-cell transplantation in multiple sclerosis [J].

Lancet Neurology, 2008 (7): 626 – 636.

［2］ Mancardi G L, Sormani M P, Di Gioia M, et al. Autologous haematopoietic stem cell transplantation with an intermediate intensity conditioning regimen in multiple sclerosis: the Italian multi-centre experience ［J］. Multiple Sclerosis, 2012 (18): 835 – 842.

［3］ Fassas A, Kimiskidis V K, Sakellari I, et al. Long-term results of stem cell transplantation for MS: a single-center experience ［J］. Neurology, 2011 (76): 1066 – 1070.

［4］ Sullivan K M, Muraro P, Tyndall A. Hematopoietic cell transplantation for autoimmune disease: updates from Europe and the United States ［J］. Biol Blood Marrow Transplant, 2010 (16): 48 – 56.

［5］ Burman J, Iacobaeus E, Svenningsson A, et al. Autologous haematopoietic stem cell transplantation for aggressive multiple sclerosis: the Swedish experience ［J］. J Neurol Neurosurg Psychiatry, 2014 (85): 1116 – 1121.

［6］ Burt R K, Loh Y, Cohen B, et al. Autologous non-myeloablative haemopoietic stem cell transplantation in relapsing-remitting multiple sclerosis: a phase I/II study ［J］. Lancet Neurology, 2009 (8): 244 – 253.

［7］ Nash R A, Hutton G J, Racke M K, et al. High-dose immunosuppressive therapy and autologous hematopoietic cell transplantation for relapsing-remitting multiple sclerosis (HALT-MS): a 3-year interim report ［J］. JAMA Neurol, 2015 (72): 159 – 169.

［8］ Reston J T, Uhl S, Treadwell J R, et al. Autologous hematopoietic cell transplantation for multiple sclerosis: a systematic review ［J］. Multiple Sclerosis, 2011 (17): 204 – 213.

［9］ Nevessignsky M T, Ferster A. Haematopoietic stem cell transplantation for severe autoimmune diseases: new perspectives ［J］. Nephrol Dial Transplant, 2006 (21): 1154 – 1157.

［10］ Zappia E, Casazza S, Pedemonte E, et al. Mesenchymal stem cells ameliorate experimental autoimmune encephalomyelitis inducing T-cell anergy ［J］. Blood, 2005 (106): 1755 – 1761.

［11］ Bai L, Lennon D P, Eaton V, et al. Human bone marrow-derived mesenchymal stem cells induce Th2-polarized immune response and promote endogenous repair in animal models of multiple sclerosis ［J］. Glia, 2009 (57): 1192 – 1203.

［12］ Yousefi F, Ebtekar M, Soleimani M, et al. Comparison of *in vivo* immunomodulatory effects of intravenous and intraperitoneal administration of adipose-tissue mesenchymal stem cells in experimental autoimmune encephalomyelitis (EAE) ［J］. International Immunopharmacology, 2013 (17): 608 – 616.

［13］ Marin-Banasco C, Suardiaz G M, Hurtado G I, et al. Mesenchymal properties of SJL mice-stem cells and their efficacy as autologous therapy in a relapsing-remitting multiple sclerosis model ［J］. Stem Cell Res Ther, 2014 (5): 134.

［14］ Uccelli A, Laroni A, Freedman M S. Mesenchymal stem cells for the treatment of multiple sclerosis and other neurological diseases ［J］. Lancet Neurology, 2011 (10): 649 – 656.

［15］ Connick P, Kolappan M, Crawley C, et al. Autologous mesenchymal stem cells for the treatment of secondary progressive multiple sclerosis: an open-label phase 2a proof-of-concept study ［J］. Lancet Neurology, 2012 (11): 150 – 156.

［16］ Llufriu S, Sepulveda M, Blanco Y, et al. Randomized placebo-controlled phase II trial of autologous mesenchymal stem cells in multiple sclerosis ［J］. PLoS One, 2014 (9): e113936.

［17］ Gerdoni E, Gallo B, Casazza S, et al. Mesenchymal stem cells effectively modulate pathogenic immune response in experimental autoimmune encephalomyelitis ［J］. Ann Neurol, 2007 (61): 219 – 227.

［18］ Glenn J D, Smith M D, Calabresi P A, et al. Mesenchymal stem cells differentially modulate effector

CD8[+] T cell subsets and exacerbate experimental autoimmune encephalomyelitis [J]. Stem Cells, 2014 (32): 2744 – 2755.

[19] Xiao J, Yang R, Biswas S, et al. Mesenchymal stem cells and induced pluripotent stem cells as therapies for multiple sclerosis [J]. Int J Mol Sci, 2015 (16): 9283 – 9302.

[20] Einstein O, Fainstein N, Vaknin I, et al. Neural precursors attenuate autoimmune encephalomyelitis by peripheral immunosuppression [J]. Annals Of Neurology, 2007 (61): 209 – 218.

[21] Merzaban J S, Imitola J, Starossom S C, et al. Cell surface glycan engineering of neural stem cells augments neurotropism and improves recovery in a murine model of multiple sclerosis [J]. Glycobiology, 2015, 25 (12): 1392 – 1409.

[22] Takahashi K, Yamanaka S. Induction of pluripotent stem cells from mouse embryonic and adult fibroblast cultures by defined factors [J]. Cell, 2006 (126): 663 – 676.

[23] Takahashi K, Tanabe K, Ohnuki M, et al. Induction of pluripotent stem cells from adult human fibroblasts by defined factors [J]. Cell, 2007 (131): 861 – 872.

[24] Czepiel M, Balasubramaniyan V, Schaafsma W, et al. Differentiation of induced pluripotent stem cells into functional oligodendrocytes [J]. Glia, 2011 (59): 882 – 892.

[25] Laterza C, Merlini A, De Feo D, et al. iPSC-derived neural precursors exert a neuroprotective role in immune-mediated demyelination via the secretion of LIF [J]. Nat Commun, 2013 (4): 2597.

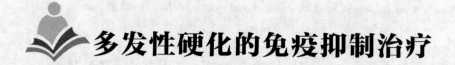

# 多发性硬化的免疫抑制治疗

常艳宇　胡学强

多发性硬化（Multiple Sclerosis，MS）是一种较常见的中枢神经系统炎性脱髓鞘疾病。目前，多发性硬化的具体发病机制尚不清楚，但是有大量研究证实，可与一种或几种髓鞘或神经元抗原反应的外周 T 淋巴细胞和 B 淋巴细胞进入中枢神经系统，引起的淋巴细胞介导的自身免疫反应在 MS 的发病中起重要作用[1]。免疫抑制治疗可减少临床复发率、减缓疾病进展及神经系统退行性病变，预防神经功能缺失，是目前 MS 治疗的主要策略之一，尤其适用于治疗效果欠佳、不能耐受疾病修饰疗法或病情进展迅速的患者。欧洲药品管理局（European Medicine Agency，EMA）和美国食品和药物管理局（Food and Drug Administration，FDA）批准的可用于 MS 免疫抑制治疗的药物包括米托蒽醌（mitoxantrone）、特立氟胺（terifluomide）、醋酸格拉默（glatiramer acetate）等，而硫唑嘌呤（azathioprine）、环磷酰胺（cyclophosphamide）等免疫抑制剂也在临床中被广泛应用。本文将对上述免疫抑制治疗的作用机制、疗效及安全性等问题进行探讨。

## 1　米托蒽醌

米托蒽醌在 2000 年被批准用于 MS 的治疗，它也是目前唯一一种被批准用于治疗 MS 的化疗药物。米托蒽醌被批准用于治疗 RRMS、PRMS、侵袭型 RRMS，以及对 IFN-β、醋酸格拉默等免疫修饰疗法反应欠佳的患者。

米托蒽醌是一种蒽环类化疗药物，它能插入 DNA，使单链或双链断裂，也可通过干扰拓扑异构酶 II 抑制 DNA 修复。除了对增殖细胞，尤其是 B 淋巴细胞、T 淋巴细胞和巨噬细胞的抑制作用外，它也被发现具有一定的免疫调节功能，包括减少 IFN-γ、TNF-α 和 IL-2 的分泌等；米托蒽醌也可诱导 B 淋巴细胞的凋亡和坏死[2]。通过以上途径，米托蒽醌可以起到在临床症状上和影像学表现上抑制炎症活动性的作用。

米托蒽醌的一般用法是 12 mg/m²（体表面积）静脉注射每 3 月 1 次，直到累积剂量达到 140 mg/m²。一项 III 期临床试验证实（European Mitoxandrone in Multiple Sclerosis Group），米托蒽醌较安慰剂相比能显著改善侵袭型 RRMS、SPMS 及 PRMS 患者 EDSS 评分、步行指数，减少复发率，延长复发时间，减缓神经功能缺损。而 12 mg/m² 每 3 个月 1 次，持续 24 个月的治疗方案在具有良好耐受性的基础上能够更好地延缓疾病的进展[3，4]。

使用米托蒽醌每月 12 mg/m$^2$ 诱导治疗 3～6 个月，配合醋酸格拉默、IFN-β、硫唑嘌呤或甲氨蝶呤作为维持治疗的改良治疗方案正在被研究，它被认为可以"重置"免疫系统，全面减轻机体的免疫反应。初步结果提示，它可能可以减少复发率和 MR 颅内病灶数目，但这种治疗方案是否优于单药治疗目前尚不明确[5]。

米托蒽醌的常见副作用包括恶心、呕吐、脱发等；粒细胞减少多出现于单次给药后 10～14 天，持续 4～7 天并在给药 18～27 天后恢复[2]。米托蒽醌具有心脏毒性，患者可能出现心电图改变、无症状性的左心室射血分数减少和充血性心力衰竭，甚至危及生命。因此，使用米托蒽醌，特别是积累剂量超过 100 mg/m$^2$ 后应长期监测心电图、左心室射血分数情况。由于抑制了拓扑异构酶Ⅱ的活性，患者也可出现治疗相关的急性髓细胞白血病，多于治疗后 2～4 年出现。米托蒽醌可以导致青年患者性腺功能紊乱，在女性中甚至可表现为闭经，但在男性中仅表现为治疗期间精细胞计数减少并可在停药后 3～4 个月内恢复[6]。

## 2　硫唑嘌呤

硫唑嘌呤是仅次于米托蒽醌的最常用于治疗 MS 的免疫抑制剂。硫唑嘌呤价格便宜，是不能承担 IFN-β 等较昂贵治疗的频繁复发 MS 患者的一种较为合适的维持治疗药物。

硫唑嘌呤是一种嘌呤类似物，可在体内转化为具有细胞毒性和免疫抑制作用的衍生物——6-巯基嘌呤。硫唑嘌呤可通过抑制嘌呤合成以抑制快速生长的细胞，包括 T 细胞和 B 细胞的活化、增殖与分化。它也可通过感染自体免疫性 T 细胞的 CD28 共刺激作用抑制 T 细胞依赖的抗体介导的免疫反应[7]。

硫唑嘌呤的标准剂量为 1～3 mg/（kg·d），治疗期间需检测血白细胞计数和肝功能情况，并根据结果在用药范围内调整剂量。目前对于硫唑嘌呤对 MS 的治疗效果尚存在争议[3]。目前认为，硫唑嘌呤可减少 RRMS 复发频率，从而预防疾病进展[8]，但尚缺少样本量大、随访时间长的前瞻性研究。

多数患者对硫唑嘌呤的耐受性较好。常见的副作用包括胃肠道反应、骨髓抑制和肝毒性。累积剂量较大时可能增加肿瘤的发病风险，尤其是与长期免疫抑制有关的肿瘤，如非霍奇金氏淋巴瘤、鳞状细胞癌和原位宫颈癌等。在使用硫唑嘌呤前，建议检测巯基嘌呤甲基转移酶（thiopurine methyltransferase，TPMT）基因多态性。TPMT 活性低的患者可能更易出现严重的硫唑嘌呤副作用，尤其是在使用较高剂量的时候[9, 10]。

## 3　环磷酰胺

环磷酰胺是一种与氮芥有关的烷化剂，它经过肝脏代谢后的产物（主要是 4-羟基环磷酰胺）可与 DNA 结合，从而干扰细胞复制。环磷酰胺广泛应用于肿瘤和免疫介导疾病的治疗，其中包括多发性硬化、免疫介导的周围神经病变等疾病。环磷酰胺对进展型 MS 及常规治疗无效的 MS 有效，特别是对于疾病进展的早期及儿童型 MS，效果更佳。

环磷酰胺的免疫抑制作用是多方面的。它可以通过抑制 IL-12 和 Th1 应答影响细胞介导的和体液介导的免疫反应；也可增强 Th2 和 Th3 活性，提高 IL-4、IL-10 和转化生长因子 β 及嗜酸性粒细胞的水平。环磷酰胺在继发进展型 MS 患者中可上调具有抗炎作用的 CCR4 阳性且可分泌 IL-4 的 T 细胞而使 CCR5 和 CXCR3 阳性的 T 细胞水平正常化，这种改变有利于 Th2 型反应，提示环磷酰胺在 MS 的治疗中可能有着特异性的免疫调节作用，而不只是简单的免疫抑制[7]。

早在 1966 年就有环磷酰胺用于治疗 MS 的报道。环磷酰胺可使大多数患者的临床症状和神经功能得到改善，复发率减少，且这种效果可以持续到给药 0.5～3 年后。环磷酰胺适用于对常规治疗反应不理想或进展型 MS，尤其是儿童患者[11]；环磷酰胺在改变进展型 MS 的病程上有一定作用，它可以作为诱导剂，在脉冲式应用大剂量环磷酰胺数年后，改用长期的免疫调节药物维持治疗来治疗进展型 MS。它也可应用于侵袭型 MS 的治疗中。

环磷酰胺的主要用法是采取间断脉冲式静脉注射给药，即以 800 mg/m²（体表面积）开始，逐渐增加用量至外周血白细胞减少至 2 000/mm³，最大剂量为 1 600 mg/m²（体表面积），第 1 年每 4 周进行 1 个疗程的环磷酰胺治疗，第 2 年每 6 周进行 1 个疗程的治疗，第 3 年每 8 周进行 1 个疗程的治疗；每次给药的同时可给予甲泼尼龙 1 g；也可予固定剂量 800～1 000 mg/m²（体表面积），每 4～8 周重复 1 次，持续 1～2 年。

环磷酰胺耐受性相对较好，常见的副作用包括恶心、呕吐、脱发、肝功能损害、闭经等；出血性膀胱炎、性腺毒性（男性和女性均可出现）、膀胱癌和恶性肿瘤风险升高也较常见。膀胱癌多出现于累积剂量 >100 g 且暴露时间较长的患者，因此，在长期使用环磷酰胺的患者中应监测尿细胞学，必要时定期行膀胱镜检查，在治疗前和治疗后给予水化也可减少膀胱癌出现的风险。

## 4　吗替麦考酚酯

吗替麦考酚酯是 Ⅱ 型次黄嘌呤核苷酸脱氢酶的抑制剂，它可中断 T 细胞、B 细胞及巨噬细胞活化过程中的嘌呤合成。吗替麦考酚酯常用于预防器官移植后排斥反应。吗替麦考酚酯的代谢产物麦考酚酸具有抑制促炎因子 IFN-γ、IL-6 及一氧化氮的作用，因此，具有一定的免疫抑制作用，被单药用于对常规治疗反应不佳的 MS 或与免疫调节药物联合治疗 MS。吗替麦考酚酯是上述免疫抑制剂中最晚被应用于 MS 治疗的。已有小样本量的研究初步证实，单用或与免疫调节剂联用吗替麦考酚酯可减少难治性 RRMS 的颅内活动性病灶数目[12]，但目前尚缺乏大的临床试验证实其效力。吗替麦考酚酯多采用 2 g/d 的剂量口服给药，其安全性和耐受性较好，主要不良反应包括腹泻、恶心、呕吐、带状疱疹感染、脱发、贫血、轻度贫血和白细胞减少、水肿、低热等，也有诱发淋巴瘤和其他恶性肿瘤的风险。

## 5 特立氟胺

特立氟胺是来氟米特的活性代谢产物，它通过非竞争性抑制线粒体酶二氢乳清酸脱氢酶，阻断嘧啶从头合成途径，抑制 DNA 合成，从而对 T 细胞、B 细胞和其他快速分裂细胞的增殖有抑制作用。特立氟胺已被发现在实验性自身免疫性脑炎（EAE）模型中可以减少模型的临床及病理表现，这可能与其抑制细胞因子 TNF-α 和 IL-2 的活性有关。

特立氟胺可以减少 MS 的复发次数，减少颅内病灶数目及疾病负荷，减缓神经功能缺失[13]。目前尚无统一的推荐治疗剂量。在既往的 II 期临床试验中，口服特立氟胺 14 mg/d 的剂量被认为具有较好的效果。

特立氟胺是一种较安全、耐受性较好的药物。常见的不良反应包括鼻咽炎、脱发、恶心、肢痛、腹泻和关节痛等。肝脏损害和全血细胞减少在接受特立氟胺治疗的类风湿性关节炎患者中曾被报道；在动物实验中发现特立氟胺具有致畸性，因此，在特立氟胺治疗期间建议患者及其配偶不要妊娠。

## 6 醋酸格拉默

醋酸格拉默是由 L－丙氨酸、L－谷氨酸、L－络氨酸经人工合成的多聚肽乙酰盐化合物，是一种髓鞘碱性蛋白的类似物。它可竞争性地与 MHC 分子结合，封闭 T 淋巴细胞对髓鞘碱性蛋白（MBP）的反应，抑制 MBP 特异性的 T 细胞克隆；它可促进 Th1 细胞转化为 Th2 细胞，减少 IL-2、IL-12、IFN-γ、TNF-α 等炎性因子的产生，促进 IL-4、IL-5、IL-6、IL-10 和转化生长因子－β 等保护性因子的生成。

醋酸格拉默的常规剂量为 20 mg/d，皮下注射。醋酸格拉默能有效减少 RRMS 患者的复发频率，减小 MRI 上颅内病灶数目和体积，已被 FDA 批准用于治疗 RRMS，但对进展型 MS 无显著效果[6]。

醋酸格拉默安全性高，严重的不良反应较少见。常见的不良反应包括：注射部位的刺激症状、胸痛、心悸、口腔溃疡、肝损害、恶心、呕吐、腹泻、关节痛、肌张力升高、感觉异常、月经周期改变等，随着治疗时间的延长，可能出现局部皮下脂肪萎缩，也有累及代谢系统及出现营养性疾病的报道。

**参考文献**

[1] Gajofatto A, Benedetti M D. Treatment strategies for multiple sclerosis: when to start, when to change, when to stop? [J]. World J Clin Cases, 2015, 3 (7): 545–555.

[2] Vosoughi R, Freedman M S. Therapy of MS [J]. Clin Neurol Neurosurg, 2010, 112 (5): 365–385.

[3] Goodin D S, Frohman E M, Garmany G P, Jr, et al. Disease modifying therapies in multiple sclerosis: report of the Therapeutics and Technology Assessment Subcommittee of the American Academy of Neurolo-

gy and the MS Council for Clinical Practice Guidelines [J]. Neurology, 2002, 58 (2): 169 – 178.

[4] Hartung H P, Gonsette R, Konig N, et al. Mitoxantrone in progressive multiple sclerosis: a placebo-controlled, double-blind, randomised, multicentre trial [J]. Lancet, 2002, 360 (9350): 2018 – 2025.

[5] Le Page E, Leray E, Taurin G, et al. Mitoxantrone as induction treatment in aggressive relapsing remitting multiple sclerosis: treatment response factors in a 5 year follow-up observational study of 100 consecutive patients [J]. J Neurol Neurosurg Psychiatry, 2008, 79 (1): 52 – 56.

[6] Clerico M, Rivoiro C, Contessa G, et al. The therapy of multiple sclerosis with immune-modulating or immunosuppressive drug. A critical evaluation based upon evidence based parameters and published systematic reviews [J]. Clin Neurol Neurosurg, 2008, 110 (9): 878 – 885.

[7] Okuda D T. Immunosuppressive treatments in multiple sclerosis [J]. Handb Clin Neurol, 2014, 122: 503 – 511.

[8] Etemadifar M, Janghorbani M, Shaygannejad V. Comparison of interferon beta products and azathioprine in the treatment of relapsing-remitting multiple sclerosis [J]. J Neurol, 2007, 254 (12): 1723 – 1728.

[9] Heckmann J M, Lambson E M, Little F, et al. Thiopurine methyltransferase (TPMT) heterozygosity and enzyme activity as predictive tests for the development of azathioprine-related adverse events [J]. J Neurol Sci, 2005, 231 (1 – 2): 71 – 80.

[10] Relling M V, Gardner E E, Sandborn W J, et al. Clinical pharmacogenetics implementation consortium guidelines for thiopurine methyltransferase genotype and thiopurine dosing [J]. Clin Pharmacol Ther, 2011, 89 (3): 387 – 391.

[11] Makhani N, Gorman M P, Branson H M, et al. Cyclophosphamide therapy in pediatric multiple sclerosis [J]. Neurology, 2009, 72 (24): 2076 – 2082.

[12] Frohman E M, Cutter G, Remington G, et al. A randomized, blinded, parallel-group, pilot trial of mycophenolate mofetil (CellCept) compared with interferon beta-1a (Avonex) in patients with relapsing-remitting multiple sclerosis [J]. Ther Adv Neurol Disord, 2010, 3 (1): 15 – 28.

[13] O'Connor P W, Li D, Freedman M S, et al. A phase II study of the safety and efficacy of teriflunomide in multiple sclerosis with relapses [J]. Neurology, 2006, 66 (6): 894 – 900.

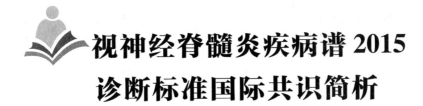

# 视神经脊髓炎疾病谱2015诊断标准国际共识简析

毛志锋　胡学强

随着磁共振成像技术的普及，脱髓鞘疾病特别是视神经脊髓炎疾病谱（NMOSD）的诊断越来越多，为正确认识和治疗本组疾病，最近，国际视神经脊髓炎（NMO）诊断小组（IPND）采用系统评价方法对原有的 Wingerchuk 诊断标准进行了修订与讨论[1]。现简要归纳如下，供国内同道进一步讨论并探讨，以共同提高对该组疾病诊断与治疗的认识。

新的诊断标准由来自9个国家的18名专家组成的工作组于2011年开始编写。新标准取消了 NMO 的单独定义，将 NMO 统统整合入 NMOSD 的大范畴中，并进一步将NMOSD 分为2组，AQP4 抗体阳性组和 AQP4 抗体阴性组，分别制定相应的诊断细则（表1）。采用上述做法的原因如下：①NMO 和 NMOSD 患者在生物学特性上，如临床表现、血液和脑脊液结果及影像特征并无明显差异。②虽然一部分患者最初发病时没有视神经炎或脊髓炎表现，仅出现 NMO 颅内典型部位病灶及相应的典型临床表现，但发生后续发作从而最终满足 NMO 诊断的可能性非常高。③目前的免疫治疗策略对于 NMO 和 NMOSD 是完全相同的。

**表1　成人 NMOSD 诊断标准**

**AQP4 抗体阳性 NMOSD 诊断标准：**

（1）至少1个核心临床症状。

（2）采用现有条件下最佳的检测法（推荐基于 AQP4 传染细胞检测法）显示 AQP4-IgG 阳性。

（3）排除其他鉴别诊断。

**AQP4 抗体阴性 NMOSD 或未检测 AQP4-IgG 的 NMOSD 诊断标准：**

（1）在一次或多次临床发作中，出现至少2项核心临床症状，且所出现的核心临床症状必须符合下述所有要求：

　　a. 至少1项核心临床症状必须是视神经炎、急性脊髓炎（MRI 上应为长节段横贯性脊髓炎 LETM），或脑干背侧极后区综合征。

　　b. 所出现的临床核心症状，应能提示病灶的空间多发性。

　　c. 满足附加的 MRI 要求（视实际情况）。

（2）AQP4 抗体阴性，或无条件检测 AQP4 抗体。

（3）除外其他可能的诊断。

续上表

---

**临床核心症状包括：**

（1）视神经炎。

（2）急性脊髓炎。

（3）极后区综合征：发作性呃逆、恶心或呕吐，无法用其他原因解释。

（4）急性脑干综合征。

（5）症状性发作性嗜睡，或急性间脑症状伴 MRI 上 NMOSD 典型的间脑病灶。

（6）大脑综合征伴 NMOSD 典型的大脑病灶。

**附加的 MRI 要求（针对 AQP4 抗体阴性或无法检测 AQP4 抗体的 NMOSD 患者）：**

（1）急性视神经炎。要求头颅 MRI 正常或仅有非特异性白质病灶，或视神经 MRI 有 T2 高信号病灶或 T1 增强病灶，视神经病灶的长度须大于或等于视神经总长的 1/2，或者视神经病灶累及视交叉。

（2）急性脊髓炎。相关的脊髓髓内病灶长度大于等于 3 个椎体节段（LETM），或对于既往有脊髓炎病史者，存在长度大于等于 3 个椎体节段的局灶性脊髓萎缩。

（3）极后区综合征。需要有相应的延髓背侧/极后区病灶。

（4）急性脑干综合征。需要有相关的室管膜周围的脑干病灶。

---

新的诊断标准与此前版本相比有如下特点：①高度依赖 AQP4 抗体的检测结果，并特别指出了推荐的 AQP4 抗体检测方法。强烈推荐基于 AQP4 转染细胞的检测方法，无论是固定于玻片上的细胞检测法或应用流式细胞技术的检测手段，但 ELISA 法不作为推荐。②对于 AQP4 抗体阳性的 NMOSD，诊断标准显然较前有所放松。例如，本标准允许 NMOSD 的诊断既无视神经炎，又无急性脊髓炎，只要 AQP4 抗体阳性并有其他颅内典型部位病灶即可满足诊断。其意义在于使得诊断时间点前移，以便更早开始干预治疗。③AQP4 抗体阳性的 NMOSD 诊断标准中，不再对脊髓病灶长度做出规定。因观察发现，NMO 可以出现短节段脊髓病灶。脊髓病灶的长短，很大程度上与 MRI 检查的时间点有关。④AQP4 抗体阴性的 NMOSD 可能具有更多诊断上的不确定性，所以临床和 MRI 条件也设定得更为严格。将 AQP4 抗体阴性的 NMOSD 单独列出，以便今后发现潜在的其他生物标记物时，可以将其加入现有诊断标准。基于目前 AQP4 抗体阴性的 NMOSD 中已发现的新的生物学标记（如 MOG 抗体阳性的亚群），推测 AQP4 抗体阴性的 NMOSD 中很可能存在异质性的疾病亚群。

综上，有关抗体阳性或抗体阴性的新分层反映了以下几点：并非所有患者在发病就诊时均为血清阳性，特别是在疾病早期；并非各地均可提供抗体检测，即使可提供抗体检测，检测也不一定可靠；目前为止未被识别的抗体可能参与了疾病的发生。

除了成人 NMOSD 诊断标准，还存在其他可能的亚群，需注意的要点归纳如下。

（1）儿童 NMOSD，其长节段横贯性脊髓炎（LETM）的 MRI 病灶表现可能不够典型，且 LETM 也可见于好发于儿童的 ADEM[2]。

（2）单次发作的 NMOSD，目前很难完全从单次发作后未复发的时间长度来定义此种亚群，因有报道首次发作至复发间隔时间可达 20 余年，但通常建议距离第一次发作后至少间隔 5 年未发作，才可以考虑是否为单发型 NMOSD。目前的随访研究支持单发型 NMOSD 类型确有存在，但尚未发现能在早期预测患者为单病程的预测因素。基于现有证据，通常将 AQP4 抗体阳性作为 NMOSD 复发的高危因素，因此，对于单次发作后检测 AQP4 抗体为阳性的患者，即使缓解期较长，也较推荐进行干预性治疗。

（3）系统性自身免疫病合并 NMOSD，SLE、SS 或 MG 通常容易更容易合并 AQP4 抗体阳性的 NMOSD，故这些其他的自身免疫病的诊断或其特异性抗体的存在，可作为辅助诊断同一患者 NMOSD 的作证[3]。

（4）NMOSD 病理，IPND 通常不建议作为常规检查，但一些不典型病例可采用。此外，AQP4 抗体阴性 NMOSD 的活检资料报告尚缺，希望将来更多的相关学者参与此部分研究。

（5）视神经脊髓型 MS，新的 NMOSD 诊断标准中不再出现这一名词。实际上，这是历史上亚洲学者对于局限于视神经和脊髓发作的"MS"的称呼。目前较公认的是，"视神经脊髓型 MS"就是 NMOSD。

此外，我们还注意到，由于新的诊断标准在 4 年前即开始筹划，于 2014 年上半年即已定稿，而有关老年人（迟发型）NMOSD 的研究，也包括笔者在中山大学附属第三医院开展的相关研究，均在最近一年才陆续发表，故新的指南中未提及该亚群的注意事项[4,5]。现补充如下：NMOSD 无论任何年龄，均可发病（在笔者的研究中，最大首发年龄 70 岁，个例报告最大 88 岁）。迟发型 AQP4 抗体阳性 NMOSD 患者颅内病灶更常混淆其他非特异性病灶，该人群符合既往在年轻病例研究中提出的"NMOSD 年龄越低，颅内病灶相对较明显"的理论，迟发型表现为较少伴有典型的 NMO 颅内病灶；因合并症多发，更需注意与其他疾病的鉴别诊断；通常表现为更严重的伤残程度。目前并未能筛选预测复发的不可控或可控的预测因素，且随着随访时间的延长，大多数病例最终都很可能出现复发，提示无论首发类型、病程及严重程度如何，预防复发治疗需尽早。

## 参考文献

［1］ Wingerchuk D M, Banwell B, Bennett J L, et al. International consensus diagnostic criteria for neuromyelitis optica spectrum disorders ［J］. Neurology, 2015（85）：177 – 189.

［2］ Banwell B, Tenembaum S, Lennon V A, et al. Neuromyelitis optica-IgG in childhood inflammatory demyelinating CNS disorders ［J］. Neurology, 2008（70）：344 – 352.

［3］ Wingerchuk D M, Weinshenker B G. The emerging relationship between neuromyelitis optica and systemic rheumatologic autoimmune disease ［J］. Mult Scler, 2012（18）：5 – 10.

［4］ Collongues N, Marignier R, Jacob A, et al. Characterization of neuromyelitis optica and neuromyelitis optica spectrum disorder patients with a late onset ［J］. Mult Scler, 2014（20）：1086 – 1094.

［5］ Mao Z, Yin J, Zhong X, et al. Late-onset neuromyelitis optica spectrum disorder in AQP4-seropositive patients in a Chinese population ［J］. BMC Neurol, 2015（15）：160.

# 视神经脊髓炎动物模型及研究进展

方 羚 邱 伟

视神经脊髓炎（neuromyelitis optica，NMO）是一种具有复发缓解倾向、主要累及视神经和脊髓的中枢神经系统（central nervous system，CNS）炎性脱髓鞘疾病。NMO 患者血清中存在一种特异性 IgG 抗体，即 NMO-IgG，可与星形胶质细胞（astrocyte，AS）上的水通道蛋白 4（aquaporin-4，AQP4）特异性结合，激发一系列异常免疫反应，导致疾病发生。NMO-IgG 的发现支持 NMO 是一种独立于多发性硬化（multiple sclerosis，MS）的疾病。

## 1　NMO 发病机制及病理

NMO 以散发为主，东亚、印度和非洲裔巴西人群等非高加索人群发病率高于 MS，汉族人群中 AQP4 基因突变可能与部分 NMO 发病相关[1, 2]，遗传与环境因素在其发病机制中具有重要意义。AQP4 参与脑脊液的重吸收、渗透压调节及各种脑水肿的病理过程，是血脑屏障（blood-brain barrier，BBB）功能的重要标志物。AQP4 和氨基酸转运体 2（Excitatory Amino Acid Transporter 2，EAAT2）在 AS 上以大分子复合物形式存在，NMO-IgG 与 AS 上的 AQP4 特异性结合后改变了 AQP4 的极性分布，在补体辅助下，激活补体依赖和抗体依赖的细胞毒途径，导致 AS 坏死，引起 BBB 破坏、炎性细胞浸润、炎性介质释放、少突胶质细胞损伤和髓鞘破坏[3]。在 NMO 的发病过程中，T 细胞辅助 B 细胞产生 NMO-IgG，参与破坏 BBB，还可能为致病抗体提供炎性环境，促使病变发生。最近研究表明，Th17 细胞亚群参与 NMO 发病[4]。

NMO 脊髓病变累及 3 个以上节段，组织肿胀、软化，广泛脱髓鞘，导致脊髓空洞、坏死，急性轴突损伤，病灶内免疫球蛋白沉积和嗜酸性粒细胞、中性粒细胞浸润，脊髓损伤重于大脑。视神经主要病理改变为脱髓鞘和炎性细胞浸润。在 MS 中，AQP4 表达增加或广泛分布于活跃病灶[5]，而在 NMO 的任何阶段 AQP4 均缺乏，部分患者 AS 标记物胶质纤维酸性蛋白丢失（glial fibrillary acidic protein，GFAP）。

## 2 NMO 动物模型

### 2.1 EAE 联合 NMO-IgG 被动转移模型

直接于大鼠腹腔内注射 NMO-IgG 不能建立 NMO 动物模型[7]，因为 NMO-IgG 无法通过完整的 BBB 进入 CNS。建立大鼠实验性变态反应性脑脊髓炎（experimental autoimmune encephalomyelitis，EAE）动物模型可以破坏 BBB，创造 CNS 炎症环境（髓鞘碱性蛋白特异性 T 细胞可以进入 CNS）[8]。EAE 大鼠出现临床症状（如尾部瘫痪）或发病高峰期，于腹腔内注射从 NMO-IgG 阳性患者血液纯化的多克隆 IgG［患者行治疗性血清置换，脱盐后使用 HiTrap G 蛋白柱（HiTrap Protein G columns）纯化 IgG，不同 pH 值缓冲液洗脱、透析后制成 20 mg/mL 冻干制剂[6,7]］。病理可见大鼠脊髓，尤其血管周围大量炎性细胞（巨噬细胞、中性粒细胞及嗜酸性粒细胞）浸润和免疫球蛋白、补体沉积，GFAP 和 AQP4 显著丢失；软脑膜及灰质 IgG 与 C5b-9 沉积，抗体结合于 AS 表面，形成与人 NMO 类似的"玫瑰花圈样"改变。补体激活、免疫球蛋白沉积、粒细胞浸润等与人类 NMO 病理相似[6,7]。

然而，该模型无法造成髓鞘损伤，可能是由于髓鞘损伤继发于 AS 细胞损伤，需要一定的时间；EAE 是用非生理性刺激物（髓鞘碱性蛋白加弗氏佐剂）诱导，不能用于 NMO 始动因素的研究；同时，该模型是 Th1 细胞启动，而如前述人 NMO 可能偏向于 Th17；另外，每只实验动物需要大量（每天 20 mg NMO-IgG，连续 4 天）患者来源的 NMO-IgG。

### 2.2 NMO-IgG 直接注射模型

反复、多次将人 NMO-IgG 与补体直接注射到 CD1 遗传背景的野生型小鼠大脑半球或脑室系统可以建立 NMO 动物模型[9]。注射后 12 小时小鼠 CNS 出现 AS 细胞损伤，AQP4 丢失，部分髓鞘裂解以及轴突损伤；7 天后，血管周围补体沉积，AS 丢失，广泛脱髓鞘以及神经元死亡。可见广泛炎性细胞浸润，主要是中性粒细胞和单核细胞[9]。在补体抑制蛋白 CD59 缺陷小鼠体内，脊髓产生长节段广泛病灶[10]；与补体抑制因子 C1 共同注射，则炎症反应显著减轻。因此，或可通过抑制补体途径改善病变。上述研究进一步证实，人 NMO-IgG 无法激活实验鼠体内的补体，实验鼠产生的补体抑制剂亦可能对人补体无效，这种种间的不兼容性或加剧组织损伤。

相比 EAE 联合 NMO-IgG 被动转移模型，该模型能反映髓鞘损害[9]，要求的 NMO-IgG 剂量小，是研究 NMO 治疗的理想模型之一。寻找早期抑制 NMO-IgG 与 AQP4 结合[11,12]，以及干预中性粒细胞炎性反应的药物等研究均应用了此模型[13]。该模型的不足在于需要补体共同注射，NMO-IgG 与补体只能在注射点周围有限扩散，难以累及视神经，啮齿动物的补体抑制剂对人补体无效，可能会掩盖自然发生的补体抑制作用对疾病的影响，此外，多点、大范围重复注射可能会改变 CNS 组织对炎性刺激的敏感性。

小鼠经典补体途径的低活性阻碍了 NMO 动物模型的进一步运用[14]，而大鼠补体系统像人类一样活跃。据此，Asavapanumas 等建立了不需要补体共同注射的大鼠 NMO-IgG 直接注射模型[15]（单纯的 NMO-IgG 抗体颅内注射），发现颅内出现"半暗带样"病灶，星形胶质细胞表面 AQP4 丢失而细胞存活。Julien 等发现，在 Lewis 大鼠直接颅内注射 NMO-IgG 前、后24 小时腹腔内注射 2 g/kg 人免疫球蛋白（hIgG），相比对照组，病变明显减轻。hIgG 通过抑制补体依赖的细胞毒作用（complement-dependent cytotoxicity，CDC）与抗体依赖细胞毒作用（antibody-dependent cellular cytotoxicity，ADCC）降低了 NMO-IgG 的致病性[16]。眼镜蛇毒处理的补体缺失大鼠[8]与 AQP4 基因敲除鼠[9]均不能诱导 NMO 样病灶，NMO-IgG 与 AQP4 结合及补体途径是导致 NMO 病变不可缺少的环节。

NMO-IgG、补体途径及细胞因子等共同作用导致了病变，为进一步研究 NMO-IgG 本身的致病性，Christian 等对 Lewis 大鼠进行反复的 NMO-IgG 蛛网膜下腔注射，观察到广泛长节段可逆性脊髓病变、IgG 沉积及轴突、髓鞘损伤，未见炎症细胞浸润、补体活动及 AS 与少突胶质细胞丢失，IgG 沉积部位门冬氨酸受体的 NR1 亚基下调可能与谷氨酸能持续过度兴奋相关[17]。

### 2.3　AQP4 特异性 T 细胞被动转移模型

为研究 AQP4 特异性 T 细胞在 NMO 发病中的作用，Pohl 等用 AQP4 多肽致敏 Lewis 大鼠，将获得的 AQP4 抗原特异性 T 细胞[18]被动转移到大鼠体内，CNS 中 AQP4 高表达部位（如下丘脑以及脊髓灰质后角）可观察到炎症反应，但 AQP4 表达不受影响，病变未累及 AS、少突胶质细胞及髓鞘，未引起临床症状[18]。将 AQP4 特异性 T 细胞与 NMO-IgG 一起被动转移，病变明显增多扩大，可见 CNS 血管周围中性粒细胞浸润、AQP4 丢失，但少突胶质细胞与髓鞘仍未受损[18]。该模型仅引起亚临床 EAE，病理损伤轻微。Pohl 等同时观察到其他高表达 AQP4 的器官（肾脏与骨骼肌）受损[18]。

### 2.4　细胞因子注射模型

AS 损伤启动炎症反应（细胞因子释放、中性粒细胞和巨噬细胞浸润），进一步破坏 BBB，继发少突胶质细胞损伤、脱髓鞘与神经元丢失。为明确细胞因子在 NMO 发病中的作用，将多种细胞因子注射到 Lewis 大鼠纹状体后立即腹腔内注射 NMO-IgG，1 天后，仅 IL-1β 在远离注射点引起血管周围中性粒细胞浸润、AQP4 丢失及 AS 破坏[19]。该研究表明，IL-1β 促进中性粒细胞向病灶趋化与 BBB 破坏，可能是急性期病灶形成的重要因子[19]。该模型提供了研究细胞因子在 NMO-IgG 发病中作用的方法，对神经外科操作技术要求较高。

### 2.5　NMO-视神经炎动物模型

视神经炎（optic neuritis，ON）是 NMO 的一个重要临床表现，目前缺乏相应的理想动物模型。Asavapanumas 等尝试 NMO-IgG 与补体共同注射诱导 NMO-ON，包括眼球后注射、玻璃体内注射、单次视神经交叉附近注射，以及 3 天连续视神经交叉附近注射，仅连续视神经交叉附近注射使小鼠视神经出现 NMO 特征性病理变化（AQP4 与

GFAP 活性细胞丢失、粒细胞与巨噬细胞浸润、补体沉积、脱髓鞘以及轴突损伤），在 CD59 缺陷小鼠体内病变更加广泛[20]。

Yoshiko 等对 SD 大鼠进行 NMO-IgG 视神经鞘内注射，可观察到 AS 变性、明显的炎性细胞浸润及视网膜神经节细胞丢失[21]。以上实验为研究 NMO-ON 的视神经退行性变与治疗提供了方法。

### 2.6　NMO-IgG 抗体阴性的 NMO 动物模型

临床上 10%～20% 的 NMO 患者血清 NMO-IgG 阴性，其中部分患者血清中检测到抗少突胶质细胞糖蛋白（myelin oligodendrocyte glycoprotein，MOG）IgG 抗体[22]。MOG-IgG 阳性的 NMO 患者发病机制不明确，其治疗思路是否与 NMO-IgG 阳性患者相同仍不得而知，因此需要一种动物模型进行相关研究。已知两个团队建立了过度表达 MOG 特异性 T 细胞与 MOG 特异性抗体的双转基因 C57BL/6 鼠[23]，能够自发形成类似 EAE 的脑脊髓炎，导致视神经和脊髓炎性脱髓鞘，称为自发性视神经脊髓脑脊髓炎（spontaneous opticospinal encephalomyelitis，OSE），脊髓炎症往往重于大脑，主要是 Th1 细胞浸润，尚未发现免疫复合物的沉积或粒细胞的浸润，而常规条件（非无菌）下，大鼠出现了含粒细胞，尤其是嗜酸性粒细胞的病变。

Samira 等将取自 NMO-IgG 阴性患者血清的 MOG-IgG 注射到 CD1 小鼠大脑半球，与小鼠轴突髓鞘 MOG 相结合，引起轴突可逆性损伤，未见炎性细胞浸润及神经元死亡，表明 MOG-IgG 可能参与了部分 NMO 患者的发病[24]。

### 2.7　在药物治疗研究的应用

NMO 动物模型在发现新的治疗靶点及药物治疗研究方面有独特价值。最新研究表明，在鞘内注射建立的模型上，全身及局部应用静脉丙种球蛋白可有效改善 NMO 症状，无明显副作用，预防性应用也有一定的效果，该实验研究为临床治疗用药提供了有力的佐证[25]。但由于不同种系动物对治疗的免疫反应性和敏感性不同，且与 NMO 长达数年的临床病程相比，动物模型实验期短，难以预测药物长期的疗效及毒性。

## 3　与 MS 动物模型的比较

通过髓鞘抗原或病毒诱导可建立模拟 MS 的经典 EAE 模型。同为 CNS 免疫相关疾病的模型，如前所述，NMO-IgG 腹腔内注射尝试失败后，研究者便直接在 EAE 基础上发展出 NMO-IgG 被动转移的 NMO 模型。但是，两种模型在病理改变上存在很大区别，支持 MS 和 NMO 存在不同的发病机制。EAE 病理改变以 CNS 内小血管周围出现单核细胞浸润及髓鞘脱失为主，而 NMO 模型存在巨噬细胞、中性粒细胞及嗜酸性粒细胞浸润及明显轴索损伤；EAE 中 AQP4 免疫组化可见 AQP4 表达增加且广泛分布于活跃病灶，而在 NMO 模型的任何阶段 AQP4 均缺乏；此外，EAE 中 GFAP 表达增多，而 NMO 模型中部分病灶 GFAP 丢失[5]。

# 4 展望

NMO 是一种慢性、具有复发缓解倾向的疾病，现有动物模型只能提供一种处于急性期的疾病过程，因此急需一种慢性病程模型。NMO 患者通常含有多种自身免疫抗体，部分共患其他自身免疫病，因此，各种抗体对疾病的影响及机制有待探索。此外，动物模型都依赖于相当数量的 NMO-IgG 阳性患者血清 NMO-IgG 的提取，甚至需人补体的共同注射，对材料要求较高。

借助上述 NMO 动物模型，研究人员初步肯定了 NMO-IgG、补体、AQP4 特异性 T 细胞、IL-1 及 MOG-IgG 抗体等在 NMO 中的致病机制。接下来，需要进一步研究 Th17 细胞，以及体液免疫与细胞免疫相互作用在 NMO 发病中的作用。尽管体内外实验肯定了 NMO-IgG 的致病作用，但目前没有动物实验研究 AQP4 抗原是如何诱导 NMO-IgG 产生的，从血清 NMO-IgG 阳性到出现典型 NMO 临床症状，即外周血 NMO-IgG 进入 CNS 致病的机制亦不明确。有实验表明，通过免疫 C57BL/6 小鼠可以产生 AQP4 抗体，但不能诱导小鼠发病[26]。因此，通过动物模型诱导出致病性 NMO-IgG 抗体，是未来的研究方向之一。

## 参考文献

[1] 邱伟，李蕊. 寻找视神经脊髓炎的易感基因 [J]. 中华神经科杂志，2013（46）：1-3.

[2] Wei Q, Yanyu C, Rui L, et al. Human aquaporin 4 gene polymorphisms in Chinese patients with neuromyelitis optica [J]. J Neuroimmunol, 2014（274）：192-196.

[3] Vincent T, Saikali P, Cayrol R, et al. Functional consequences of neuromyelitis optica-IgG astrocyte interactions on blood-brain barrier permeability and granulocyte recruitment [J]. J Immunol, 2008（181）：5730-5737.

[4] Varrin-Doyer M, Spencer C M, Schulze-Topphoff U, et al. Aquaporin 4 - specific T cells in neuromyelitis optica exhibit a Th17 bias and recognize Clostridium ABC transporter [J]. Ann Neurol, 2012（72）：53-64.

[5] Parratt J D, Prineas J W. Neuromyelitis optica: a demyelinating disease characterized by acute destruction and regeneration of perivascular astrocytes [J]. Mult Scler, 2010（16）：1156-1172.

[6] Kinoshita M, Nakatsuji Y, Kimura T, et al. Neuromyelitis optica: passive transfer to rats by human immunoglobulin [J]. Biochem Biophys Res Commun, 2009（386）：623-627.

[7] Bradl M, Misu T, Takahashi T, et al. Neuromyelitis optica: pathogenicity of patient immunoglobulin in vivo [J]. Ann Neurol, 2009（66）：630-643.

[8] Asavapanumas N, Verkman A S. Neuromyelitis optica pathology in rats following intraperitoneal injection of NMO-IgG and intracerebral needle injury [J]. Acta Neuropathol Commun, 2014（2）：48.

[9] Saadoun S, Waters P, Bell B A, et al. Intra-cerebral injection of neuromyelitis optica immunoglobulin G and human complement produces neuromyelitis optica lesions in mice [J]. Brain, 2010（133）：349-361.

[10] Zhang H, Verkman A S. Longitudinally extensive NMO spinal cord pathology produced by passive trans-

fer of NMO-IgG in mice lacking complement inhibitor CD59 [J]. J Autoimmun, 2014 (53): 67 – 77.

[11] Tradtrantip L, Zhang H, Saadoun S, et al. Anti-aquaporin-4 monoclonal antibody blocker therapy for neuromyelitis optica [J], Ann Neurol, 2012 (71): 314 – 322.

[12] Tradtrantip L, Zhang H, Anderson M O, et al. Small-molecule inhibitors of NMO-IgG binding to aquaporin-4 reduce astrocyte cytotoxicity in neuromyelitis optica [J]. FASEB J, 2012 (26): 2197 – 2208.

[13] Saadoun S, Waters P, Macdonald C, et al. T cell deficiency does not reduce lesions in mice produced by intracerebral injection of NMO-IgG and complement [J]. J Neuroimmunol, 2011 (235): 27 – 32.

[14] Ratelade J, Verkman A S. Inhibitor(s) of the classical complement pathway in mouse serum limit the utility of mice as experimental models of neuromyelitis optica [J]. Mol Immunol, 2014 (62): 104 – 113.

[15] Asavapanumas N, Ratelade J, Verkman A S. Unique neuromyelitis optica pathology produced in naive rats by intracerebral administration of NMO-IgG [J]. Acta Neuropathol, 2014 (127): 539 – 551.

[16] Ratelade J, Smith A J, Verkman A S. Human immunoglobulin G reduces the pathogenicity of aquaporin-4 autoantibodies in neuromyelitis optica [J]. Exp Neurol, 2014 (255): 145 – 153.

[17] Geis C, Ritter C, Ruschil C, et al. The intrinsic pathogenic role of autoantibodies to aquaporin 4 mediating spinal cord disease in a rat passive-transfer model [J]. Exp Neurol, 2014 (265C): 8 – 21.

[18] Pohl M, Fischer M T, Mader S, et al. Pathogenic T cell responses against aquaporin 4 [J]. Acta Neuropathol, 2011 (122): 21 – 34.

[19] Kitic M, Hochmeister S, Wimmer I, et al. Intrastriatal injection of interleukin-1 beta triggers the formation of neuromyelitis optica-like lesions in NMO-IgG seropositive rats [J]. Acta Neuropathol Commun, 2013 (1): 5.

[20] Asavapanumas N, Ratelade J, Papadopoulos M C, et al. Experimental mouse model of optic neuritis with inflammatory demyelination produced by passive transfer of neuromyelitis optica-immunoglobulin G [J]. J Neuroinflammation, 2014 (11): 16.

[21] Matsumoto Y, Kanamori A, Nakamura M, et al. Sera from patients with seropositive neuromyelitis optica spectral disorders caused the degeneration of rodent optic nerve [J]. Exp Eye Res, 2014 (119): 61 – 69.

[22] Rostasy K, Mader S, Hennes E M, et al. Persisting myelin oligodendrocyte glycoprotein antibodies in aquaporin-4 antibody negative pediatric neuromyelitis optica [J]. Mult Scler, 2013 (19): 1052 – 1059.

[23] Bettelli E, Baeten D, Jager A, et al. Myelin oligodendrocyte glycoprotein-specific T and B cells cooperate to induce a Devic-like disease in mice [J]. J Clin Invest, 2006 (116): 2393 – 2402.

[24] Saadoun S, Waters P, Owens G P, et al. Neuromyelitis optica MOG-IgG causes reversible lesions in mouse brain [J]. Acta Neuropathol Commun, 2014 (2): 35.

[25] Geis C. Effects of pooled human immunoglobulins in an animal model of neuromyelitis optica with chronic application of autoantibodies to aquaporin 4 [J]. Clin Exp Immunol, 2014, 178 (Suppl 1): 130 – 131.

[26] Kalluri S R, Rothhammer V, Staszewski O, et al. Functional characterization of aquaporin-4 specific T cells: towards a model for neuromyelitis optica [J]. PLoS One, 2011 (6): e16083.

# 视神经脊髓炎与妊娠研究进展

黄艳露　邱　伟

视神经脊髓炎（neuromyelitis optica，NMO）及其谱系疾病（NMOSD）是一种累及视神经、脊髓和大脑的中枢神经系统炎症性脱髓鞘性疾病，以视神经炎和长节段横贯性脊髓损害（>3 个脊椎节段）为特点，复发率及病残率高。NMO 常见于 20～40 岁的育龄期妇女，NMO 与妊娠关系极为重要。

## 1　NMO 发病机制

NMO 的发病机制尚不清楚。目前认为主要机制为抗体介导的异常免疫反应：水通道蛋白 4-IgG（Aquaporin-4，AQP4），即 NMO-IgG，与星形胶质细胞 AQP4 结合，诱发抗体依赖的细胞毒性反应，同时激活补体，诱发补体依赖的细胞毒性，最终导致星形胶质细胞溶解，继发性少突胶质细胞损害、脱髓鞘，甚至神经细胞死亡。

T 细胞介导的细胞免疫异常也参与 NMO 发病。NMO 患者 AQP4 特异性 T 细胞显著增加。星形胶质细胞破坏后释放 AQP4 碎片，后者被抗原呈递细胞吞噬，诱导分化 AQP4 特异性 T 细胞，进一步增强异常自身免疫反应。

另外，在体液及细胞免疫反应过程中，产生多种趋化因子，如嗜酸性粒细胞趋化因子、白细胞介素 –17（IL-17）等，导致嗜酸性粒细胞以及中性粒细胞等在病灶聚集，后者释放中性粒细胞弹性蛋白酶、干扰素 γ（IFN-γ）、IL-6 等，加重局部组织损伤。

## 2　妊娠对 NMO 的影响

### 2.1　对 NMO 发病机制的可能作用

性激素可能对 NMO 发病产生影响，妊娠可能加重 NMOSD。妊娠期间，母体的内分泌及免疫系统同时发生改变，雌激素和孕激素分泌增加，在妊娠中期和后期达到高峰，特别是孕激素，在维持妊娠的同时，可促使 Th0 淋巴细胞发育为 Th2 细胞，使体液免疫功能增强；而 Th1 细胞因子分泌被抑制，细胞免疫功能降低[1]。同时，胎儿的胎膜分泌 IL-10 等下调母体细胞免疫的细胞因子[2,3]。因此，包括 NMO 在内的以体液免疫为主要发病机制的疾病，如系统性红斑狼疮和重症肌无力，常在妊娠期间复发；而以细胞免疫为主要发病机制的疾病,如类风湿性关节炎和多发性硬化,在妊娠期间趋于缓解。

动物模型研究显示,妊娠期间中枢神经系统 AQP4 蛋白表达增多[4],同时,妊娠期间 Th2 细胞增强,导致 AQP4 抗体产生增加[5],因此妊娠可能加重 NMO。

### 2.2　对 NMO 发病率、复发率及疾病进程的影响

2012 年,Bourre 等[6]对 20 例 NMO 患者进行了回顾性分析,结果提示产后一期、二期复发率显著增加,EDSS 评分产后增加。2013 年,Fragoso 等[7]对 17 例在妊娠前、妊娠中或妊娠后 1 年内确诊的 NMO 患者进行回顾性研究,结果发现,产后一期复发率显著高于其他各期,EDSS 评分增加。Kim 等[8]进行的多中心研究提示,分娩前复发率无改变,而在产后一期、二期分别为其他各期的 5.3 倍和 3.7 倍,但 EDSS 评分在产后未见明显升高。2015 年,Shimizu 等[10]对 114 例 AQP4-IgG 阳性的女性患者进行分析,观察期间 47 例患者发生妊娠,其中 22 例(46.8%)出现妊娠相关发作,产后一期年复发率相比于产前显著增高,提示妊娠对疾病发作存在风险。该研究同时发现,产前无复发患者产后复发率显著低于产前有复发者,妊娠期间继续适当免疫治疗者产后年复发率显著低于未治疗或是治疗不充分者。

2015 年,Ryutaro 等[11]报道 1 例 28 岁 NMO 患者在妊娠期间疾病恢复的病例,表明妊娠对 NMO 可能没有影响。小样本研究也表明,妊娠对 NMO 疾病进展没有影响[12]。

因此,目前临床研究表明,妊娠期 NMO 的复发率及残疾程度无显著增加;但产后 3 个月是 NMO 复发高危期。

### 2.3　哺乳、分娩方式、麻醉对 NMO 的影响

多项研究[6,7,10]表明,哺乳、分娩方式、麻醉方式对 NMOSD 患者的年复发率无显著影响。

## 3　NMO 对妊娠结局的影响

Saadoun 等[14]研究发现,NMO 患者可能在妊娠中期因胎盘炎症和 AQP4 功能丧失导致自发性流产。Asgari 等[15]报道 1 例 NMO 患者,在疾病期间出现 2 次自发性流产,第 3 次妊娠时接受小剂量激素治疗,但在第 36 周时再次出现疾病复发,且 3 次妊娠中 AQP4-IgG 滴度均增高,提示妊娠期间 AQP4-IgG 滴度升高与自发性流产和 NMO 复发相关。2015 年,Igel 等[16]报道 1 例 NMO 患者在妊娠期间疾病复发并出现可逆性后部脑病综合征,引产出 1 名死胎,胎盘病理提示胎膜的急性炎症,并有大量的绒毛内血栓形成。

2015 年,Nour 等[17]分析 60 例 NMO 患者后发现,NMO 发作后妊娠流产率较发作前增加 42.9%,妊娠中 NMO 发作是导致流产的独立危险因素。

## 4　NMO 对胎儿及新生儿的影响

现有研究表明,NMO 对胎儿发育无不良影响[6,7,18]。抗体介导的自身免疫性疾病

中，抗体可能通过胎盘进入新生儿[19]。

多个个案报道 AQP4-IgG 阳性患者新生儿脐带血 AQP4-IgG 阳性，后逐渐转阴，且婴儿没有神经系统症状[15,20]。这提示 AQP4-IgG 可通过胎盘进入婴儿体内，而之所以不发病，可能是因新生儿具有完整血脑屏障所致。

## 5　妊娠期间 NMO 复发药物治疗

是否需要在分娩后药物预防复发，目前尚无明确定论。但已有证据表明部分药物可能可以使用。

### 5.1　糖皮质激素

糖皮质激素是 NMO 复发的主要治疗药物，采用 3 ～ 5 天的大剂量冲击治疗。然而，糖皮质激素可透过胎盘，而泼尼松龙 90% 能被胎盘中的脱氢酶灭活，故对胎儿影响小。因此泼尼松安全，而地塞米松和倍他米松不能被氧化，对胎儿有明显影响。到目前为止，尚无用激素引起早产、死产、流产的报道。但也有报道称糖皮质激素与新生儿畸形可能有关，并且具有抑制胎儿肾上腺功能的作用。

### 5.2　人免疫球蛋白

免疫球蛋白不仅可以通过中和血液中的抗体、补体、细胞因子等，降低其致病作用，而且可以通过与外来细菌、病毒相结合，将其破坏清除，发挥免疫增强作用。在激素不敏感的 NMO，可以静脉用免疫球蛋白补救治疗。在准备妊娠、已经妊娠和哺乳期的女性患者，如果病情波动，可以实施免疫球蛋白治疗。

### 5.3　免疫抑制剂

通常情况下，妊娠期间不使用免疫抑制剂，如环磷酰胺、甲氨蝶呤、麦考酚酸酯等对胎儿均有较大致畸风险，应避免使用。硫唑嘌呤相对安全，在必须应用免疫抑制剂的情况时可选用，主要不良反应是引起胎儿血细胞减少和畸形。有报道 NMO 患者在妊娠期间使用利妥昔单抗治疗，最后分娩健康婴儿[22,23]。应在权衡其对孕妇的益处大于胎儿危害后方可使用。

### 5.4　血浆净化治疗

血浆净化治疗包括血浆置换和免疫吸附，可以清除自身抗体。血浆置换可能影响激素水平，有可能引起早产。相对于血浆置换，免疫吸附是一种选择性较高的置换技术，可以有选择性地清除体内抗体，而且能保留血浆蛋白[24]。少数病例报道研究显示，免疫吸附对激素难治性 NMO 患者可能有效[25, 26]。

## 6　展望

综上所述，妊娠期间，NMO 复发率及残疾进展无改变，而产后 3 个月疾病复发率及残疾进展可能加重；哺乳、分娩方式、麻醉对 NMO 病程无影响。NMO 对妊娠结局及新生儿无影响，妊娠期间治疗 NMO 药物的选择需衡量利弊。目前，一些 NMO 与妊娠相关的机制及动物模型的研究结论与临床分析结果相悖，因此需要更多研究进一步论证。

## 参考文献

[1] Robinson D P, Klein S L, Pregnancy and pregnancy-associated hormones alter immune responses and disease pathogenesis [J]. Horm Behav, 2012, 62 (3): 263 – 271.

[2] Wegmann T G, et al. Bidirectional cytokine interactions in the maternal-fetal relationship: is successful pregnancy a Th2 phenomenon? [J]. Immunol Today, 1993, 14 (7): 353 – 356.

[3] Orsi N M, Tribe R M. Cytokine networks and the regulation of uterine function in pregnancy and parturition [J]. J Neuroendocrinol, 2008, 20 (4): 462 – 469.

[4] Quick A M, Cipolla M J, Pregnancy-induced up-regulation of aquaporin-4 protein in brain and its role in eclampsia [J]. FASEB J, 2005, 19 (2): 170 – 175.

[5] Orsi N M, Tribe R M. Cytokine networks and the regulation of uterine function in pregnancy and parturition [J]. J Neuroendocrinol, 2008, 20 (4): 462 – 469.

[6] Bourre B, et al. Neuromyelitis optica and pregnancy [J]. Neurology, 2012, 78 (12): 875 – 879.

[7] Fragoso Y D, et al. Neuromyelitis optica and pregnancy [J]. J Neurol, 2013, 260 (10): 2614 – 2619.

[8] Kim W, et al. Influence of pregnancy on neuromyelitis optica spectrum disorder [J]. Neurology, 2012, 78 (16): 1264 – 1267.

[9] Vukusic S, et al. Pregnancy and multiple sclerosis (the PRIMS study): clinical predictors of post-partum relapse [J]. Brain, 2004, 127 (Pt 6): 1353 – 1360.

[10] Shimizu Y, et al. Pregnancy-related relapse risk factors in women with anti-AQP4 antibody positivity and neuromyelitis optica spectrum disorder [J]. Mult Scler, 2015.

[11] Akiba R, et al. Spontaneous recovery of neuromyelitis optica spectrum disorder during pregnancy [J]. Neuro-Ophthalmology, 2015, 39 (1): 30 – 33.

[12] Kim W, et al. Influence of pregnancy on neuromyelitis optica spectrum disorder [J]. Neurology, 2012, 78 (16): 1264 – 1267.

[13] Gunaydin B, Akcali D, Alkan M. Epidural anaesthesia for Caesarean section in a patient with Devic's Syndrome [J]. Anaesthesia, 2001, 56 (6): 565 – 567.

[14] Saadoun S, et al. Neuromyelitis optica IgG causes placental inflammation and fetal death [J]. J Immunol, 2013, 191 (6): 2999 – 3005.

[15] Asgari N, et al. Pregnancy outcomes in a woman with neuromyelitis optica [J]. Neurology, 2014, 83 (17): 1576 – 1577.

[16] Igel C, et al. Neuromyelitis optica in pregnancy complicated by posterior reversible encephalopathy syndrome, eclampsia and fetal death [J]. Journal of Clinical Medicine Research, 2015, 7 (3): 193 – 195.

[17] Nour M, et al. Pregnancy outcome in aquaporin-4 positive neuromyelitis optica spectrum disorder (P5. 250) [J]. Neurology, 2015, 84 (14 Supplement): 5 – 250.

［18］ Lana-Peixoto M A, et al. Pregnancy may have a bad impact on devic's neuromyelitis optica ［M］ // Multiple sclerosis, Lonolon: sage publications ltd, 2009.

［19］ Vincent A D. Beeson and B. Lang, Molecular targets for autoimmune and genetic disorders of neuromuscular transmission ［J］. Eur J Biochem, 2000, 267 (23): 6717－6728.

［20］ Ringelstein M, et al. Neuromyelitis optica and pregnancy during therapeutic B cell depletion: infant exposure to anti-AQP4 antibody and prevention of rebound relapses with low-dose rituximab postpartum ［J］. Multiple Sclerosis Journal, 2013, 19 (11): 1544－1547.

［21］ Nishiyama S, et al. A case of NMO seropositive for aquaporin-4 antibody more than 10 years before onset ［J］. Neurology, 2009, 72 (22): 1960－1961.

［22］ Pellkofer H L, et al. Course of neuromyelitis optica during inadvertent pregnancy in a patient treated with rituximab ［J］. Mult Scler, 2009, 15 (8): 1006－1008.

［23］ Ringelstein M, et al. Neuromyelitis optica and pregnancy during therapeutic B cell depletion: infant exposure to anti-AQP4 antibody and prevention of rebound relapses with low-dose rituximab postpartum ［J］. Mult Scler, 2013, 19 (11): 1544－1547.

［24］ Koessler J, et al. The effect of immunoadsorption with the Immusorba TR-350 column on coagulation compared to plasma exchange ［J］. Vox Sang, 2015, 108 (1): 46－51.

［25］ Koziolek M J, et al. Immunoadsorption therapy in patients with multiple sclerosis with steroid-refractory optical neuritis ［J］. J Neuroinflammation, 2012 (9): 80.

［26］ Hoffmann F, et al. Tryptophan immunoadsorption for multiple sclerosis and neuromyelitis optica: therapy option for acute relapses during pregnancy and breastfeeding ［J］. Nervenarzt, 2015, 86 (2): 179－186.

# 视神经脊髓炎与血管源性水肿

王玉鸽　邱　伟

视神经脊髓炎（neuromyelitis optica，NMO）属于特发性中枢神经系统炎性脱髓鞘疾病，以视神经和脊髓受累为主。典型的 NMO 脊髓病变 MRI 超过 3 个脊椎节段，以及水通道蛋白 4（AQP4）特异性 IgG 抗体（NMO-IgG）阳性。NMO 疾病谱（neuromyelitis optica spectrum disorder，NMOSD）是指发病机制与 NMO 相似，血清中存在 NMO-IgG，但临床表现和 MRI 病灶不完全符合 NMO 的一组疾病，包括：①长节段横惯性脊髓炎（longitudinally extensive transverse myelitis，LETM）、复发性视神经炎（recurrent optic neuritis，RON）；②NMO 伴有器官特异性或非器官特异性自身免疫疾病；③伴有脑内病灶的不典型病例；④亚洲视神经炎型多发性硬化（opticospinal MS，OSMS）[1]。

1999 年，Wingerchuk 等[2]提出的 NMO 诊断标准中指出"发病时头颅 MRI 阴性。"然而，当 NMO-IgG 抗体成为诊断 NMO 的支持标准后[3]，越来越多的研究发现，NMO/NMOSD 患者颅内可出现病灶，多为非特异性或无症状性病灶，包括一些血管源性水肿病灶，现将视神经脊髓炎与血管源性水肿样病灶综述如下。

## 1　NMO 与血管源性水肿

NMO-IgG 抗体发现之后，NMO 患者的脑部病变并不罕见，可以出现在起病时也可以出现在发病过程中，出现或不出现相应的症状[4]。这些脑病变主要包括相对特征性病变，如双侧下丘脑病变及导水管周围的脑干病变，这与 AQP4 蛋白的分布一致；也会出现一些非特异性白质病变，如血管源性水肿病灶，临床表现为急性散播性脑脊髓炎（ADEM）样或脑后部可逆性脑病综合征（PRES）样表现。

尽管 NMO 患者的脑部病变通常是无症状的，但是有些研究也报道，NMO 患者也可出现 ADEM 的表现。Eichel 等在分析 10 例 NMOSD 患者时发现，在 5 例 NMO-IgG 阳性的患者中，2 例表现为急性播散性脑脊髓炎综合征，其临床特点和影像学表现与血管源性水肿一致[5]。有报道认为，在儿童 NMO 患者中，15%（3/20）的患者在发病时表现为脑病综合征，55%（11/20）在疾病的过程中出现器质性脑综合征的表现[6]。ADEM 和 NMO 是共病还是 ADEM 样症状是 NMO 的一种临床表现，这一直存在争议。

此外，一些 NMO 患者的脑部病变可能表现为可复性后部白质脑病[7]，以头痛、精神改变、抽搐发作、视力下降为临床表现，影像学表现为可逆性大脑后部（以顶枕叶为主）白质病变。Magana 报道了 70 例 NMO-IgG 阳性的患者中，5 例出现 PRES[8]。

## 2 年龄与血管源性水肿

据报道，儿童比成年人更容易出现脑部病变。儿童 NMO 往往是单相病程，有脑部病变的 NMO 往往不易与单病程的 ADEM 相鉴别。因此，如果儿童患者在第一次出现脱髓鞘疾病，并且 MRI 检查发现脑部病变时，需要检测 NMO-IgG 和 MOG 抗体。

## 3 血管源性水肿的发病机制

既往认为免疫因素在 NMO 发病中占据首要位置，随着研究的深入，尤其是 NMO-IgG 抗体的发现，越来越多的学者认为 NMO 为免疫炎症性及血管性疾病，相关机制涉及 NMO-IgG／AQP4、血脊髓与血脑屏障、血神经屏障、微血管循环及神经血管单元诸多网络体系。

NMO-IgG 是 AQP4 免疫反应的主要靶抗原，分布于微血管、Virchow-Robin 间隙、软脑膜。AQP4 在中枢神经系统内表达最密集，表达于星形胶质细胞，其分布与中枢神经系统受累部位密切相关，分布于视神经、脊髓、下丘脑、中央导水管、脑干等部位。

研究表明，水通道蛋白 4 在细胞毒性水肿和血管源性水肿发生中起关键作用，笔者认为，与其他疾病相比，CNS 水通道蛋白 4 功能异常的患者更容易出现血管源性水肿。

NMO/NMOSD 患者的颅内病灶复杂多样，有的表现为完全可逆的、对称的或弥漫的病灶，从而出现脑病的症状；而有的表现为双侧不对称的病灶，从而出现局灶性神经症状，如言语不清，肢体乏力等。这些表现可能提示 NMO 的双重发病机制：一方面是水通道蛋白的功能异常和 CNS 水流障碍，从而引起弥散漫的、对称的颅内血管源性水肿；另一方面为靶水通道蛋白 4 的炎症攻击引起 T2 信号异常，从而表现为局灶性的神经症状。

## 4 血管源性水肿的神经影像学表现

CT 检查不能发现早期病灶，CT 表现为两侧大脑半球散在或弥漫分布的密度减低区，边界不清，同时可见邻近病变区脑池、脑沟及脑室受压变窄，基本上能反映脑水肿的病理特点。经过积极治疗后，患者病灶多能在短时间内明显吸收。与其他脱髓鞘病变鉴别困难，需行 MRI 检查。

MRI 不仅能发现早期的脑水肿，更能准确定位，反映病灶的分布特征，及时做出正确的诊断及鉴别诊断。DWI 及 ADC 值不仅能动态地观察病变的发展过程及判断预后，还能从微观上进一步阐明其病理生理学机制。T1WI 略低信号，T2WI 及 FLAIR 上为高信号灶，DWI 为等信号或低信号，ADC 值升高，说明为血管源性水肿。

Kwon 等[9]报道的病例中有 4 例进行了 MRS 检查，研究显示，在神经系统症状出现时乳酸峰增高，N－乙酰天冬氨酸（NAA）、胆碱（Cho）、肌酸（Cr）峰正常，NAA/

Cr 正常；而在神经功能缺失症状消失后进行的 MRS 检查中显示为正常波谱。乳酸峰增高提示神经元能量代谢异常；NAA 正常提示没有神经元的功能损害，这与 RPLS 的较好预后相一致。

# 5　小结

新修订的 NMOSD 诊断标准包括有脑部病变的 NMO-IgG 抗体阳性的患者[10]。与多发性硬化典型的脑室周围白质病灶不同，NMO 患者的脑部病变多种多样。尽管临床上能区分多发性硬化和视神经脊髓炎的病灶，但是很难将 NMO 患者与 ADEM 或 PRES 患者的脑部病灶相区分，如果患者发病时或在疾病的过程中，出现 ADEM 样或 PRES 样表现，早期诊断 NMO 就比较困难。

**参考文献**

[1] Sellner J, Boggild M, Clanet M, et al. EFNS guidelines on diagnosis and management of neuromyelitis optica [J]. Eur J Neurol, 2010, 17 (8)：1019－1032.

[2] Wingerchuck D M, Hogancamp W F, O'Brien P C, et al. The clinical course of neuromyelitis optica (Devic's syndrome) [J]. Neurology, 1999, 53 (5)：1107－1114.

[3] Wingerchuck D M, Lennon V A, Pittock S J, et al. Revised diagnostic criteria for neuromyelitis optica [J]. Neurology, 2006, 66 (10)：1485－1489.

[4] Cheng C, Jiang Y, Chen X, et al. Clinical, radiographic characteristics and immunomodulating changes in neuromyelitis optica with extensive brain lesions [J]. BMC Neurol, 2013 (13)：72.

[5] Eichel R, Meiner Z, Abramsky O, et al. Acute disseminating encephalomyelitis in neuromyelitis optica：closing the floodgates [J]. Arch Neurol, 2008 (65)：267－271.

[6] Bartynski W S, Boardman J F. Distinct imaging patterns and lesion distribution in posterior reversible encephalopathy syndrome [J]. AJNR Am J Neuroradiol, 2007 (28)：1320－1327.

[7] McKinney A M, Short J, Truwit C L, et al. Posterior reversible encephalopathy syndrome：incidence of atypical regions of involvement and imaging findings [J]. AJR Am J Roentgenol, 2007 (189)：904－912.

[8] Magana S M, Matiello M, Pittock S J. Posterior reversible encephalopathy syndrome in neuromyelitis optica spectrum disorders [J]. Neurology, 2009 (72)：712－717.

[9] Kwon S, Koo J, Lee S. Clinical spectrum of reversible posterior leukoencephalopathy syndrome [J]. Pediatr Neurol, 2001 (24)：361－364.

[10] Wingerchuck D M, Banwell B, Bennett J L, et al. International consensus diagnostic criteria for neuromyelitis optica spectrum disorders [J]. Neurology, 2015, 85 (2)：177－189.

# 视神经脊髓炎生物制剂治疗新进展

李　静　邱　伟

视神经脊髓炎（neuromyelitis optica，NMO）是一种选择性累及视神经和脊髓，以体液免疫介导为主的中枢神经系统炎性脱髓鞘病。NMO具有临床反复发作及发作后残疾叠加的特点，因此减少复发是治疗的重点。视神经脊髓炎谱系疾病（neuromyelitis optica spectrum disorders，NMOSD）是指NMO及相关疾病，多数患者血清NMO-IgG阳性，但临床表现不同，NMO与NMOSD在疾病生物学特性和治疗方面无显著差异。既往有研究表明，小剂量激素联合硫唑嘌呤维持治疗NMO可减少复发[1]。然而，部分患者尽管使用了常规免疫抑制剂，病情仍不能控制。生物制剂是指相对于化学制剂而言的一类生物制品，选择性作用于细胞因子信号通路或细胞-细胞作用的分子。单克隆抗体是最常用的生物制剂之一。与常规免疫抑制剂相比，生物制剂具有治疗高度选择性、起效快、长期副作用少等优点。近年来有学者开始进行生物制剂-单克隆抗体治疗NMO的探索。本文就生物制剂治疗NMO的最新进展进行综述。

## 1　利妥昔单抗

利妥昔单抗（rituximab，RTX）是第一代通过基因重组技术生产的针对B细胞表面$CD_{20}$抗原分子的人-鼠嵌合型单克隆抗体，最早批准于治疗非霍奇金淋巴瘤。近年来，RTX在一些自身免疫性疾病，如类风湿性关节炎、系统性红斑狼疮、重症肌无力、多发性硬化中应用取得满意效果。2005年Cree等[2]首次进行了RTX治疗NMO的开放性研究，纳入了8例难治性NMO患者，平均随访1年，其中6例无复发，年复发率（annualized relapse rate，ARR）由2.6降为0（$P<0.01$），平均EDSS评分（expanded disability status scale score）由治疗前7.5降至5.5。其他的一些临床病例系列研究和回顾性分析，也证实RTX可以减少NMO患者ARR，部分患者可无复发，80%～100%的患者神经功能缺损得到改善[3,4]。虽然这些患者中在RTX治疗前已经接受过一种或多种其他免疫抑制剂治疗，但目前有越来越多的研究将RTX用在那些复发次数多而尚未进行免疫抑制治疗的患者，RTX已逐渐成为NMO/NMOSD一线治疗药物，尤其是对传统免疫抑制剂反应不佳的患者[5]。

目前有多个RTX治疗NMO的用药方案，通常有两种选择：按体表面积375 mg/$m^2$静脉滴注，每周1次，持续4周；或1 000 mg静脉滴注，共用2次（间隔2周），每年

1～2 个疗程。B 细胞清除剂的后续治疗存在争议：有研究认为，在 RTX 治疗后 B 细胞清除状态可维持 6 个月，因此推荐间隔 6 个月给药 1 次，但部分患者在下一次给药前就已出现 B 细胞再增殖。也有研究者提出应密切监测 B 细胞计数，当检测到外周血 $CD_{19}^+$ 或 $CD_{20}^-$ B 细胞比例 > 0.1% 或 $CD_{27}^+$ 记忆 B 细胞比例 > 0.05% 时再次给药[3]。然而，在 RTX 维持治疗中是否可以使用小剂量，甚至是在 RTX 初始治疗使用较小剂量可否控制疾病发展目前还有争议。2013 年，国内 Yang 等[6]使用小剂量 RTX（100 mg/次，每周 1 次，连续 3 次）治疗了 5 例中国 NMO 及 NMOSD 患者，随后再根据外周血 B 细胞计数情况额外增加相同剂量的 RTX 治疗，并随访 1 年，结果患者均没有出现复发而且神经功能稳定或有改善，因此认为治疗中国 NMO 及 NMOSD 患者，对于清除 B 细胞、维持低水平 B 细胞计数、阻止复发，使用较低剂量的 RTX 是足够的。但也有研究提出，低剂量 RTX 使 B 细胞再增殖概率增高，对于小剂量 RTX 治疗的患者更应密切进行实验室监测[7]。

然而，研究中也有 RTX 治疗失败的病例，近期有研究发现 FCGR3A 基因多态性与患者体内记忆 B 细胞清除不足及对 RTX 治疗反应差显著相关[8]，并因此提出 NMOSD 患者 RTX 治疗个体化的重要性。另外，有的复发还出现在 RTX 治疗开始后 1 周内，这可能与促炎性反应因子暂时提高有关系，例如肿瘤坏死因子、白介素 6（IL-6）和 B 细胞激活因子，并同时发现 RTX 给药后，AQP4-IgG 会出现短暂升高[9]。

奥法木单抗（ofatumumab）及奥瑞珠单抗（ocrelizumab）均为完全人源化抗 $CD_{20}$ 单克隆抗体，与利妥昔单抗相比，有更高的抗体依赖细胞的细胞毒性，然而目前尚无在 NMO 使用的报道。

## 2  托珠单抗

白介素 6（IL-6）是一种促炎细胞因子，由多种淋巴细胞（包括 B 和 T 细胞）产生。近期研究表明，NMOSD 患者血清和脑脊液 IL-6 水平升高，并与病情的活动性和 AQP4-IgG 滴度相关[10]，因此 IL-6 可以作为 NMO 治疗的靶点。

托珠单抗（tocilizumab，TCZ）为重组人源化抗人 IL-6 受体单克隆抗体，特异性地与可溶性及膜性 IL-6 受体结合阻断信号传导，从而抑制 IL-6 活性，目前在类风湿关节炎的治疗中广泛使用。2013 年，Bernd 等首次报道 1 例经大剂量激素、血浆交换、米托蒽醌、利妥昔单抗以及阿伦单抗治疗均无效的 NMO 患者，使用 TCZ 治疗后病情改善。而近期的两个开放性试验进一步验证了 TCZ 的疗效[11, 12]。Araki 等[11]治疗了 6 例女性患者和 1 例男性患者，他们平均 ARR 为 2.9±1.1，平均 EDSS 评分为 5.1±1.7，每月 1 次 8 mg/kg TCZ 治疗，维持 12 个月，ARR（0.4±0.8）及 EDSS 评分（4.1±1.6）均有显著改善，并且对 NMO 患者神经性疼痛以及疲劳症状改善有显著效果。神经性疼痛是 NMO 最常见的并发症之一，目前使用抗癫痫药物治疗后部分患者仍无改善，TCZ 可能是通过类风湿关节炎缓解关节痛的机制减轻神经性疼痛。

## 3 依库珠单抗

依库珠单抗（eculizumab）是一种抑制末端补体 C5 的重组人源型单克隆抗体，临床上用于治疗两种罕见的血液疾病：阵发性睡眠性血红蛋白尿及非典型溶血尿毒综合征。依库珠单抗通过抑制 C5 裂解，防止多种下游促炎性补体成分的产生。2013 年，Pittock 等[13]进行了一项开放性试验，纳入了 14 例 NMOSD 活动期患者，给予依库珠单抗 600 mg/周，持续 4 周，第 5 周调整为 900 mg，之后 900 mg/2 周，持续 48 周。结果显示，在依库珠单抗治疗期间，14 例患者中 12 例无复发，平均 ARR 由 3.0 降至 0（$P < 0.001$），平均 EDSS 评分由 4.3 降至 3.5（$P < 0.01$）。这个试验证实了补体介导的细胞损伤在 NMOSD 发病中的作用，同时这也成为治疗和预防复发的新靶点。

## 4 动物实验阶段新药

2012 年有一些新药临床实验的初步数据被公布，其中包括非致病性单克隆抗体 aquaporumab，此药可与致病性的 NMO-IgG 抗体竞争性结合水通道蛋白 4 从而达到疾病缓解的目的[14]。

## 5 其他单抗药物

那他珠单抗（natalizumab）作用靶点为整合素 a-4，对于 NMO 治疗无效，甚至会加重病情[15]。其治疗失败的原因，可能是因为那他珠单抗阻止 T 细胞和 B 细胞到中枢神经系统的迁移，并导致了外周淋巴细胞亚群的重新分配，外周 $CD_{138}^+$ 浆细胞水平升高，并由此导致了循环中 AQP4 抗体增加。

阿仑单抗（alemtuzumab）是抗 $CD_{52}$ 人源化单克隆抗体，可消耗淋巴细胞和单核细胞。Gelfand 等[16]报道了 1 例 61 岁女性 NMO 患者，在使用阿仑单抗最初的 19 个月内，没有出现临床复发，也没有在影像学检查上出现强化的病灶，但是却出现了越来越严重的顽固性恶心、呕吐，最终于使用阿仑单抗 20 个月后死亡。尸体解剖却发现急性、亚急性、慢性的脱髓鞘病灶，病灶有显著的巨噬细胞浸润，但缺少淋巴细胞。学者分析随着阿仑单抗的治疗，也许在体内出现了持续的免疫反应，组织受到了破坏，但在影像学上没有增强表现。学者推测临床复发的中止、影像学上病灶的不强化以及尸解时发现淋巴细胞缺乏，均提示阿仑单抗使适当的免疫反应受到了抑制。

生物制剂在风湿疾病、血液疾病等已经较为广泛使用，而在神经免疫系统疾病的应用不多。基于现有的临床观察研究发现，NMO 患者，尤其是对常规免疫抑制疗效不好的，对利妥昔单抗、托珠单抗、依库珠单抗等都有显著疗效，但仍有必要进行前瞻性、随机对照研究。NMO 与多发性硬化临床上有相似之处，容易混淆，对多发性硬化有效的药物可能会加重 NMO 病情，未来 NMO 需要个体化精准治疗[17]，包括单抗生物制剂在内。

## 参考文献

［1］ Qiu W, Kermode A G, Li R, et al. Azathioprine plus corticosteroid treatment in Chinese patients with neuromyelitis optica ［J］. Journal of clinical neuroscience : official journal of the Neurosurgical Society of Australasia, 2015, 22（7）: 1178 – 82.

［2］ Cree B A, Lamb S, Morgan K, et al. An open label study of the effects of rituximab in neuromyelitis optica ［J］. Neurology, 2005, 64（7）: 1270 – 2.

［3］ Kim S H, Kim W, Li X F, et al. Repeated treatment with rituximab based on the assessment of peripheral circulating memory B cells in patients with relapsing neuromyelitis optica over 2 years ［J］. Archives of neurology, 2011, 68（11）: 1412 – 20.

［4］ Mealy M A, Wingerchuk D M, Palace J, et al. Comparison of relapse and treatment failure rates among patients with neuromyelitis optica: multicenter study of treatment efficacy ［J］. JAMA neurology, 2014, 71（3）: 324 – 30.

［5］ Trebst C, Jarius S, Berthele A, et al. Update on the diagnosis and treatment of neuromyelitis optica: recommendations of the Neuromyelitis Optica Study Group（NEMOS）［J］. Journal of neurology, 2014, 261（1）: 1 – 16.

［6］ Yang C S, Yang L, Li T, et al. Responsiveness to reduced dosage of rituximab in Chinese patients with neuromyelitis optica ［J］. Neurology, 2013, 81（8）: 710 – 3.

［7］ Greenberg B M, Graves D, Remington G, et al. Rituximab dosing and monitoring strategies in neuromyelitis optica patients: creating strategies for therapeutic success ［J］. Multiple sclerosis（Houndmills, Basingstoke, England）, 2012, 18（7）: 1022 – 6.

［8］ Kim S H, Jeong I H, Hyun J W, et al. Treatment outcomes with rituximab in 100 patients with neuromyelitis optica: influence of FCGR3A polymorphisms on the therapeutic response to rituximab ［J］. JAMA neurology, 2015, 72（9）: 989 – 95.

［9］ Chihara N, Aranami T, Sato W, et al. Interleukin 6 signaling promotes anti-aquaporin 4 autoantibody production from plasmablasts in neuromyelitis optica ［J］. Proc Natl Acad Sci U S A, 2011, 108（9）: 3701 – 6.

［10］ Icoz S, Tuzun E, Kurtuncu M, et al. Enhanced IL-6 production in aquaporin-4 antibody positive neuromyelitis optica patients ［J］. The International journal of neuroscience, 2010, 120（1）: 71 – 5.

［11］ Araki M, Matsuoka T, Miyamoto K, et al. Efficacy of the anti-IL-6 receptor antibody tocilizumab in neuromyelitis optica: a pilot study ［J］. Neurology, 2014, 82（15）: 1302 – 6.

［12］ Ringelstein M, Ayzenberg I, Harmel J, et al. Long-term therapy with interleukin 6 receptor blockade in highly active neuromyelitis optica spectrum disorder ［J］. JAMA neurology, 2015, 72（7）: 756 – 63.

［13］ Pittock S J, Lennon V A, McKeon A, et al. Eculizumab in AQP4-IgG-positive relapsing neuromyelitis optica spectrum disorders: an open-label pilot study ［J］. Lancet Neurol, 2013, 12（6）: 554 – 62.

［14］ Tradtrantip L, Zhang H, Saadoun S, et al. Anti-aquaporin-4 monoclonal antibody blocker therapy for neuromyelitis optica ［J］. Annals of neurology, 2012, 71（3）: 314 – 22.

［15］ Kleiter I, Hellwig K, Berthele A, et al. Failure of natalizumab to prevent relapses in neuromyelitis optica ［J］. Archives of neurology, 2012, 69（2）: 239 – 45.

［16］ Gelfand J M, Cotter J, Klingman J, et al. Massive CNS monocytic infiltration at autopsy in an alemtu-zumab-treated patient with NMO ［J］. Neurol Neuroimmunol Neuroinflamm, 2014, 1 （3）: e34.

［17］ Fujihara K, Palace J. Neuroimmunology: towards more-accurate diagnosis in neuromyelitis optica ［J］. Nature reviews Neurology, 2014, 10 （12）: 679 - 81.

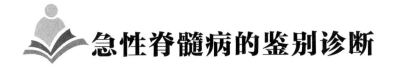

# 急性脊髓病的鉴别诊断

常艳宇　胡学强

急性脊髓病是临床上比较常见的疾病，它包含了炎症性脊髓病变血管性脊髓病变、压迫性脊髓病变、中毒/代谢性脊髓病变、肿瘤及放射性脊髓病变等一大类疾病，脊髓炎是其中重要的组成部分。脊髓炎是一类由不同原因引起的主要表现为急性或亚急性的脊髓功能受损，引起脊髓损伤平面以下瘫痪、感觉异常和自主神经功能受损（尿便异常、性功能障碍等）的临床综合征。按其病因可大致分为：感染相关的脊髓炎、肿瘤相关的脊髓炎、药物/中毒相关的脊髓炎、系统性自身免疫疾病（systemic autoimmune disorders，SAIDs）相关脊髓炎和中枢神经系统原发脱髓鞘疾病，如多发性硬化（multiple sclerosis，MS）、视神经脊髓炎（neuromyelitis optica，NMO）等。虽然国外曾有亚急性脊髓炎的报道，但脊髓炎大多为急性病程[1]，按其病变特点可以分为：急性完全性横贯性脊髓炎（acute complete transverse myelitis，ACTM）、急性非完全性横贯性脊髓炎（acute partial transverse myelitis，APTM）、长节段脊髓炎（longitudinally-extensive transverse myelitis，LETM）等。

孤立的脊髓炎可作为 MS 和 NMO 的首发症状，即所谓的临床孤立综合征（clinical isolated syndrome，CIS），但也可以出现在系统性红斑狼疮（systemic lupus erythematosus，SLE）和干燥综合征（Sjögren syndrome，SS）等 SAIDs 中。一些非炎症性脊髓病变，如血管性及代谢性脊髓病也有与脊髓炎类似的临床及影像学表现。另外，仍有约 1/3 的横贯性脊髓炎患者病因不详，被称为"特发性脊髓炎"，这一类脊髓炎的患者复发的风险小，也基本不出现脊髓症状以外的神经系统症状[2]。

针对不同类型的脊髓病，治疗方案并不相同。例如，对于 MS 相关脊髓炎，可应用免疫调剂治疗减少疾病的复发和进展；而 NMO 相关的脊髓炎则要使用免疫抑制剂；对于具有类似脊髓炎的症状的非炎症性脊髓病变的治疗方法更是与脊髓炎截然不同。错误的诊断不仅可以导致无效的治疗方案，甚至在某些情况下可能加重病情，所以，急性脊髓疾病的病因学诊断在临床工作中十分重要。

# 1 脊髓炎

## 1.1 中枢神经系统原发脱髓鞘疾病

### 1.1.1 NMO

NMO 是一种免疫介导的中枢神经系统炎性脱髓鞘疾病，其临床特点主要包括反复发作的视神经炎及急性长节段横贯性脊髓炎，是我国人群中最为常见的中枢炎性脱髓鞘疾病。脊髓 MRI 上显示出超过 3 个脊髓节段的可累及中央灰质的 T2 高信号病灶，伴有强化和脊髓肿胀高度提示 NMO 或 NMO 谱系疾病。需要注意的是，如果在非急性期采集的脊髓 MRI 图像上，脊髓病灶可能会表现为不连贯的几个小病灶甚至会完全吸收，典型的 LETM 图像需要在炎症急性期获得。

水通道蛋白 4 抗体，即 NMO-IgG，可作为 NMO 的重要诊断指标。血清 NMO-IgG 阳性在 NMO 的诊断中特异性为 85%～100%，敏感性为 47%～91%[3]。所以血清 NMO-IgG 阳性高度提示 NMO 或 NMO 谱系疾病。血清 NMO-IgG 阴性的 LETM 患者较为少见，并且出现视神经炎的概率明显低于 NMO-IgG 阳性的 LETM 患者，一些重要的临床特点，如发病年龄、性别比例、灰质受累也与 NMO-IgG 阳性的 LETM 患者不同，这种情况多见于 SAIDs 相关脊髓炎[4]。

NMO 常与自身免疫性疾病并存，包括 SS、SLE、自身免疫性甲状腺病、重症肌无力等，所以对于已诊断 SAID 的患者，如出现 LETM，仍需做 NMO-IgG 的检查，血清 NMO-IgG 阳性时应考虑合并有 NMO。此外，NMO 患者可能出现血清非器官特异性自身免疫性抗体阳性，以抗核抗体（anti-nuclear antibody，ANA）阳性、抗干燥综合征（sicca syndrome，SS）A 抗体阳性、抗 SSB 抗体阳性最为常见，但不满足一种 SAID 的诊断标准，此时不应考虑 NMO 合并 SAIDs，非器官特异性自身免疫性抗体阳性可能反映了患者体内存在较强烈的免疫反应[5]。

NMO 相关的脊髓炎往往病情严重且进展迅速，在短时间内可以导致患者严重感觉、运动功能受损及尿便障碍，累及延髓时可以导致呃逆、呕吐甚至呼吸衰竭，脊髓炎发作后容易遗留后遗症状，致残率高，且早期易复发。所以，对于 LETM 患者应完善血清 NMO-IgG 检查以早期明确诊断。

### 1.1.2 MS

MS 是一种累及中枢神经系统的自身免疫性脱髓鞘疾病，在中国人中的发病率较白种人低，为 1/10 万至 2/10 万[6]。MS 的首次发作，即 CIS，常表现为急性视神经炎、脑干脑炎或 APTM。10%～62% 的 APTM 患者在最终转化为 MS[7]，所以对于 APTM 患者，应警惕其转化为 MS。

MS 的脊髓受累症状以感觉异常最为常见。MS 中的脊髓炎多发于颈、胸髓，在影像学上表现为非对称性的病灶，病灶多位于脊髓后外侧及外侧部，一般长度 <2 个脊髓节段。

对于怀疑与 MS 相关的脊髓炎，最重要的诊断方法是头颅 MRI 检查。有研究显示，仅有10%～21%头颅MRI正常的脊髓炎患者最终会发展为MS[8,9]，而如果头颅MRI显示特征性的脑白质病变，这一比例将上升至约90%[10]。

脑脊液检查也对MS相关的脊髓炎的诊断有帮助，其中脑脊液寡克隆区带（oligoclonal bands，OCB）分析最为重要。有研究表明，在血清OCB阳性的APTM患者中，约有57%的患者最终进展为MS。少于10%的头颅MRI和脑脊液检查正常的APTM患者进展为MS[9]。

与NMO不同，MS的脊髓病灶通常较短，合并有LETM的MS极为少见。

### 1.1.3 急性播散性脑脊髓炎（acute disseminated encephalomyelitis，ADEM）

ADEM多在感染后疫苗注射之后出现，表现为中枢神经系统多发的脱髓鞘病变，并出现行为异常、意识改变等脑病表现及癫痫发作等症状。ADEM在临床上以儿童多见，发病率为0.4/10万至0.8/10万。约有24%的ADEM患者存在脊髓炎[11]，少数患者甚至以脊髓症状为唯一的症状，即ADEM的脊髓限制型，多由麻疹、流感、乙肝病毒感染引起。此外，ADEM也可能存在周围神经脱髓鞘病变。

典型的ADEM头颅影像学表现为多发的、对称性的幕上病灶或幕下病灶，其中至少有1个病灶直径大于1 cm；双侧基底节区和丘脑病灶最为常见；由于ADEM多为单相病程，所有的病灶强化程度类似[2]。ADEM的脊髓病变常表现为横贯性脊髓损伤或脊髓中央受累，可伴有不同程度的强化和脊髓肿胀，以胸髓受累最为常见，表现为受损平面以下的运动、感觉和自主神经功能障碍，几乎所有患者都存在膀胱功能受损。ADEM的脑脊液检查提示显著地细胞数增多和蛋白质含量升高，但IgG指数正常，OCB通常为阴性[11]。结合特征性的MRI表现及伴随的脑病或假性脑膜炎的表现可以诊断ADEM。

## 1.2 SAIDs

### 1.2.1 SS

SS是一种慢性的进展性系统性自身免疫性疾病，主要表现为涎腺和唾液腺的破坏，多见于中老年妇女。SS可以是单发的，也可能继发于其他自身免疫性疾病。约有20%的SS患者具有神经系统症状，其中约1%的患者伴有横贯性脊髓炎，而1%～5%的急性脊髓炎患者合并SS[12]。SS相关脊髓炎的发病机制目前尚不清楚。SS相关的脊髓炎多累及颈髓，并可以为LETM。

SS相关脊髓炎的患者脑脊液检查提示细胞数目增多，蛋白含量轻度升高，IgG指数轻度升高，细胞学检查可见反应性淋巴样细胞，浆细胞和非典型单核细胞。OCB阳性出现在约30%的患者中[13]。血清SSA及SSB抗体阳性出现在约21%的伴有神经系症状的原发SS患者中[14]，所以血清SSA及SSB抗体阴性不能排除SS诊断。

SS相关的脊髓炎复发率高、预后差，在临床和免疫学特点上与NMO相似；尽管SS的其他中枢神经系统症状多为糖皮质激素反应型，脊髓症状往往在使用激素后改善不明显[15]。所以，对于合并有SS的脊髓炎患者，即使未出现视神经炎症状，应早期考虑使用免疫抑制治疗。

### 1.2.2 SLE

SLE是一种慢性的系统性自身免疫疾病，神经及精神症状在SLE患者中极为常见。

其中，少于 5% 的患者可出现脊髓炎，SLE 相关脊髓炎可能是 SLE 最严重的并发症，脊髓炎常出现于疾病的早期，通常为急性病程，往往提示预后不良，患者常遗留有神经系统症状。狼疮性肾炎脊髓病变的产生可能与 SLE 导致的血栓形成及血管炎有关[16]。急性视神经炎和脑干脑炎症状常伴随脊髓炎出现。

SLE 相关脊髓炎发作前多具有短时间的前驱症状，如头痛、发热、恶心等，脊髓炎多累及胸髓，并可导致膀胱功能障碍[17]。Birnbaum J 等认为，SLE 相关脊髓炎有灰质及白质脊髓炎 2 种类型[18]。灰质脊髓炎表现出下运动神经元受损特点，伴有尿潴留，临床表现较重，后遗症状重，但常表现为单相病程。灰质脊髓炎可表现为 LETM，伴有脊髓肿胀，但脊髓病灶强化并不常见，一般不伴有 NMO 或血清 NMO-IgG 阴性。灰质脊髓炎的出现常提示 SLE 处于疾病活动状态；而白质脊髓炎表现出上运动神经元损伤特点，病情较轻，但有约 70% 的患者会出现复发，脊髓肿胀少见，LETM 少见，但常伴有脊髓病灶的增强，白质脊髓炎可伴有视神经炎症状及血清 NMO-IgG 阳性。

在特发性脊髓炎患者体内可能存在低滴度的 ANA，但血清存在高 ANA 滴度和抗双链 DNA 抗体以及低补体血症多见于 SLE 相关的脊髓炎[17]。SLE 相关脊髓炎患者的脑脊液可出现细胞数增多、蛋白含量增加及 IgG 合成率增加，特别是在 LETM 中[19]。

SLE 相关脊髓炎的 MRI 最常见表现为 LETM 表现合并脊髓肿胀[19]，严重者病甚至出现累及脊髓全长并延及延髓的病变[20]，但也有部分 SLE 相关的脊髓炎患者的脊髓 MRI 无明显异常。SLE 常见的头颅 MRI 异常主要表现为皮质下病灶占优势的多发病灶，这与 MS 多见侧脑室旁病灶和胼胝体病灶不同[21]。

对于 SLE 相关的脊髓炎，急性期使用免疫抑制治疗合并糖皮质激素治疗效果较好，对于症状较重的患者可采用血浆置换[22]，另外也可选择使用免疫球蛋白和利妥昔单抗治疗。

脊髓炎可见于抗磷脂综合征、白塞病、类风湿性关节炎等其他 SAIDs 中。SAIDs 相关的脊髓炎表现多样，LETM 并不罕见，除脊髓炎表现外之外，可出现多器官受损的征象，并伴有血清自身免疫性抗体阳性及低补体血症等。如脊髓炎伴随其他系统受损症状，应高度怀疑 SAIDs 相关的脊髓炎。

## 1.3　感染相关脊髓炎

感染相关横断性脊髓炎（parainfectious transverse myelitis，PITM）指先驱感染后出现的脊髓炎。PITM 与 ADEM 有许多共同点，例如，二者都在感染后出现，多为单病程，且对激素治疗敏感，尚不能确定 PITM 与 ADEM 是否是同一谱系疾病的不同表现。PITM 可能由微生物直接损伤导致，也可由病原体引发的免疫反应导致。

多种病毒感染均可导致 PITM。肝炎病毒可通过免疫介导的炎性反应导致脊髓炎[23]，其中丙型肝炎病毒最为常见。丙型肝炎病毒常可引起复发性、对激素敏感的脱髓鞘脊髓炎，甚至脊髓炎症状可出现于肝脏受损症状之前。此外也有甲型肝炎病毒、乙型肝炎病毒和戊型肝炎病毒感染相关的脊髓炎的报道。

支原体感染可引起脊髓炎，典型表现为先驱的肺部隐球菌 2～4 周后出现急性或亚急性的胸髓损伤症状，并在 3 天内达到高峰，并可伴有支原体脑炎和多发性神经根炎[24]。脑脊液检查可见单核细胞显著增多，蛋白含量升高而糖含量正常，血清抗支原体抗体阳性可支持支原体相关脊髓炎的诊断，脑脊液肺炎支原体DNA聚合酶链式反应结果阳性则可以诊断。

空肠弯曲菌感染已被证实与吉兰-巴雷综合征相关，这是由于其脂多糖分子结构与人类的神经节苷脂相似，也有空肠弯曲菌相关的脊髓炎和ADEM的报道[25]。对于近期出现腹泻、大便培养培养出空肠弯曲菌或血清抗空肠弯曲菌抗体阳性的脊髓炎患者应考虑空肠弯曲菌感染相关脊髓炎的可能。其他细菌如鲍曼不动杆菌、结核分枝杆菌及立克次体、螺旋体、真菌和寄生虫感染等均可导致感染相关脊髓炎。

感染后脊髓炎的表现可能与ADEM、MS和NMO的表现类似，此时需要长期随访以明确诊断[7]。

### 1.4 副肿瘤性脊髓炎

小细胞肺癌是最常见的可引起副肿瘤性脊髓炎（包括LETM）的疾病，患者体内的脑衰蛋白反应介导蛋白-5（collapsin response-mediator protein-5，CRMP-5-IgG）抗体可诱发脊髓炎和急性视神经炎[26]。患者临床表现可能与MS和NMO类似，表现为亚急性进展性的以于运动障碍为主的脊髓病症状，包括脑脊液蛋白含量升高，IgG指数升高和轻度细胞增多；脊髓MRI检查可见偶伴增强的T2高信号病灶，超过40%的患者可出现LETM。其他与副肿瘤性脊髓炎相关的抗体包括见于肺癌和乳腺癌的抗Ri抗体，见于乳腺癌的抗两性蛋白抗体，见于卵巢畸胎瘤的冬氨酸受体等。

### 1.5 药物及中毒引起的脊髓炎

TNF-α抑制剂、柳氮磺吡啶、化疗药物（如吉西他滨、阿糖胞苷和顺铂）及麻醉药物都有引起脊髓炎的报道[7]。海洛因导致的脊髓疾病多由于脊髓前动脉梗死导致，但也有海洛因相关脊髓炎的报道[27]。此外，也有苯中毒引起脊髓炎的报道[7]。

## 2 与脊髓炎症状类似的脊髓病

### 2.1 脊髓血管病

与脊髓炎相比，脊髓血管病常起病较快，起病早期可有急性疼痛或根痛等症状。脑脊液检查一般无白细胞数明显增加，增强扫描可见血管畸形或闭塞等征象。

#### 2.1.1 缺血性脊髓血管病

缺血性脊髓血管病包括脊髓短暂性缺血发作、脊髓梗死和脊髓血管栓塞。脊髓短暂性缺血发作起病突然，持续时间短暂，一般不超过24小时，主要表现为间歇性跛行和下肢远端发作性无力，可自行缓解。脊髓梗死以脊髓前动脉梗死最为常见，即脊髓前2/3综合征，以中或下段胸髓最为常见，为卒中样起病，症状在数分钟或数小时内达到高峰，表现为突然出现病变水平相应部位的根痛或迟缓性瘫痪、痛温觉丧失而深感觉保留，尿便障碍明显，CT及MRI可见脊髓局部异常信号及梗死灶，增强后可见血管狭窄或闭塞。因脊髓后动脉侧支循环良好，脊髓后动脉闭塞极少发生，即使发生也症状较轻，主要表现为深感觉的缺失。脊髓血管栓塞较少见，常起病急，表现与脊髓梗死类似。

### 2.1.2 出血性脊髓血管病

硬膜外和硬膜下出血均可突然出现剧烈的背痛和急性横贯性脊髓炎症状。蛛网膜下腔出血则可出现背痛、脑膜刺激征和截瘫等。

## 2.2 压迫性脊髓病

压迫性脊髓病是由椎骨或椎管内占位性病变引起的脊髓受压综合征。其病因包括肿瘤、炎症、脊柱畸变和先天畸形。急性压迫可导致脊髓休克，即病变平面以下迟缓性瘫痪、深浅感觉消失和尿潴留等；慢性脊髓压迫则表现为进行性发展的病程，早期患者出现神经根痛和脊髓刺激症状，随后可能出现部分脊髓受压症状，如脊髓半切综合征，最后出现脊髓完全性横贯损害。脑脊液检查可见脑脊液动力学改变，如压颈试验异常，椎管严重狭窄时可出现脑脊液蛋白含量明显升高，蛋白－细胞分离。镜像学检查及脊髓造影等可见脊髓受压。

## 2.3 代谢/中毒性脊髓病

### 2.3.1 维生素 $B_{12}$ 缺乏

维生素 $B_{12}$ 缺乏导致的脊髓炎可能伴有周围神经病变、脑病症状或行为异常。也可以为单发的脊髓病。脊髓后索受损最为常见，其次是锥体束受损（即亚急性联合变性）。患者主要隐匿起病、慢性进展，早期症状为步态不稳、双下肢乏力，双下肢深感觉受损较明显，可伴有肢体末端感觉异常，少数患者伴有 Lhermitte 征，严重者可出现双下肢不完全痉挛性瘫、肌张力升高、病理征阳性等。维生素 $B_{12}$ 缺乏时，周围血及骨髓涂片可显示巨细胞贫血，但有约 30% 的患者血液学检查正常。MRI 可见后索长 T2 信号（轴位显示"倒 V 征"或"倒兔耳征"），严重的病例 MRI 可能显示"锚"样病灶（后索、锥体束均受损）[28]。

### 2.3.2 维生素 E 缺乏

维生素 E 缺乏可导致以后索损伤症状为主，伴有周围神经病变的综合征，以颈髓受累最多见。临床表现及影像学表现与维生素 $B_{12}$ 缺乏类似。

### 2.3.3 铜缺乏

铜缺乏可同时导致脊髓病和视神经病，铜缺乏可由营养不良、锌中毒、胃切除术及使用铜螯合剂导致，其临床和影像学表现也与维生素 $B_{12}$ 缺乏类似[29]。

### 2.3.4 一氧化二氮（$N_2O$）中毒

$N_2O$ 可以不可逆地氧化维生素 $B_{12}$，从而降低其活性。在正常患者中这并不导致症状，但对于亚临床的维生素 $B_{12}$ 缺乏患者，$N_2O$ 消耗了维生素 $B_{12}$ 储备，从而导致神经系统症状[30]。

## 2.4 放射性脊髓病

早期放射性脊髓炎又称一过性放射性脊髓病，出现在放射线暴露后 10～16 周，主要表现为感觉障碍，一般可自行缓解。迟发型放射性脊髓病出现在暴露后数月至数年，表现为亚急性或隐匿性的非横贯性脊髓症状，如分离性感觉障碍、非对称性下肢无力及其引起的步态异常等。早期 MRI 检查可见脊髓肿胀，髓内长 T1、长 T2 信号，病灶有环状强化；后期则出现脊髓萎缩。放射性脊髓炎的出现与胶质细胞破坏和血管损伤有关[31]。

在脊髓疾病的诊断中，详细的病史采集和系统的体格检查是十分重要的，一些临床特点可以为诊断提供参考：①年龄较大的患者（大于 50 岁）脊髓梗死的可能性较大，女性患者出现脊髓炎的概率较大。脊髓炎起病多为急性病程，神经系统症状在数天或数周内达到最高值，而脊髓卒中时，症状一般在 4 小时内达到顶点。②对于既往有感染史或疫苗接种史的患者，应考虑 ADEM 或感染相关脊髓炎的可能。③伴有肿瘤或具有肿瘤相关危险因素的患者应考虑副肿瘤性脊髓炎可能。④育龄期妇女出现原发性脱髓鞘疾病和 SAIDs 可能性大。具有复发－缓解病程更高度提示脱髓鞘疾病：伴有急性视神经炎症状及核间性眼肌麻痹的患者提示 MS，而严重的急性视神经炎和脑干症状（如难治性呃逆、呕吐等）提示 NMO。合并其他脏器受损（如肝、肾功能异常）和非脊髓症状（如周围神经炎、肌炎等）的患者则应考虑 SAIDs。

脊髓疾病的诊断还有赖于通过 MRI 检查了解脊髓病灶的位置、长度等特点从而明确诊断。APTM 多出现于 MS 中，而 LETM 则是 NMO 的特征性病变，此外，它也可出现于其他疾病，如 SAIDs 中。头颅 MRI 提供了是否合并有颅内病灶、颅内病灶的特点等信息，如颅内出现特征性病灶，则对 MS 的诊断有帮助。脑脊液寡克隆带和血 NMO-IgG 等检查也为诊断提供了参考。

## 参考文献

[1] West T W. Transverse myelitis—a review of the presentation, diagnosis, and initial management [J]. Discov Med, 2013, 16（88）：167－177.

[2] Wingerchuk D M, Weinshenker B G. Acute disseminated encephalomyelitis, transverse myelitis, and neuromyelitis optica [J]. Continuum（Minneap Minn）, 2013, 19（4 Multiple Sclerosis）：944－967.

[3] Wingerchuk D M. Neuromyelitis optica spectrum disorders [J]. Continuum（Minneap Minn）, 2010, 16（5 Multiple Sclerosis）：105－121.

[4] Kitley J, Leite M I, Kuker W, et al. Longitudinally extensive transverse myelitis with and without aquaporin 4 antibodies [J]. JAMA Neurol, 2013, 70（11）：1375－1381.

[5] Pittock S J, Lennon V A, De Seze J, et al. Neuromyelitis optica and non organ-specific autoimmunity [J]. Arch Neurol, 2008, 65（1）：78－83.

[6] Cheng Q, Cheng X J, Jiang G X. Multiple sclerosis in China-history and future [J]. Mult Scler, 2009, 15（6）：655－660.

[7] Beh S C, Greenberg B M, Frohman T, et al. Transverse myelitis [J]. Neurol Clin, 2013, 31（1）：79－138.

[8] Scott T F, Kassab S L, Singh S. Acute partial transverse myelitis with normal cerebral magnetic resonance imaging: transition rate to clinically definite multiple sclerosis [J]. Mult Scler, 2005, 11（4）：

373 – 377.

[9] Bourre B, Zephir H, Ongagna J C, et al. Long-term follow-up of acute partial transverse myelitis [J]. Arch Neurol, 2012, 69 (3): 357 – 362.

[10] Fisniku L K, Brex P A, Altmann D R, et al. Disability and T2 MRI lesions: a 20-year follow-up of patients with relapse onset of multiple sclerosis [J]. Brain, 2008, 131 (Pt 3): 808 – 817.

[11] Tenembaum S, Chitnis T, Ness J, et al. Acute disseminated encephalomyelitis [J]. Neurology, 2007, 68 (16 Suppl 2): S23 – 36.

[12] Berkowitz A L, Samuels M A. The neurology of Sjogren's syndrome and the rheumatology of peripheral neuropathy and myelitis [J]. Pract Neurol, 2013.

[13] Govoni M, Padovan M, Rizzo N, et al. CNS involvement in primary Sjogren's syndrome: prevalence, clinical aspects, diagnostic assessment and therapeutic approach [J]. CNS Drugs, 2001, 15 (8): 597 – 607.

[14] Delalande S, De Seze J, Fauchais A L, et al. Neurologic manifestations in primary Sjogren syndrome: a study of 82 patients [J]. Medicine (Baltimore), 2004, 83 (5): 280 – 291.

[15] Kim S M, Waters P, Vincent A, et al. Sjogren's syndrome myelopathy: spinal cord involvement in Sjogren's syndrome might be a manifestation of neuromyelitis optica [J]. Mult Scler, 2009, 15 (9): 1062 – 1068.

[16] Eckstein C, Saidha S, Levy M. A differential diagnosis of central nervous system demyelination: beyond multiple sclerosis [J]. J Neurol, 2012, 259 (5): 801 – 816.

[17] Katsiari C G, Giavri I, Mitsikostas D D, et al. Acute transverse myelitis and antiphospholipid antibodies in lupus. No evidence for anticoagulation [J]. Eur J Neurol, 2011, 18 (4): 556 – 563.

[18] Birnbaum J, Petri M, Thompson R, et al. Distinct subtypes of myelitis in systemic lupus erythematosus [J]. Arthritis Rheum, 2009, 60 (11): 3378 – 3387.

[19] Schulz S W, Shenin M, Mehta A, et al. Initial presentation of acute transverse myelitis in systemic lupus erythematosus: demographics, diagnosis, management and comparison to idiopathic cases [J]. Rheumatol Int, 2012, 32 (9): 2623 – 2627.

[20] Katramados A M, Rabah R, Adams M D, et al. Longitudinal myelitis, aseptic meningitis, and conus medullaris infarction as presenting manifestations of pediatric systemic lupus erythematosus [J]. Lupus, 2008, 17 (4): 332 – 336.

[21] Theodoridou A, Settas L. Demyelination in rheumatic diseases [J]. Postgrad Med J, 2008, 84 (989): 127 – 132.

[22] Bertsias G K, Ioannidis J P, Aringer M, et al. EULAR recommendations for the management of systemic lupus erythematosus with neuropsychiatric manifestations: report of a task force of the EULAR standing committee for clinical affairs [J]. Ann Rheum Dis, 2010, 69 (12): 2074 – 2082.

[23] Stubgen J P. Immune-mediated myelitis associated with hepatitis virus infections [J]. J Neuroimmunol, 2011, 239 (1 – 2): 21 – 27.

[24] Tsiodras S, Kelesidis T, Kelesidis I, et al. Mycoplasma pneumoniae-associated myelitis: a comprehensive review [J]. Eur J Neurol, 2006, 13 (2): 112 – 124.

[25] Baar I, Jacobs B C, Govers N, et al. Campylobacter jejuni-induced acute transverse myelitis [J]. Spinal Cord, 2007, 45 (10): 690 – 694.

[26] Keegan B M, Pittock S J, Lennon V A. Autoimmune myelopathy associated with collapsin response-mediator protein-5 immunoglobulin G [J]. Ann Neurol, 2008, 63 (4): 531 – 534.

[27] Sahni V, Garg D, Garg S, et al. Unusual complications of heroin abuse: transverse myelitis, rhabdomyolysis, compartment syndrome, and ARF [J]. Clin Toxicol (Phila), 2008, 46 (2): 153 – 155.

[28] Paliwal V K, Malhotra H S, Chaurasia R N, et al. "Anchor" —shaped bright posterior column in a patient with vitamin $B_{12}$ deficiency myelopathy [J]. Postgraduate Medical Journal, 2009, 85 (1002): 186 – 186.

[29] Jaiser S R, Winston G P. Copper deficiency myelopathy [J]. Journal of Neurology, 2010, 257 (6): 869 – 881.

[30] Renard D, Dutray A, Remy A, et al. Subacute combined degeneration of the spinal cord caused by nitrous oxide anaesthesia [J]. Neurological Sciences, 2009, 30 (1): 75 – 76.

[31] Shimazaki H, Nakano I. Radiation myelopathy and plexopathy [J]. Brain Nerve, 2008, 60 (2): 115 – 121.

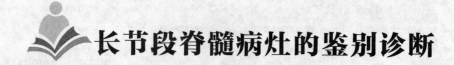

# 长节段脊髓病灶的鉴别诊断

李 蕊 胡学强

长节段脊髓病变（longitudinaly extensive spinal cord lesion，LESCL）是指矢状位 MRI 显示长度达到或者超过 3 个椎体节段的脊髓病变。虽然 LESCL 通常预示着视神经脊髓炎（neuromyelitis optica，NMO）及其谱系疾病（neuromyelitis optica spectrum disorders，NMOSD），但其他病因如脊髓血管病、肿瘤、代谢、创伤等亦可引起 LESCL。由于 LESCL 病因多样，临床预后、治疗措施不尽相同，因此，对于 LESCL 有必要进行全面细致的鉴别，尽可能早期诊断及治疗。

## 1 脱髓鞘性自身免疫性疾病

### 1.1 NMO 和 NMOSD

由于 LESCL 在 NMO 患者中很常见，目前已纳入 NMO 的诊断标准，临床上相当一部分 LESCL 最终诊断为 NMO。血清水通道蛋白 4 抗体（AQP4 抗体或称 NMO-IgG 抗体）是 NMO 的生物标志物，其灵敏度及特异度较高。NMO 患者脑脊液（cerebrospinal fluid，CSF）白细胞可低到中度升高。1/3 的患者寡克隆带可阳性。多数 NMO 患者头颅 MRI 表现正常或出现一些非特异性病灶（如非强化不接触脑室的深部白质病灶）。但一些 NMO 患者可以出现多发性硬化（multiple sclerosis，MS）的特征性病灶或表现为大脑半球、间脑、脑干非典型的大片融合病灶。NMO 的脊髓病灶多位于脊髓中央，偶有斑片状强化及空洞[1]。另有学者发现，一些复发性 LESCL、伴有典型 NMO 颅内病灶的 LESCL、伴有结缔组织病的 LESCL 患者血清 AQP4 抗体阳性，被认为是与 NMO 发病机制相似，称为 NMOSD[2]。

### 1.2 多发性硬化

MS 是一种中枢神经系统（central nervers system，CNS）自身免疫性脱髓鞘疾病。多为复发缓解病程。急性脊髓炎在 MS 患者中很常见，其脊髓病灶多位于脊髓后索及侧索，1～2 个椎体长度。在疾病急性期，MRI 显示病灶可呈斑片状、结节状或环状强化。LESCL 在 MS 虽有报道，但并不多见。诊断还需依靠其他辅助检查结果，如 CSF 寡克隆带阳性、头颅 MRI 提示时间和空间多发病灶，以及排除其他系统性炎性疾病如系统性红斑狼疮（systemic lupus erythematosus，SLE）、干燥综合征、结节病等。激素治疗有效，治疗后病灶可部分消散，多次复发后病灶负荷逐渐增多，可出现新旧病灶共存的现象[1]。

### 1.3　急性播散性脑脊髓炎（acute disseminated encephalomyelitis，ADEM）

ADEM 是一种儿童和青年发病为主的 CNS 脱髓鞘疾病。多为单相病程，少数亦可复发。急性起病，病前可有疫苗接种史。ADEM 可出现 LESCL。ADEM 的脑脊液白细胞轻到中度升高，寡克隆带阴性或一过性阳性，头颅 MRI 可表现为灰白质均有受累的大片融合病灶，且强化较为一致提示为同时期病灶[1]。对激素治疗反应好，病灶消散较MS 彻底。

## 2　多系统性自身免疫性疾病

如上所述，多系统性自身免疫性疾病如 SLE、结节病、干燥综合征或血管炎患者出现 LESCL，如伴有 NMO-IgG 抗体阳性，被认为是 NMOSD。而 NMO-IgG 抗体阴性的多系统自身免疫性疾病也可出现 LESCL，甚至是这些疾病的首发表现。因此，有必要行进一步血清抗核抗体检测，如可溶性核抗原抗体、抗双链 DNA 抗体和可溶性白细胞介素－2受体抗体、类风湿因子、抗中性粒细胞胞浆抗体、抗磷脂抗体，以明确诊断。

### 2.1　干燥综合征

干燥综合征出现腺体以外的 CNS 系统受累并不少见，然而对于首发 LESCL 患者没有出现系统性疾病症状前往往诊断困难。既往一些干燥综合征相关的 LESCL 病例待病情进展，出现脊髓炎复发或者出现口干、眼干症状后，血清检测到高滴度的 SSA/Ro、SSB/La 抗体，才最终确诊[1]。

### 2.2　系统性红斑狼疮

SLE 是一种多系统受累的自身免疫性疾病，可有蝶形红斑、光过敏、口腔溃疡、关节炎、心包炎、胸膜炎等表现。其神经系统受累可达24%～51%。其临床表现包括轻度认知功能障碍、情绪改变、局灶性神经功能缺损如癫痫和脑梗死等。1%～2%的 SLE患者可出现急性脊髓炎，而 LESCL 则更少见。有报道 SLE 相关 LESCL 的病灶平均长度为 4 个椎体节段，多与抗磷脂抗体阳性相关，提示预后不良。其他自身抗体如抗 Sm 抗体、抗 dsDNA 抗体阳性可协助诊断[1]。

### 2.3　结节病

结节病是一种病因不明的系统性肉芽肿性疾病，约90%的患者可出现肺部病变。5%～15%患者可出现 CNS 受累，多出现在病程早期。临床表现包括颅神经病、视乳头水肿、无菌性脑膜炎、脑积水、癫痫发作、精神症状、周围神经病和骨骼肌病变等。LESCL 作为结节病的首发症状少见。有报道发现结节病的脊髓病变多为脊膜及神经根增厚强化，少数脊髓病灶呈现实质性强化类似肿瘤。神经结节病患者 CSF 细胞、蛋白可轻到中度升高，糖及氯化物可正常或降低。CSF 血管紧张素转换酶水平升高有助于协助诊断神经结节病，但特异性不高。其他辅助检查包括血清可溶性 IL-2 受体检测、胸部 CT、FDG-PET 等。确诊需要病变组织活检发现非干酪样坏死性肉芽肿[1,3]。

### 2.4 白塞病

白塞病是一种慢性多系统炎症性疾病，表现为反复口腔溃疡、生殖器溃疡、葡萄膜炎和关节病。高达 50% 的患者可出现神经系统受累，以基底节和脑干受累最为多见，10% 的患者可出现脊髓受累，可出现 LESCL，多提示预后不良[1]。

## 3　感染相关 LESCL

感染相关脊髓病（如病毒、细菌或寄生虫等）可表现脊髓长病灶。对于此类疾病 CSF 检查十分重要。多数患者 CSF 白细胞中到重度升高，血脑屏障破坏明显。患者有时可出现感染的系统性症状以及外出旅行史，如前往一些特定病原微生物［人类亲 T 淋巴细胞病毒 1（HTLV-1）或寄生虫等］的易感热带地区。血清和 CSF 病原学检查有助于识别此类疾病。易引起脊髓炎的病原体有疱疹病毒（单纯疱疹病毒、水痘 - 带状疱疹、EB 病毒和巨细胞病毒）、HIV、HTLV-1、伯氏疏螺旋体、梅毒螺旋体、分枝杆菌和血吸虫[1]。

## 4　肿瘤相关性疾病

肿瘤相关性 LESCL 很少见。对于 LESCL 应用抗炎、免疫抑制剂治疗无效时需考虑肿瘤相关性 LESCL。脊髓组织活检是唯一可以确诊肿瘤相关 LESCL 的方法。

### 4.1 脊髓肿瘤

脊髓室管膜瘤及脊髓星形细胞瘤是成人最常见的髓内肿瘤。其他一些罕见的脊髓肿瘤包括淋巴瘤、血管母细胞瘤、皮样瘤、转移瘤等等。在 MRI T2 加权序列上，室管膜瘤往往表现为斑片状高信号，内有囊性肿瘤，囊壁强化，伴出血。室管膜瘤的边界比星形细胞瘤更清晰，且较后者的浸润性生长方式更明显。脊髓胶质瘤可增强或不增强，往往延伸数个椎体节段，呈偏心分布。胶质瘤相关囊肿常导致继发性脊髓中央管扩张，称为脊髓积水。脊髓淋巴瘤的特点为疾病早期 T2 序列均匀高信号，伴有增强；疾病后期大量瘤细胞浸润 T2 序列可出现信号减低[1]。

### 4.2 副肿瘤性脊髓病

LESCL 也可以是副肿瘤性疾病表现，一般进展较慢，多累及脊髓侧索和后索白质。一些副肿瘤相关抗体如脑衰蛋白反应调节蛋白 5 抗体（CRMP5，也称为 CV2）、amphiphysin 抗体、谷氨酸脱羧酶抗体等检测有助于鉴别。此外，对于疑似副肿瘤疾病，有必要进行细致全面的肿瘤筛查，如肺癌、胃癌、淋巴瘤等，以及全身 FDG-PET 扫描[1,4]。

# 5 脊髓血管病

## 5.1 脊髓梗死

急性脊髓梗死的表现类似脊髓炎，缺血区域可累及数个椎体节段而需与其他病因的 LESCL 鉴别。脊髓缺血起病急骤，往往伴随疼痛。脊髓前动脉综合征是最常见的脊髓血管病，表现为脊髓前动脉供血区域（脊髓前 2/3）功能缺损，而后索相对保留，患者往往出现分离性感觉障碍。脊髓 MRI 的轴位 T2 加权序列可以显示双侧脊髓前角高信号影，即"蛇眼征"或"猫头鹰眼征"。DWI 有助于识别急性缺血性梗死早期的水分子弥散限制信号。由于相应椎体和脊髓由相同血管供血，受累节段的椎体背侧也可出现 T2 高信号，提示脊髓梗死。这种椎体梗死的 T2 高信号病灶在短时反转恢复序列或 T2 压脂序列显示更为清晰。CSF 分析有助于排除炎症或感染，此外还需要寻找心脑血管病危险因如高血压、糖尿病、高胆固醇血症、主动脉夹层和心源性栓塞[1]。

椎间盘的纤维软骨栓塞是脊髓缺血另一个少见的原因。在一个大型单中心回顾性分析中，高达 5% 的脊髓梗死由纤维软骨栓塞引起。对于过度体力劳动或者 Valsalva 动作后出现的脊髓梗死，需考虑本病可能。确诊大多靠尸检病理，偶可通过影像学诊断[1]。

## 5.2 脊髓动静脉瘘

脊髓动静脉瘘也可引起脊髓长节段病灶。脊髓动静脉瘘可导致脊髓静脉淤血及髓内出血。脊髓周围静脉扩张迂曲是脊髓动静脉瘘的间接征象，表现为 MRI T2 序列呈"筛网状"的血管流空信号，伴有髓内静脉淤血。脊髓血管 DSA 有助于清楚地识别脊髓动静脉瘘[1,5]。

# 6 创伤性脊髓病

创伤性脊髓病变也可表现为 LESCL。创伤性脊髓病多由创伤后椎体骨折压迫脊髓所致。此类疾病多有明确的外伤史，诊断相对容易。脊髓 MRI 多表现为脊髓水肿出血，以及椎体异常信号。脊柱 X 线及 CT 检查可见脊柱骨折。但有无外伤史也并不总是诊断该病的决定性因素，有些创伤性脊髓病发病诱因较为隐匿，需要细致的病史询问及详细的排除性检查。曾有报道 1 例患者无明显外伤史，癫痫后短时间出现急性脊髓损伤，CSF 蛋白轻度升高，完善相关检查后排除了血管性、感染性疾病，脊髓 MRI 发现脊髓长阶段病灶，背部肌肉血肿，最终诊断为脊髓挫伤，并推测与癫痫发作有关[1]。

## 7　代谢性脊髓病

### 7.1　脊髓亚急性联合变性（subacute combineddegeneration of spinal cord，SCD）

维生素 $B_{12}$ 缺乏症患者可出现主要累及脊髓后索的长节段病灶，即 SCD。SCD 多在中年后（40～60 岁）起病，呈亚急性或慢性病程，进行性发展。部分患者有慢性萎缩性胃炎等影响维生素 $B_{12}$ 吸收的病史。多数患者在出现神经系统症状前可有贫血表现如疲劳、无力、心慌、头昏等。典型的神经系统症状为深感觉障碍及感觉性共济失调。运动障碍出现较晚，表现为双下肢无力、腱反射亢进、病理征阳性等锥体束征。多数 SCD 患者胃液分析提示胃酸缺乏，血清抗内因子抗体阳性。CSF 检查多正常，少数病例蛋白轻度升高。部分患者外周血及骨髓涂片提示大细胞性贫血。Schilling 试验提示维生素 $B_{12}$ 吸收缺陷。脊髓 MRI 表现为脊髓后索或侧索肿胀变性，T1 低信号 T2 高信号长条状病灶，T2 轴位可见累及双侧后索的"倒 V"征。病灶可有条状强化[1]。

### 7.2　铜缺乏性脊髓病

铜缺乏性脊髓病是另一种罕见的需与 LESCL 鉴别的代谢性脊髓病。临床及影像学表现类似亚急性联合变性。患者可有影响铜吸收的病史如消化道手术等。铜缺乏也能引起视神经病变，因此也需与 NMO 相鉴别[1]。

## 8　特发性脊髓炎

目前，临床上仍有相当一部分 LESCL 病因未明，被定义为特发性脊髓病，其中大部分为特发性脊髓炎。诊断这一类疾病需要长期随访，因为部分最初诊断为特发性脊髓炎的患者最终可能转化为多发性硬化等其他疾病。特发性脊髓炎的病因及发病机制尚未完全明确，目前倾向于认为与病毒感染介导或其他病因未明的自身免疫反应有关。任何年龄均可发病。病前可有发热、全身不适、上呼吸道/消化道感染、疫苗接种、劳累等诱因。急性起病，多数病例数日出现截瘫。CSF 检查多正常或白细胞、蛋白轻度升高，糖、氯化物正常。脊髓 MRI 可见脊髓轻度肿胀，T1 低信号、T2 高信号病灶，常多发，形态大小不一，可散在、融合或弥漫性分布。病灶边界欠清，病灶内可见斑片状强化[6-7]。

### 参考文献

[1] Trebst C, Raab P, Voss EV, et al. Longitudinal extensive transverse myelitis – it's not all neuromyelitis optica [J]. Nat Rev Neurol, 2011, 7 (12)：688 – 698.

[2] Wingerchuk D M, Lennon V A, Pottock S J, et al. The spectrum of neuromyelitis optica [J]. Lancet

Neurol，2007，6：805－815.

［3］Terushkin V，Stern BJ，Judson MA，et al. Neurosarcoidosis：presentation and management. Neurologist，2010，16（1）：2－15.

［4］王维治. 神经病学［M］. 2版. 北京：人民卫生出版社，2013：2049－2058.

［5］矫毓娟，张伟赫，李小璇，等. 长节段脊髓病变的常见病因及影像学特征分析［J］. 中华医学杂志，2014，94（41）：3229－3233.

［6］Cobo-Calvo Á1，Alentorn A，Mañé Martínez M A，et al. Etiologic spectrum and prognosis of longitudinally extensive transverse myelopathies［J］. Eur Neurol，2014；72（1－2）：86－94.

［7］王维治. 神经病学［M］. 2版. 北京：人民卫生出版社，2013：664－669.

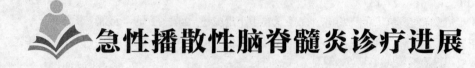

# 急性播散性脑脊髓炎诊疗进展

钟晓南　胡学强

急性播散性脑脊髓炎（acute disseminated encephalomyelitis，ADEM）[1]是一种急性起病、临床表现多样的中枢神经系统（central nervous system，CNS）炎症脱髓鞘疾病，通常发生在感染、出疹或疫苗接种后。由于没有特异性的生物学标志物，其诊断基于临床和影像学特征，难以与 MS 和 NMO 等其他炎性脱髓鞘疾病相鉴别。本文总结 ADEM 诊疗上的一些新进展。

## 1　临床表现

ADEM 的典型临床表现为抗原刺激后出现的单时相疾病[2,3]，通常在前驱感染或疫苗接种后的 2 天～4 周出现全身系统性症状和神经系统表现。前驱期系统性症状表现为发热、全身乏力、头痛、恶心和呕吐。其典型的神经系统症状和体征为迅速出现的脑病，伴随多灶性神经系统损伤症状，临床病程进展迅速，通常数小时至数天出现症状高峰。脑病是 ADEM 的主要特征，定义为精神状态的改变和/或行为异常，如明显的易激惹等。其他神经系统症状体征表现取决于 CNS 病灶的定位，常见单侧或双侧锥体束征、急性偏瘫、共济失调、颅神经麻痹、视神经炎所致视力下降、癫痫、脊髓受累、语言障碍（言语缓慢、失语等）和偏身感觉障碍等。[1]

神经影像学对 ADEM 的诊断非常重要。其 MRI 病灶在 T2 或液体衰减反转恢复序列（fluid-attenuated inversion recovery，FLAIR）上表现为多发性斑驳、边界不清的高信号较大病灶（>1～2 cm）。典型累及皮层下、中央白质和皮层灰白质交界，包括大脑半球、小脑、脑干和脊髓均可受累。ADEM 患者脑室旁白质也常常受累，但病灶的数量、部位和大小多变。丘脑和基底节病灶在 ADEM 较多见。笔者课题组探讨了 ADEM 患者脑深部灰质病灶的特点，发现豆状核壳受累在 ADEM 患者较 MS、NMO 患者常见；与儿童不同，成人丘脑病灶对鉴别 ADEM 与 MS 没有意义；ADEM 患者丘脑病灶的直径比 NMO大[4]。笔者还分析了 ADEM 和相关脱髓鞘疾病患者脑干病灶的差异，发现 ADEM 患者较 NMO 和 MS 患者中脑病灶比例更高；在轴位上，多数 ADEM 患者病灶位于腹侧；ADEM 的病灶边界不清；ADEM 脑干病灶多为双侧和对称的[5]。此外，ADEM 可以在脊髓 MRI 上出现广泛病灶。典型的脊髓病灶较大、肿胀，伴不同的强化，主要累及胸段。T1 钆增强病灶的出现率变化较大，可能与疾病所处的炎症阶段相关。增强的模式也有

多种多样，可以表现为完全或不完全环状强化、结节样或斑点样等模式。脑膜和脊膜增强少见。[1]（图1、图2）

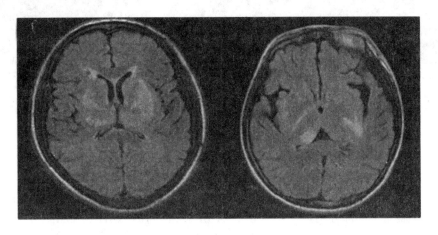

图1　ADEM 深部灰质病灶：豆状核壳病灶（左）和丘脑病灶（右）

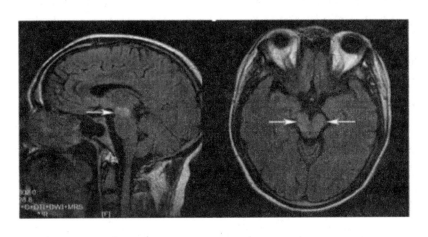

图2　ADEM 脑干病灶：边界不清的中脑腹侧病灶（对称或双侧）

　　ADEM 的脑部病灶 MRI 表现被分为 4 种模式[6]来描述：①小病灶（小于 5 mm）；②大病灶、融合病灶或瘤样病灶，常出现广泛的病灶周围水肿和占位效应；③ 双侧丘脑对称性病灶；④急性出血性脑脊髓炎（acute hemorrhagic encephalomyelitis，AHEM），在大的脱髓鞘病灶中有出血表现。在一项大型的儿童 ADEM 研究中观察到，该 MRI 分类模式与患者预后或神经系统残障没有显示出相关性，但该分类方式对 ADEM 的鉴别诊断很重要。（图 3）

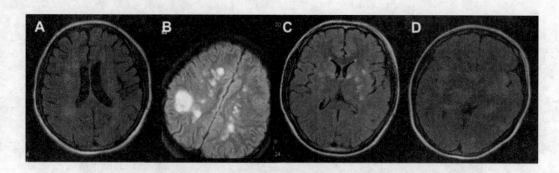

图3　ADEM 头颅 MR 分型

A. 散在型　B. 巨大型　C. 基底节型　D. 出血型

随访 MRI 对 ADEM 的诊断有重要作用。单时相的 ADEM 不会出现新的病灶，MRI 病灶在治疗后完全或部分消退。影像学的随访时限目前尚未有统一标准，2007 年，国际儿童 MS 研究小组（International Pediatric MS Study Group，IPMSSG）指南推荐，在患者首次正常 MRI 后至少再进行 2 次 MRI 随访，随访时间从首次发病起至少 5 年。

一些新的 MRI 技术开始应用于 ADEM 的诊断和病情评估。弥散加权成像（diffusion weighted MRI，DWI）对预后预测和疾病阶段的评估有帮助，但这些研究的样本量较小。Balasubramanya[7]在 17 名儿童 ADEM 患者中分析了病灶弥散特点，发现大部分（70%）患者 ADEM 病灶中表现弥散系数（apparent diffusion coefficient，ADC）值增加，与血管源性水肿相一致；只在 1 名患者中观察到细胞毒性水肿；而 4 名患者在弥散研究中没有改变。ADEM 的磁共振波谱学（magnetic resonance spectroscopy，MRS）数据有限。Bizzi[8]对 1 名 4 岁男孩进行了系列的定量质子 MRS 检查，揭示了 T2 病灶中的 N － 乙酰天门冬氨酸水平下降，其他代谢产物正常；随访中 MRS 异常完全恢复。研究者提出，N － 乙酰天门冬氨酸水平下降并不总是与神经元缺失、不可逆组织损伤或不良神经系统预后相关；T2 高信号但胆碱水平正常可能提示潜在的病理进程与局部水肿更相关，而不是脱髓鞘。但这一假设需要在较大样本量的研究中进一步证实。Inglese[9]报道了 ADEM、MS 和健康对照者外观正常脑组织的弥散张量成像（diffusion tensor imaging，DTI）和磁化传递成像（magnetization transfer imaging，MTI）的对比研究，发现与 MS 患者不同，ADEM 患者外观正常脑组织在 MTI 和 DTI 上与健康对照者无差别。作者推断 ADEM 病灶局限于 T2 上所看到的区域，外观正常脑组织没有参与病理进程。Kelly[10]的一项研究中检测了 8 名 ADEM 患者、10 名 MS 患者的磁敏感成像（susceptibility-weighted imaging，SWI）特点，发现在 SWI 上检测到的 MS 病灶比例较 ADEM 高。因此建议，SWI 是鉴别 MS 和 ADEM 的有用工具。

血液和脑脊液（Cerebrospinal fluid，CSF）检查可见炎症应答表现，如血白细胞升高，CSF 可正常、出现淋巴细胞升高和/或蛋白升高。CSF 寡克隆带（oligoclonal bands，OCB）很少出现，血清抗水通道蛋白 4-IgG 应该是阴性的。可能存在血清抗 － MOG（髓磷脂少突胶质细胞糖蛋白，myelin oligodendrocyte glycoprotein）抗体，但多数是短暂的[11]；也有研究提示 MOG 的状态可以影响 ADEM 的临床表现。[12]

需要注意的是，ADEM 病情严重程度跨度较大、患者可能出现脑干受累所致的呼吸衰竭，也可能仅有 1～2 天的非特异性应激或头痛。急性出血性白质脑炎（acute hemorrhagic leukoencephalitis，AHL），或称 Weston Hurst 病，被认为是 ADEM 最严重的亚型，其典型是流行性感冒或上呼吸道感染后的超急性 CNS 白质炎症性出血性脱髓鞘疾病。常见在出现脑病后 1 周内因脑水肿导致死亡；MRI 上以 T2 高信号大病灶内出血为特征性表现，有周围水肿带和占位效应；脊髓病灶为髓内、增强、肿胀病灶；其 CSF 细胞和蛋白含量可显著升高。既往认为 AHL 预后很差，但越来越多的证据提示，经过早期和积极的联合治疗，包括激素、免疫球蛋白、环磷酰胺、血浆治疗等，可能出现较好的预后。

## 2　诊断标准

长期以来，ADEM 没有公认的定义和诊断标准，使之容易与其他脱髓鞘疾病相混淆；缺乏统一的评估标准，也使大规模多中心研究难以实现。由成人与儿童神经病学家和擅长于遗传、流行病学、神经心理学、护理和免疫学方面的专家共同组成的国际儿童 MS 研究小组（International Pediatric MS Study Group，IPMSSG），在 2007 年提出了主要针对儿童的第一个公认的 ADEM 诊断标准。（表 1）

表 1　IPMSSG 的 ADEM 诊断标准（2007）

| ADEM（单病程） |
|---|
| 可能由于炎症或脱髓鞘病因导致的首次出现的临床事件，急性或亚急性起病，影响 CNS 多部位。临床表现必须是多症状的，并必须包括脑病，定义为至少符合以下的 1 项或更多：<br>●行为异常，如意识错乱、易激惹等；<br>●意识改变，如昏睡、昏迷。<br>事件在临床表现和/或 MRI 上有好转，但可以有残留症状。<br>没有先前脱髓鞘事件的病史。<br>没有其他病因可以解释事件。<br>在发作期 ADEM 事件 3 个月以内新出现的或波动的症状、体征或 MRI 考虑是急性事件的一部分。<br>神经影像学显示局灶性或多灶性病灶，主要累及白质，没有先前白质损害的影像学证据：<br>●FLAIR 或 T2 脑部 MRI，出现大（1～2 cm）病灶，多灶性、高信号和位于幕上或幕下白质区域，灰质尤其是基底节和丘脑常受累；<br>●在一些罕见的病灶，脑部 MRI 显示大的单个（1～2 cm）病灶，主要影响白质；<br>●脊髓 MRI 可以出现融合的髓内病灶，伴不同程度增强 |
| **复发性 ADEM** |
| 出现原发症状和体征复发的 ADEM 新事件，第一次 ADEM 事件 3 个月或更多月后，病史、体格检查或神经影像学提示没有累及新的临床部位。<br>事件不在激素治疗期间出现，在治疗结束后至少 1 个月出现。<br>MRI 没有新病灶；原有病灶可以扩大。<br>没有更好的解释存在 |

续上表

| 多相性 ADEM |
| --- |
| 病史、体格检查或神经影像学证实的，ADEM 后出现也符合 ADEM 诊断标准的新的临床事件，但累及 CNS 新的解剖区域。<br>随后的事件必须出现在：原发 ADEM 事件出现至少 3 个月后及激素治疗结束至少 1 个月后。<br>随后的事件必须包括多症状，包括脑病，有和原发事件不同的神经系统症状或体征（精神状态改变可以与原发事件没有不同）。<br>脑部 MRI 必须显示新的受累区域，但也出现首次 ADEM 事件相关病灶的完全或部分消退 |

2007 年，IPMSSG 标准统一了儿童 CNS 脱髓鞘疾病的术语，为 ADEM 临床特点、病因、预后和治疗的研究建立了统一的平台，其后的儿童 CNS 脱髓鞘疾病研究取得了长足的进展。2012 年，经过对原有标准长时间的观察和验证，同时学习和借鉴了 2010 McDonald 诊断标准，IPMSSG 决定修订诊断标准。（表 2）

**表 2 IPMSSG 的 ADEM 及相关脱髓鞘疾病诊断标准（2012）**

| 儿童 ADEM（需要符合全部条件） |
| --- |
| 首次发作的多灶性临床 CNS 事件，病因可能是炎性脱髓鞘。<br>伴有不能用发热解释的脑病样症状。<br>发病 3 个月或更长时间没有新的临床和 MRI 发现。<br>急性期（3 个月）脑部 MRI 异常。<br>典型脑 MRI 表现：弥漫性边界不清的大病灶（直径 >1 ～ 2 cm），主要累及脑白质；T1 低信号白质病灶罕见；可见灰质深部（如丘脑或基底节）病灶 |
| **儿童 CIS（需要符合全部条件）** |
| 单病灶或多病灶临床 CNS 事件，病因可能是炎性脱髓鞘。<br>没有 CNS 脱髓鞘疾病的既往病史 [如既往没有视神经炎（optic neuritis，ON）、横贯性脊髓炎（transverse myelitis，TM）和半球或脑干相关综合征]。<br>没有不能用发热解释的脑病样症状（如没有意识或行为改变）。<br>基线的 MRI 特点没有达到 MS 的诊断 |
| **儿童 MS（满足以下任何 1 项）** |
| 2 次或更多的非脑病临床 CNS 事件，病因可能是炎性脱髓鞘，间隔多于 30 天并且累及 CNS 多于 1 个部位。<br>典型的 MS 非脑病发作，其 MRI 表现符合 2010 McDonald 诊断标准的空间多发性，并且在随访 MRI 中出现至少 1 个新的增强或非增强病灶符合 MS 时间多发性诊断标准。<br>ADEM 发作 3 个月或以后出现非脑病临床事件，其新的 MRI 病灶符合 2010 McDonald 诊断标准的空间多发性。<br>不符合 ADEM 诊断标准的首发、独立、急性事件，其 MRI 表现符合 2010 McDonald 诊断标准的空间多发性和时间多发性（仅适用于 >12 岁的儿童） |

续上表

| 儿童 NMO（需要符合全部条件） |
| --- |
| 视神经炎。<br>急性脊髓炎。<br>至少符合以下 3 项支持标准的 2 项：<br>● 超过 3 个椎体节段的连续性脊髓 MRI 病灶；<br>● 脑部 MRI 不符合 MS 诊断标准；<br>● 抗水通道蛋白 4-IgG 血清学阳性 |

2007 年，IPMSSG 诊断标准认为，首次临床事件后再次出现随后事件，以"复发性 ADEM"和"多相性 ADEM"这些术语来描述："复发性 ADEM"和"多相性 ADEM"的新发临床事件都必须符合 ADEM 诊断标准，包括出现脑病；两者的鉴别依赖于第二次脱髓鞘事件是否累及新的部位——多相性，或是否重演先前的疾病——复发性。但在新的诊断标准中，考虑到再发性 ADEM 事件的发病率很低，"复发性 ADEM"的概念被取消。"多时相 ADEM"的定义被重新修订，目前定义为：间隔 3 个月的两次符合 ADEM 的发作，但没有跟随其他进一步临床事件。第二次 ADEM 事件可以包括新的或重新出现的既往神经系统症状、体征和 MRI 表现。

另一重要改变是，新的诊断标准认为 ADEM 是一种异质性的疾病实体，应被视为一种"综合征"而不是一种特异性的疾病。尤其在复发性 ADEM 事件中，除"多时相 ADEM"外，若出现超过第二次脑病事件的 ADEM 后复发性疾病，不再符合多时相 ADEM 的诊断，需要鉴别复发性脱髓鞘疾病（最常见是 MS 或 NMO）（表 3）。新诊断标准建议，当初次 ADEM 事件后第二次临床事件满足如下 3 项条件，符合 MS 的诊断标准：①非脑病表现；②在首发神经系统疾病 3 个月或以后出现；③出现新的符合新修订影像学空间多发性的诊断标准的 MRI 表现。

表 3　2007 版和 2012 版 IPMSSGADEM 诊断标准比较

| 疾病 | 2007 标准 | 2012 标准 |
| --- | --- | --- |
| CIS | 首次发作的单病灶或多病灶 CNS 脱髓鞘事件；不伴脑病 * 样症状 | 首次发作的单病灶或多病灶 CNS 脱髓鞘事件；不伴脑病 * 样症状，除非伴有发热 |
| 单时相 ADEM | 首次发作的多症状性临床事件，考虑由炎性反应造成 CNS 多部位受累。<br>伴有脑病 * 样症状。<br>MRI 通常显示直径≥1～2 cm 的较大白质病灶，常见灰质（丘脑或基底节）受累。<br>3 个月内出现的新的或波动性症状、体征或 MRI 表现是本次急性发作的一部分 | 首次发作的多病灶临床 CNS 事件，由炎性反应所致。<br>伴有不能用发热解释的脑病 * 样症状。<br>MRI 通常显示弥漫性边界不清的直径≥1～2 cm 的较大的主要累及脑白质的病灶；T1 低信号白质病灶罕见；可见灰质深部（丘脑或基底节）病灶。<br>首次 ADEM 发病 3 个月后未再出现新的症状、体征或 MRI 表现 |

**续上表**

| 疾病 | 2007 标准 | 2012 标准 |
|---|---|---|
| 发作性 ADEM | 首次 ADEM 发病 3 个月后原有症状和体征复发构成新的 ADEM 事件 | 目前归属于多时相 ADEM |
| 多时相 ADEM | 新发生的 ADEM 事件，但累及 CNS 中新的解剖部位，必须发生在首次 ADEM 发病 3 个月后且停用激素至少 1 个月后 | 首次 ADEM 发病 3 个月后新发生的 ADEM 事件，出现新的临床和 MRI 表现，或原有临床和 MRI 表现复发；与使用激素的时间关系不再重要 |
| MS | 符合下列之一：<br>• 多次 CNS 脱髓鞘临床事件，具有时间和空间多发性；<br>• 只有一次临床事件但符合 2001 版 McDonald 标准的空间多发性子标准，且 MRI 的后续改变符合 2001 版 McDonald 标准的时间多发性子标准；<br>• 符合 ADEM 临床表现的事件不能视作 MS 的首次发作 | 符合下列之一：<br>• 两次或多次非脑病*样 CNS 脱髓鞘临床事件，相隔至少 30 天，累及 CNS 一个以上部位；<br>• 只有一次临床事件但符合 2010 版 McDonald 标准的空间和时间多发性子标准（但对于只有 1 次发作且 1 次 MRI 检查而言，时间子标准只适用于 ≥12 岁且非 ADEM 样病者）；<br>• ADEM 发病 3 个月后发生的非脑病*样临床事件，伴有符合 MS 的新病灶 |
| NMO | 需要均具备：<br>• 视神经炎；<br>• 急性脊髓炎。<br>至少下列 2 项支持标准中的 1 项：<br>• MRI 显示脊髓长病灶，累及 ≥3 个椎体；<br>• 抗 AQP4-IgG 抗体阳性 | 需要均具备：<br>• 视神经炎；<br>• 急性脊髓炎。<br>至少下列 3 项支持标准中的 1 项：<br>• MRI 显示脊髓长病灶，累及 ≥3 个椎体；<br>• 脑 MRI 不符合 MS 的诊断标准；<br>• 抗 AQP4-IgG 抗体阳性 |

注：*脑病的定义是意识改变（如嗜睡或昏睡）或行为改变，且不能用发热、全身性疾病或癫痫发作后综合征来解释。

虽然 ADEM 的一些症状和体征与年龄相关。如持久的发热、头痛更多出现在儿童患者，感觉障碍主要见于成人患者；癫痫在成人患者罕见，主要出现在小于 5 岁的儿童；周围神经病变综合征，如急性多发性神经根神经病，在成人患者中更常见，在儿童期的病例中少见。但一些研究提示，儿童和成人 ADEM 的临床表现总体上相似。如 Ketelslegers[13] 比较了成人和儿童 ADEM 的临床表现、预后、病程差异，结果显示儿童和成人患者的临床表现相似，但成年患者的病程和预后较严重。Schwarz[14] 随访了 40 名脱髓鞘疾病成年患者，发现最终诊断为 ADEM 的患者在症状体征、检验和影像学等临床特点上与儿童患者存在一些相似之处。因此，认为目前基于儿童群体（＜10 岁）制定的诊断标准，可能也适用于成年人群。

# 3 鉴别诊断

## 3.1 ADEM 与原发性中枢神经系统脱髓鞘疾病的鉴别

ADEM 及其亚型与首次发作的 MS 在临床和神经影像学上有许多相似之处，而多时相的 ADEM 更增加了其与复发性脱髓鞘疾病相鉴别的难度。临床症状有一些提示作用，但多为非特异性的。相对于 MS 而言，ADEM 没有明显的女性流行，但女性患者并不少见。首次发病的脱髓鞘事件，10 岁以下的儿童 ADEM 更常见；但也有 1 岁发病的 MS 的报道，以年龄作用鉴别依据有一定的局限性。前驱感染或疫苗接种提示 ADEM 的诊断；但首次发病的 MS 也可以有前驱感染。脑病是 ADEM 的重要临床特点；但有文献报道脑病也可以是 MS 的首发症状，而且并非所有 ADEM 患者都有脑病表现。儿童 ADEM 的视神经炎常常是双侧的，如果出现单侧视神经炎更可能是 MS；但 NMO 是重要的双侧视神经炎病因，因此，双侧视神经炎作为鉴别诊断依据受到了局限。OCB 阳性提示 MS 的可能，但特异性较低。

ADEM 和 MS 在神经影像学上相似，但也有一些鉴别点。如深部灰质病、皮层灰质病灶受累、弥散的双侧病灶模式和高病灶负荷等，MR 表现在 ADEM 较 MS 更多见；相反，脑室旁白质病灶、近皮质病灶、胼胝体病灶（长轴垂直）、孤立的边界清晰病灶、数量较多的 T2 高信号病灶和 T1 黑洞等表现提示 MS 可能较 ADEM 大；不完全消退或持续病灶与随后的 MS 诊断相关。

考虑到 MRI 是鉴别 MS 和 ADEM 的重要手段，一些学者对儿童脱髓鞘疾病的 MRI 进行了研究，提出了早期诊断 MS、以及鉴别 MS 与 ADEM 的影像学诊断建议。在众多标准中，Callen 的 MS 与 ADEM 鉴别诊断标准[15]对鉴别首次发病的 MS 与单时相 ADEM 敏感性为 81%，特异性为 95%。而 Callen 提出的儿童 MS 诊断标准[16]，敏感性和特异性分别为 85% 和 98%。Verhey 标准[17]在儿童人群偶然的 CNS 脱髓鞘事件中预测 MS 的敏感性达 84%，特异性达 93%，阳性预测值 76%，阴性预测值 96%。此外，研究发现 2010 McDonald 诊断标准较 2007 IPMSSG 标准更敏感，可使半数以上儿童 CIS 患者首次发病时确诊 MS[18]。也有研究探讨了最新的 2012 IPMSSG 诊断标准[19]，认为其对儿童 MS 的诊断有很高的敏感性（80%）和特异性（100%）。（表 4）

**表 4 儿童 MS 和 ADEM 影像学鉴别诊断研究**

| Barkhoff | KIDMUS | Callen MS vs ADEM | Callen MS 诊断 | Verhey 鉴别 | 2010 McDonald |
|---|---|---|---|---|---|
| 符合 4 项中的 3 项： | 符合 2 项中的 1 项： | 符合 3 项中的 2 项： | 符合 3 项中的 2 项： | 符合 2 项中的 2 项： | 符合 4 项中的 2 项： |
| • ≥9 个 T2 病灶或 1 个钆增强病灶； | • 病灶垂直于胼胝体长轴； | • 不符合弥散双侧病灶模式； | • ≥5 个 T2 病灶； | • ≥1 个脑室旁病灶； | • ≥1 个脑室旁病灶； |

续上表

| Barkhoff | KIDMUS | Callen MS vs ADEM | Callen MS 诊断 | Verhey 鉴别 | 2010 McDonald |
|---|---|---|---|---|---|
| • ≥3 个脑室旁病灶； | • 孤立的边缘清晰病灶 | • 存在黑洞； | • 2 个脑室旁病灶； | • ≥1 个 T1 低信号病灶； | • ≥1 个近皮层病灶； |
| • ≥1 个幕下病灶； | | • ≥2 个脑室旁病灶 | • ≥1 个脑干病灶 | | • ≥1 个幕下病灶； |
| • ≥1 个近皮层病灶 | | | | | ≥1 个脊髓病灶 |

儿童的急性脱髓鞘疾病还需要考虑 NMO 的诊断，特别是出现长节段性脊髓炎和/或严重视神经炎。既往报道，NMO 患者同样可以出现类似 ADEM 的脑部 MRI 病灶[20]；而长节段性脊髓炎作为 NMO 的典型表现，在 ADEM 也有报道[21]。因此，对怀疑 ADEM 的患者完善 NMO-IgG 抗体检测对鉴别 NMO 可能有重要意义。

## 3.2 ADEM 与中枢神经系统非脱髓鞘疾病的鉴别

当临床上出现一些表现提示非 ADEM 的诊断[22]。如慢性进展性病程，没有急性加重，提示脑白质营养不良症；卒中样事件需排除 CNS 血管炎，线粒体疾病；神经精神症状提示系统性红斑狼疮、桥本脑炎、NMDA 受体脑炎、原发性 CNS 血管炎；肌张力障碍、帕金森综合征常是 NMDA 受体脑炎的表现；持续性癫痫更多见于桥本脑炎、自身免疫性脑炎；脑膜刺激征、持续头痛需要排除脑膜脑炎；明显升高的白细胞计数和蛋白水平指向 CNS 感染性疾病、CNS 狼疮等的诊断。

MRI 作为 ADEM 诊断的主要依据，也是其鉴别诊断的重要手段。根据 ADEM 的病灶分型，需要分别鉴别各种临床表现类似的疾病。（表 5）

表 5　ADEM 影像学模式指导下的鉴别诊断

| MRI 模式 | 疾病 |
|---|---|
| 多发病弥散病灶 | 多发性硬化 |
| | 原发性 CNS 血管炎 |
| | 继发性 CNS 血管炎（CNS 狼疮、Behcet's 病） |
| | 神经类肉瘤病 |
| | 桥本脑炎（SREAT） |
| | mitochondrial，POLG-related disorders；线粒体，POLG 相关疾病 |
| | 线粒体；MELAS |
| | PRES |

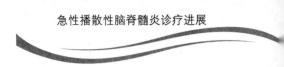

续上表

| MRI 模式 | 疾病 |
|---|---|
| 双侧丘脑／双侧纹状体病灶 | 急性坏死性脑病 |
| | 常染色体显性急性坏死性脑病 |
| | 双侧丘脑神经胶质瘤 |
| | 深部脑静脉血栓形成 |
| | 日本脑炎 |
| | 西尼罗病毒脑炎 |
| | EB 病毒脑炎 |
| | 线粒体，Leigh 病 |
| | 脑桥外髓鞘破坏 |
| 白质大病灶 双侧弥散性 | 脑白质营养 |
| | 中毒性脑白质病 |
| | 嗜血细胞性淋巴组织细胞增多症 |
| | 大脑神经胶质瘤病 |
| 肿瘤样病灶 | 星形细胞瘤 |

SREAT：steroid-responsive encephalopathy associated with autoimmune thyroiditis，自身免疫性甲状腺炎相关的激素敏感性脑病。

POLG：DNA polymerase subunit gamma，DNA 聚合酶亚单位 γ。

MELAS：mitochondrial encephalopathywith lactic acidosis and strokelike episodes，线粒体脑病伴乳酸酸中毒和卒中样发作。

PRES：posterior reversible encephalopathy syndrome，可逆性后部脑病综合征

# 4 治疗

ADEM 的治疗尚没有明确的标准化策略，大部分治疗方式参考 MS 和其他自身免疫性疾病，数据多来源于病例报道和小型队列研究。其急性期治疗包括激素、静脉注射免疫球蛋白（IV immunoglobulin，IVIG），或血浆置换等。因既往认为 ADEM 为单病程疾病，对多时相 ADEM 的长期治疗研究较少。

## 4.1 一般治疗

对症支持治疗是 ADEM 的重要基础，包括加强护理、维持液体和电解质平衡等。在长期卧床和呼吸功能受累患者，需要防治呼吸道感染，以及必要时的气管插管和通气

支持。癫痫可以进一步加重病情，需要积极控制。

## 4.2　药物治疗

考虑到可能的自身免疫发病机制，激素治疗是 ADEM 最广泛报道的治疗方式，但具体药物成分、用药途径、剂量和减量方式有很大的差别。有报道静脉甲泼尼龙（每天 10～30 mg/kg，至最大剂量每天 1 g）或地塞米松（1 mg/kg）3～5 天；随后口服激素减量 4～6 周。有对照试验显示，使用甲泼尼龙治疗的患者预后比使用静脉地塞米松的患者显著改善。大剂量激素冲击治疗有一定副作用。如消化道溃疡和出血、高血糖、低钾血症、高血压、面部潮红和心境障碍等。IVIG 已经被成功地应用于多种自身免疫性疾病，可以中和 ADEM 的自身抗体，最终抑制细胞因子释放。在 ADEM 治疗中通常使用于激素抵抗患者。报道的 IVIG 剂量较为一致，总剂量 1～2 g/kg，一次输注或分 3～5 天。总体而言，IVIG 在儿童人群耐受性良好。血浆置换可以把患者血浆中的免疫成分分离，以下调免疫系统活化，对免疫疾病尤其是疾病早期有效。然而，由于需要专业的技术人员、设备和中心静脉通道等，血浆置换常常作为最后的治疗选择，用于对激素和/或 IVIG 抵抗，或出现严重暴发性疾病的患者。血浆置换在 ADEM 早期治疗的有效性尚需要进一步评估。有报道指出其副作用，包括症状性低血压、严重的贫血和肝素相关的血小板减少等。环磷酰胺被报道用于一些激素无效的成人 ADEM 患者；儿童患者使用免疫抑制剂没有报道。由于较多禁忌证和不良反应，需要慎重使用。

## 4.3　手术治疗

对于严重脑水肿患者，有报道建议在药物治疗和对症治疗无效时考虑去骨瓣减压术，但需要注意手术适应证、禁忌证和并发症。

## 4.4　康复治疗

康复治疗也有助于改善患者预后。如运动治疗可以锻炼步态、平衡、肌肉力量等；言语疗法改善言语的感知和表达、清晰度和流利程度。可在康复治疗师的指导下制定适合个人年龄和需求的康复计划。

# 5　小结

许多学者正在继续深入研究 ADEM，但关于这种复杂的异质性疾病，仍有很多尚未被阐明的问题。展望未来，新的技术革新和研究进展将帮助我们更透彻地了解这种疾病，并为 ADEM 患者的早期诊治和预后改善带来新的希望。

**参考文献**

[1] Tenembaum S, Chitnis T, Ness J, et al. Acute disseminated encephalomyelitis [J]. Neurology, 2007, 68 (16 Suppl 2)：S23 - 36.

［2］ Krupp L B, Banwell B, Tenembaum S, et al. Consensus definitions proposed for pediatric multiple sclerosis and related disorders ［J］. Neurology, 2007, 68 (16 Suppl 2): S7 – 12.

［3］ Krupp L B, Tardieu M, Amato M P, et al. International Pediatric Multiple Sclerosis Study Group criteria for pediatric multiple sclerosis and immune-mediated central nervous system demyelinating disorders: revisions to the 2007 definitions ［J］. Mult Scler, 2013, 19 (10): 1261 – 1267.

［4］ Zhang L, Wu A, Zhang B, et al. Comparison of deep gray matter lesions on magnetic resonance imaging among adults with acute disseminatedencephalomyelitis, multiple sclerosis, and neuromyelitis optica ［J］. Mult Scler, 2014, 20 (4): 418 – 423.

［5］ Lu Z, Zhang B, Qiu W, et al. Comparative brain stem lesions on MRI of acute disseminated encephalomyelitis, neuromyelitis optica, andmultiple sclerosis ［J］. PLoS One, 2011; 6 (8): e22766.

［6］ Tenembaum S, Chamoles N, Fejerman N. Acute disseminated encephalomyelitis: a long-term follow-up study of 84 pediatric patients ［J］. Neurology, 2002, 59 (8): 1224 – 1231.

［7］ Balasubramanya K S, Kovoor J M, Jayakumar P N, et al. Diffusion-weighted imaging and proton MR spectroscopy in the characterization of acute disseminated encephalomyelitis ［J］. Neuroradiology, 2007, 49 (2): 177 – 183.

［8］ Bizzi A, Uluğ A M, Crawford T O, et al. Quantitative proton MR spectroscopic imaging in acute disseminated encephalomyelitis ［J］. AJNR Am J Neuroradiol, 2001, 22 (6): 1125 – 1130.

［9］ Inglese M, Salvi F, Iannucci G, et al. Magnetization transfer and diffusion tensor MR imaging of acute disseminated encephalomyelitis ［J］. AJNR Am J Neuroradiol, 2002, 23 (2): 267 – 272.

［10］ Kelly J E, Mar S, D'Angelo G, et al. Susceptibility-weighted imaging helps to discriminate pediatric multiple sclerosis from acute disseminatedencephalomyelitis ［J］. Pediatr Neurol, 2015, 52 (1): 36 – 41.

［11］ Pröbstel A K, Dornmair K, Bittner R, et al. Antibodies to MOG are transient in childhood acute disseminated encephalomyelitis ［J］. Neurology, 2011, 77 (6): 580 – 588.

［12］ Baumann M, Sahin K, Lechner C, et al. Clinical and neuroradiological differences of paediatric acute disseminating encephalomyelitis with and without antibodies to the myelin oligodendrocyte glycoprotein ［J］. J Neurol Neurosurg Psychiatry, 2015, 86 (3): 265 – 272.

［13］ Ketelslegers I A, Visser I E, Neuteboom R F, et al. Disease course and outcome of acute disseminated encephalomyelitis is more severe in adults than in children ［J］. Mult Scler, 2011, 17 (4): 441 – 448.

［14］ Schwarz S, Mohr A, Knauth M, et al. Acute disseminated encephalomyelitis: a follow-up study of 40 adult patients ［J］. Neurology, 2001, 22; 56 (10): 1313 – 1318.

［15］ Callen D J, Shroff M M, Branson H M, Li DK, et al. Role of MRI in the differentiation of ADEM from MS in children ［J］. Neurology, 2009, 72 (11): 968 – 973.

［16］ Callen D J, Shroff M M, Branson H M, et al. MRI in the diagnosis of pediatric multiple sclerosis ［J］. Neurology, 2009, 72 (11): 961 – 967.

［17］ Verhey L H, Branson H M, Shroff M M, et al. Canadian Pediatric Demyelinating Disease Network. MRI parameters for prediction of multiple sclerosis diagnosis in children with acute CNS demyelination: aprospective national cohort study ［J］. Lancet Neurol, 2011, 10 (12): 1065 – 1073.

［18］ Sedani S, Lim M J, Hemingway C, et al. Paediatric multiple sclerosis: examining utility of the McDonald 2010 criteria ［J］. Mult Scler, 2012, 18 (5): 679 – 682.

［19］ van Pelt E D, Neuteboom R F, Ketelslegers I A, et al. Application of the 2012 revised diagnostic definitions for paediatric multiple sclerosis and immune-mediated central nervous system demyelination disorders [J]. J Neurol Neurosurg Psychiatry, 2014, 85 (7): 790 – 794.

[20] Saiki S, Ueno Y, Moritani T, et al. Extensive hemispheric lesions with radiological evidence of blood-brain barrier integrity in a patient withneuromyelitis optica [J]. J Neurol Sci, 2009, 284 (1 – 2): 217 – 219.

[21] Monden Y, Yamagata T, Kuroiwa Y, et al. A case of ADEM with atypical MRI findings of a centrally-located long spinal cord lesion [J]. Brain Dev, 2012, 34 (5): 380 – 383.

[22] Alper G. Acute disseminated encephalomyelitis [J]. J Child Neurol, 2012, 27 (11): 1408 – 1425.

# 重症肌无力的病因、发病机制研究进展

毛志锋　胡学强

重症肌无力（myasthenia gravis，MG）是一种主要由抗体介导的，累及神经肌肉接头的自身免疫病，该病自发缓解率低，治疗主要以免疫抑制及清除抗体为主。近年来，随着临床和实验研究的深入，认为病毒持续感染、遗传因素和免疫应答异常与 MG 的发生密切相关。病因方面认为，外因如 Epstein-Barr（EB）病毒感染通过内因起作用[1, 2]，为治疗开拓了新思路。肌肉特异性激酶抗体（MuSK-Ab）及近 2 年低密度脂蛋白受体相关蛋白 4 抗体（LRP4-Ab）在该病患者体内的发现已被证实有较高的特异度[3-5]，尤其是 MuSK 型 MG（MuSK-MG）在病理生理、临床表现及治疗反应上与经典的乙酰胆碱受体型 MG（AChR-MG）存在着相当程度的差异。细胞因子方面，自身免疫调节因子（autoimmune regulator，AIRE）在胸腺内影响辅助性 T（T-helper，Th）17 细胞及调节 T 细胞（regulatory T cells，Treg）间的失衡，可能是 MG 发病的上游机制[6]。针对发病机制的治疗方面，T 细胞、B 细胞及补体等研究可能为生物治疗提供新的靶点。本文对近几年上述进展作一综述。

# 1　感染因素研究进展

多项研究表明，某些感染刺激可能与 MG 的发生有一定相关性，研究最多的是 EB 病毒感染。对多发性硬化、类风湿关节炎等病的研究提示，EB 病毒可能参与多种自身免疫病的发生。然而，早期的多数研究未能从 MG 胸腺中发现 EB 病毒感染的证据，仅少数研究在 MG 增生的胸腺或胸腺瘤中检测出 EB 病毒 DNA。虽然最近的 2 项研究未能在早发型 MG（early onset MG，EOMG）中鉴定出 EB 病毒感染的证据[7, 8]，但 Serafini 等认为上述阴性结果与检测方法的敏感度有限有关[9]。Cavalcante 等应用改良的抗原修复及免疫组化法[1]，在 17 例 MG 的胸腺中均发现活动的 EB 病毒感染，其激活的关键转录因子 BZLF1 呈高表达状态，还发现高浓度 EB 病毒感染的 B 细胞，裂解基因与蛋白的表达，及存在 EB 病毒 DNA。随后，Cavalcante 等又进一步证实了 EB 病毒在 MG 胸腺中持续的感染与胸腺的自身免疫反应相关[2]。然而，MG 胸腺内的 EB 病毒感染究竟是由 B 细胞功能障碍还是免疫监视缺陷所致，以及其是否是 MG 发病中必需的环节，仍需进一步澄清。此外，人类 I 型 T 细胞白血病病毒（HTLV-1）亦被认为与 MG 发生有关[10]。最近，Huang 等对 1 例 HIV 病毒感染后发生 MG 的报道亦支持病毒感染参与 MG

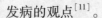

发病的观点[11]。

## 2 遗传因素研究进展

与其他自身免疫病相似，某些人类白细胞抗原（human leukocyte antigen，HLA）位点的易感性可能与 MG 发病有关。已发现单体型 HLA-A1-B8-DR3（8.1）与伴胸腺增生的 EOMG 高度关联，并具有复杂的基因表型[12]。诸多研究显示，HLA-DQ 等位基因受累与 MG 发病密切相关：①东亚及南欧的研究一致认为 MG 可能与 DQB1 * 0502 有关[13]；②HLA-DR14-DQ5 可能增加 MuSK-MG 发病风险[14]。但易感基因可能受地域影响，最近 Deitiker 等对居住于德克萨斯州的 44 例高加索 MG 研究发现了存在与 EOMG 相关的新的 DQ 基因，如 DQ（DQB1 * 0503，* 0604，* 0502，* 0402）[15]。最近还报道了一些非 HLA 位点亦可能与 MG 发病相关，如干扰素 – γ（IFN-γ）、细胞毒 T 淋巴细胞相关抗原 4（CTLA-4）、神经型烟碱型乙酰胆碱受体 α1 亚单位（HRNA1）、蛋白酪氨酸磷酸酶非受体型 22（PTPN22）。此前认为 PTPN22 rs2476601 等位基因与包括 MG 在内的多种自身免疫病有关。PTPN22 rs2476601 可通过干涉自身反应性 B 细胞清除及增强 T 细胞反应诱发自身免疫。但最近 Provenzano 等对意大利 356 例 MG 研究未发现上述相关性[16]，该研究小组还发现，一个新的基因位点 PTPN22 rs2488457 可能通过扰乱启动子结合位点 AP-4，进而显示出与 MG 低抗体滴度相关，且往往预示相对较轻的病情[16]。

## 3 自身抗体谱研究进展

各种特异性的抗体与临床表现、病程、预后，及对免疫治疗反应的关系一直是 MG 研究的热点。在全身型 MG（generalized MG，GMG）中，AChR-Ab（+）约占 85%，是最主要的致病抗体。近年来，MG 发病的非 AChR 抗体机制越来越受到重视，鉴定出这些特异性抗体有希望最终阐明 MG 的发病机制。在 AChR-Ab（−）的病例中，之前已鉴定出血清 MuSK-Ab（+）的 MG，这部分病例占所有 MG 的 5%～8%。人 MuSK-Ab 主动免疫小鼠可成功制作实验性自身免疫性 MG（experimental autoimmune myasthenia gravis，EAMG），MuSK-EAMG 动物模型的建立有望进一步阐明该型患者的发病机制。MuSK-MG 的发病机制与经典的 AChR-MG 不太一样：①经典的 MG 致病部位位于突触后膜，最近 Richman 等与 Viegas 等的研究发现 MuSK-Ab 同时累及突触前膜及后膜[17]。②AChR-MG 发病需补体参与，而 MuSK-Ab 属于 IgG4 亚型的一种，不与补体结合，能造成神经肌肉接合点的中断，从而产生信号传输障碍，Mori 等成功采用 MuSK-Ab 主动免疫 C5 缺陷小鼠的 EAMG 模型，提示补体非 MuSK-MG 发生所必需[18]。③目前已知 MuSK-Ab 能够阻断胶原蛋白 Q 与 MuSK 的结合而抑制聚合蛋白介导的 AChR 聚集，最近研究显示 MuSK-EAMG 致病过程未观察到 AChR-Ab 致病出现的递质主动上调现象，提示 MuSK-Ab 可能具有不依赖其余免疫成分参与的直接致病特点[19]。④MuSK-MG 更易累及延髓肌及呼吸肌，且通常不伴胸腺瘤，抗 CD20 抗体能诱发 MuSK-MG 缓解，而对 AChR-MG 无效，亦提示 MuSK-MG 有别于 AChR-MG 的发病机制。

通常将 AChR-Ab 及 MuSK-Ab 检测均为阴性的 MG 称为双阴性 MG（double-seroneg-ative MG，DSNMG）。要在这部分患者中寻找特异度较高的抗体，一种可行的办法是尝试检测已知在神经肌肉接头处有重要功能，并具有易接近血清抗体胞外结构域的蛋白质。最近 3 个分别来自美国、德国、日本的独立研究小组利用这个思路，先后又在 DSNMG 患者中均检测出了高特异度的 LRP4-Ab，进一步缩小了血清抗体阴性的患者比例[3-5]。LRP4 是一种聚集蛋白受体，在神经肌肉接头处主要起激活 MuSK 及参与 AChR 聚集的作用。该抗体抑制 LRP4 与聚集蛋白的相互作用，并且改变肌细胞中 AChR 的聚集，提示潜在的致病作用。目前，把 AChR-Ab、MuSK-Ab、LRP4-Ab 检测均为阴性的 MG 患者称为三阴性患者（triple-seronegative MG，TSNMG）。最近，研究者试图进一步在 TSNMG 患者中探索可能具有高敏感度的检测方法，Oshima 等在 AChR-Ab（－）的病例中观察到抗 AChR 自身反应性淋巴细胞扩增的现象，随后在 10 例 AChR-Ab（－）MG 中采用包绕在人 AChRα 链细胞外的 18 种重叠合成肽，检测出其中 8 例 T 细胞增殖反应的病例[20]。也许不久的将来，T 细胞增殖试剂有希望作为诊断工具应用到常规抗体检测阴性的病例中。

其余的自身抗体方面，目前已知多数合并胸腺瘤的 MG 可检测出肌联蛋白抗体（titin-Ab）、兰尼定碱受体抗体（RyR-Ab）、抗电压门控性钾通道抗体（Kv-Ab）。以往认为这些抗体滴度与合并胸腺瘤的 MG 疾病严重度呈正相关。而最近 Romi 等对高加索 MG 的研究显示，Kv1.4-Ab（＋）型 MG 多数为轻症、女性的迟发型 MG（Late-onset，LOMG），提示 Kv-Ab 并非独立预测 MG 病情较重的指标[21]。该研究还显示，Kv-Ab（＋）MG 有更高的风险合并致死性心功能障碍或心肌炎[21]。此外，Vaknin-Dembinsky 等还发现在少数 MG 中可能合并视神经脊髓炎相关疾病，这部分病例通常表现为[22]：①Aquaporin 抗体（AQP4-Ab）阳性；②视神经受累和/或视觉诱发电位异常；③脑脊髓白质信号异常和/或椎体束征。结合部分病例胸腺中检测到 AQP4-Ab，提示 AQP4-Ab 亦可能参与 MG 发病的某个环节。但鉴于此种重叠现象发生率较低，推测该抗体可能未参与 MG 致病中关键的环节。

# 4  胸腺在 MG 中的作用

胸腺是中枢免疫器官，与 MG 的发病密切相关。胸腺内免疫微环境具备对 AChR 进行免疫应答的所有条件（T 细胞、B 细胞、浆细胞及表达 AChR 的肌样细胞等），尤其是 T 细胞亚群在各型 MG 胸腺的免疫特征是近年研究的热点之一。胸腺增生或胸腺瘤最常见于 AChR-MG 患者，近年对 AChR-MG 胸腺内致病机制研究主要集中在以下方面：①AIRE 主要表达在胸腺髓质上皮细胞上。在人类，AIRE 缺失会造成自身免疫性多腺体综合征。Aricha 等在 EAMG 模型中观察到 AIRE-/-小鼠胸腺中 Treg 下降及 Treg 过度表达大量的 Foxp3 蛋白，提示 AIRE 与胸腺内 Treg 及 Th17 细胞可能存在关联，为 MG 自身反应性 T 细胞耐受失调的病理生理机制研究提供了新思路[6]。②在合并胸腺瘤的 MG（thymoma-associated MG，TAMG）中，最近 Zhang 等观察到眼肌型 MG（Ocular MG，OMG）与 GMG 两组人群，胸腺病理显示 Foxp3 及 B 细胞超化 CXCL13 表达上存在显著差异，提示了胸腺在 OMG 与 GMG 两组间可能存在的免疫病理差异[23]。③Toll 样受体（Toll-like receptors，TLR）是固有的免疫组件，与多种自身免疫病的发病机制相关，体内免疫细胞通过 TLR 对消灭病原体、清除炎症发挥重要作用，但其作用在 MG 的发病机制中尚不明了。Bernasconi 等最近发现了 MG 胸腺内存在 TLR 过度表达的现象，提示胸腺内存在慢性炎症状态[24]。Cavalcante 等在 27 例 MG 中发现 4 例患者胸腺中合并有 TLR4（+）的脊髓灰质炎病毒感染，亦支持胸腺内存在慢性炎症的观点[10]。然而迄今为止，临床上对以上这些潜在靶点在 MG 发生发展的作用机制仍知之甚少，因此，有必要阐明胸腺内固有成分对各种免疫介质在上述过程和影响效应中的确切作用；或者反过来，研究各种免疫介质在胸腺微环境中对结构细胞表型和功能的影响。

探讨胸腺在 MG 中的作用还应充分考虑到 MG 分型（不同抗体、年龄、累及部位、胸腺状况等）较多的特点。如前所述，不同的分型组合，胸腺在 MG 发生发展中的免疫机制可能很不一样，如目前不支持 MuSK-MG 的胸腺内致病机制：①MuSK-MG 通常表现为胸腺缩小，国际上仅 1 例合并胸腺瘤的报道[25]。②MuSK-MG 胸腺切除后胸腺病理显示改变较轻[25, 26]。③对 MuSK-MG 行胸腺切除治疗无效[25, 27]。此外，由于 LRP4-MG 及 TSMG 近两年才开始研究，尚缺乏胸腺免疫病理改变的报道，对这部分患者开展前瞻性的胸腺切除术临床研究，将有助于了解胸腺在此类 MG 发病扮演的角色。最后，除了 MG 领域，很少有研究收集其他自身免疫病伴有胸腺异常的报告，开展这些潜在与胸腺相关的疾病病理收集，并作为对照组进行研究，亦有助于 MG 胸腺免疫特征的进一步阐明。

## 5 细胞因子研究进展

细胞因子参与 MG 的发病，目前认为，Th17 细胞与 Treg 细胞之间平衡状态的打破是 MG 发病的一个关键因素[28]。因此，调节 Th17 /Treg 细胞平衡可能成为治疗自身免疫性疾病的一个新靶点。Treg 细胞抑制自身反应性克隆，诱导免疫耐受，一旦 Treg 被抑制，可引起自身免疫反应。$CD4^+CD25^+$ 是 Treg 细胞的一个重要亚类，其对自身抗原和非己抗原均有较强的免疫抑制作用。近年来，$CD4^+CD25^+$ Treg 细胞的研究已成为免疫学界的热门课题之一。Nessi 等发现，在 AChR 诱导小鼠 EAMG 模型的早期致敏阶段，注入天然 $CD4^+CD25^+T$ 细胞可改善 EAMG 症状，而在 EAMG 建模 4 周后实验，则未显示出明显效果，提示 $CD4^+CD25^+T$ 细胞可能可用于 EAMG 早期发生的干预，但不能控制 EAMG 发展[29]。Th17 细胞是最近新发现的与 MG 相关的 T 细胞亚群，影响外周血单核细胞分泌，破坏 Th1/Th2 平衡，并可抑制 Treg 产生及其关键转录基因 Foxp3 的表达。Th17 细胞主要效应因子 IL-17，可作用于自身抗原，促进 AChR-Ab 的产生，且与 AChR-Ab 滴度相关，因此在 MG 发病中起重要的促进作用。Aricha 等根据已知 IL-6 可抑制 Th17 细胞分泌 IL-17 的原理，在小鼠的 EAMG 模型中注入抗 IL-6 抗体可下调 Th17 相关基因，抑制 B 细胞及自身抗体产生，进而起到控制 MG 发展的作用，提示潜在的治疗价值[30]。此外，与 MG 发病有关的细胞因子还有 IL-21、IL-22，最近 Na 等还发现另一种促炎性因子 IL-32α 与 MG 临床症状呈负相关，亦提示 IL-32α 可能参与到 MG 发病中[31]。但这些细胞因子异常究竟是 MG 的发病根源，还是发病过程中继发的免疫异常，需进一步明确。

## 6 展望

尽管 MG 的病因和发病机制取得了可喜的进展，但尚有许多问题需进一步探讨：MG 不同人群病毒感染与血清抗体、生物指标及病程和治疗反应间有无相关性；抗病毒治疗的前景如何；各种自身抗体及细胞因子是疾病活动的产物，还是促使疾病发生发展的因素，或者两者兼有；MuSK-MG 与其他的 IgG4 及 AIRE 相关疾病间存在着哪些共同的发病机制；AChR-MG、MuSK-MG、LRP4-MG 神经肌肉接头处的病理生理机制有何异同，这些疾病是否可能是相对独立的神经肌肉接头疾病；哪些指标有助于辅助诊断，判断预后，或可作为客观的疗效评价指标；特异性的分子靶向治疗长期效价及安全性如何。上述问题都需要分子免疫技术的提高、临床试验的开展及经验的积累得以解决。

**参考文献**

［1］ Cavalcante P, Serafini B, Rosicarelli B, et al. Epstein-Barr virus persistence and reactivation in myasthenia gravis thymus ［J］. Ann Neurol, 2010, 67 (6): 726 – 738.

［2］ Cavalcante P, Maggi L, Colleoni L, et al. Inflammation and epstein-barr virus infection are common features of myasthenia gravis thymus: possible roles in pathogenesis ［J］. Autoimmune Dis, 2012, 213092.

［3］ Zhang B, Tzartos J S, Belimezi M, et al. Autoantibodies to lipoprotein-related protein 4 in patients with double-seronegative myasthenia gravis ［J］. Arch Neurol, 2012, 69 (4): 445 – 451.

［4］ Higuchi O, Hamuro J, Motomura M, et al. Autoantibodies to low-density lipoprotein receptor-related protein 4 in myasthenia gravis ［J］. Ann Neurol, 2011, 69 (2): 418 – 422.

［5］ Pevzner A, Schoser B, Peters K, et al. Anti-LRP4 autoantibodies in AChR- and MuSK-antibody-negative myasthenia gravis ［J］. J Neurol, 2012, 259 (3): 427 – 435.

［6］ Aricha R, Feferman T, Scott H S, et al. The susceptibility of Aire ( –/– ) mice to experimental myasthenia gravis involves alterations in regulatory T cells ［J］. J Autoimmun, 2011, 36 (1): 16 – 24.

［7］ Kakalacheva K, Maurer M A, Tackenberg B, et al. Intrathymic Epstein-Barr virus infection is not a prominent feature of myasthenia gravis ［J］. Ann Neurol, 2011, 70 (3): 508 – 514.

［8］ Meyer M, Hols A K, Liersch M, et al. Lack of evidence for Epstein-Barr virus infection in myasthenia gravis thymus ［J］. Ann Neurol, 2011, 70 (3): 515 – 518.

［9］ Serafini B, Cavalcante P, Bernasconi P, et al. Epstein-Barr virus in myasthenia gravis thymus: a matter of debate ［J］. Ann Neurol, 2011, 70 (3): 519.

［10］ Cavalcante P, Barberis M, Cannone M, et al. Detection of poliovirus-infected macrophages in thymus of patients with myasthenia gravis ［J］. Neurology, 2010, 74 (14): 1118 – 1126.

［11］ Hung W L, Lin Y H, Wang P Y, et al. HIV-associated myasthenia gravis and impacts of HAART: one case report and a brief review ［J］. Clin Neurol Neurosurg, 2011, 113 (8): 672 – 674.

[12] Vandiedonck C, Giraud M, Garchon H J. Genetics of autoimmune myasthenia gravis: the multifaceted contribution of the HLA complex [J]. J Autoimmun, 2005, 25 (Suppl): 6 – 11.

[13] Baggi F, Antozzi C, Andreetta F, et al. Identification of a novel HLA class II association with DQB1 * 0502 in an Italian myasthenic population [J]. Ann N Y Acad Sci, 1998 (841): 355 – 359.

[14] Niks E H, Kuks J B, Roep B O, et al. Strong association of MuSK antibody-positive myasthenia gravis and HLA-DR14-DQ5 [J]. Neurology, 2006, 66 (11): 1772 – 1774.

[15] Deitiker P R, Oshima M, Smith R G, et al. Association with HLA DQ of early onset myasthenia gravis in Southeast Texas region of the United States [J]. Int J Immunogenet, 2011, 38 (1): 55 – 62.

[16] Provenzano C, Ricciardi R, Scuderi F, et al. PTPN22 and myasthenia gravis: replication in an Italian population and meta-analysis of literature data [J]. Neuromuscul Disord, 2012, 22 (2): 131 – 138.

[17] Richman D P, Nishi K, Morell S W, et al. Acute severe animal model of anti-muscle-specific kinase myasthenia: combined postsynaptic and presynaptic changes [J]. Arch Neurol, 2012, 69 (4): 453 – 460.

[18] Mori S, Kubo S, Akiyoshi T, et al. Antibodies against muscle-specific kinase impair both presynaptic and postsynaptic functions in a murine model of myasthenia gravis [J]. Am J Pathol, 2012, 180 (2): 798 – 810.

[19] Klooster R, Plomp J J, Huijbers M G, et al. Muscle-specific kinase myasthenia gravis IgG4 autoantibodies cause severe neuromuscular junction dysfunction in mice [J]. Brain, 2012, 135 (Pt 4): 1081 – 1101.

[20] Oshima M, Deitiker P R, Smith R G, et al. T-cell recognition of acetylcholine receptor provides a reliable means for monitoring autoimmunity to acetylcholine receptor in antibody-negative myasthenia gravis patients [J]. Autoimmunity, 2012, 45 (2): 153 – 160.

[21] Romi F, Suzuki S, Suzuki S, et al. Anti-voltage-gated potassium channel Kv1.4 antibodies in myasthenia gravis [J]. J Neurol, 2012, 259 (7): 1312 – 1316.

[22] Vaknin-Dembinsky A, Abramsky O, Petrou P, et al. Myasthenia gravis-associated neuromyelitis optica-like disease: an immunological link between the central nervous system and muscle? [J]. Arch Neurol, 2011, 68 (12): 1557 – 1561.

[23] Zhang M, Li H, Guo H, et al. Different molecular expression in thymoma with ocular or generalized myasthenia gravis [J]. J Neurol Sci, 2012, 313 (1 – 2): 27 – 31.

[24] Bernasconi P, Barberis M, Baggi F, et al. Increased toll-like receptor 4 expression in thymus of myasthenic patients with thymitis and thymic involution [J]. Am J Pathol, 2005, 167 (1): 129 – 139.

[25] Lauriola L, Ranelletti F, Maggiano N, et al. Thymus changes in anti-MuSK-positive and -negative myasthenia gravis [J]. Neurology, 2005, 64 (3): 536 – 538.

[26] Corda D, Deiana G A, Mulargia M, et al. Familial autoimmune MuSK positive myasthenia gravis [J]. J Neurol, 2011, 258 (8): 1559 – 1560.

[27] Leite M I, Strobel P, Jones M, et al. Fewer thymic changes in MuSK antibody-positive than in MuSK antibody-negative MG [J]. Ann Neurol, 2005, 57 (3): 444 – 448.

[28] Masuda M, Matsumoto M, Tanaka S, et al. Clinical implication of peripheral CD4 $^+$ CD25 $^+$ regulatory T cells and Th17 cells in myasthenia gravis patients [J]. J Neuroimmunol, 2010, 225 (1 – 2): 123 – 131.

[29] Nessi V, Nava S, Ruocco C, et al. Naturally occurring CD4 $^+$ CD25 $^+$ regulatory T cells prevent but do not improve experimental myasthenia gravis [J]. J Immunol, 2010, 185 (9): 5656 – 5667.

［30］ Aricha R, Mizrachi K, Fuchs S, et al. Blocking of IL-6 suppresses experimental autoimmune myasthenia gravis ［J］. J Autoimmun, 2011, 36 （2）: 135 – 141.

［31］ Na S J, So S H, Lee K O, et al. Elevated serum level of interleukin-32alpha in the patients with myasthenia gravis ［J］. J Neurol, 2011, 258 （10）: 1865 – 1870.

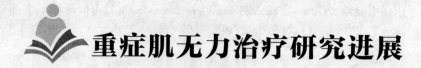

# 重症肌无力治疗研究进展

毛志锋　胡学强

重症肌无力（MG）是主要由抗体介导、细胞免疫依赖、补体参与，主要累及神经肌肉接头（NMJ）突触后膜，表现为骨骼肌波动性疲劳的自身免疫性疾病。该病约85%由乙酰胆碱受体（AChR）抗体致病，在余下约15%的AChR抗体阴性患者中，20%～50%由骨骼肌特异性受体酪氨酸激酶（MuSK）抗体致病，其余很少数由低密度脂蛋白受体相关蛋白4（LRP4）抗体或其他尚未清楚的致病抗体引起的神经肌肉接头传递障碍致病。该病自发缓解率低，治疗主要以免疫抑制及清除抗体为主。以下仅对近两年在MG治疗领域的研究进展做一综述。

## 1　免疫抑制治疗

目前，针对MG最主要的3种免疫调节/免疫抑制治疗为糖皮质激素、血浆置换（PLEX）和静脉用丙种球蛋白（IVIG）。近年来，国际上开始将上述已在成人MG中证实有效的治疗移植到眼肌型或者早发型的病例中开展。最近，肌肉研究组（MSG）在线发表了一项探讨强的松治疗眼肌型MG的随机双盲对照试验[1]。该试验将溴吡斯的明控制不佳的病例随机分为低剂量强的松组（$n=6$；10 mg 开始，从隔天起至16周后不超过40 mg/天）和安慰剂组（$n=5$）。结果显示，干预组治疗失败发生率显著低于安慰剂组（17% vs 100%，$P=0.02$）。两组均未表现出明显的副作用。而美国的Wendy等在2014年发表了一项探讨PLEX对比IVIG用于维持治疗青少年型重症肌无力的对照研究[2]。结果显示，青少年MG对PLEX的反应率（7/7）明显好于IVIG组（5/10，$P=0.04$）。由于以往成人MG中已有的随机对照试验显示，2种治疗手段对疗效影响无明显差异，因此，该结果对青少年型MG治疗选择有重要启示，即建议优先考虑PLEX可能更好。不难推测，下一阶段将有研究陆续开展更为严谨的随机双盲对照试验，从而进一步证实和补充上述结论。此外，对于MuSK-MG，利妥昔单抗显示出一定疗效[3]，但该药对于AChR-MG治疗后反应个体差异较大[4]。

## 2　胸腺切除术进展

有关MG患者实施胸腺切除术，最近研究主要围绕以下四个方面。

（1）是否有足够的循证医学Ⅰ级证据支持胸腺切除治疗 MG 效果优于单用药物治疗。此前的研究一直仅限于回顾性或缺乏严格的对照，不过可喜的是，第一项探讨胸腺切除术联合激素治疗对比单用激素治疗的国际多中心随机双盲对照试验预计将在 2015年下半年公布初期研究成果[5]。

（2）手术指征的年龄段探讨。例如，对于不合并胸腺瘤的全身型 MG 患者，手术的年龄段通常建议为 12～60 岁年龄段。但近期一项探讨胸腺切除术治疗迟发型（≥50岁，该研究中纳入病例年龄最大为 65 岁）不合并胸腺瘤的 MG 的队列研究显示，术后平均随访 2 年后，伴有胸腺增生的迟发型全身型 MG 较伴胸腺瘤迟发组可从手术切除胸腺中更多的获得临床缓解（60% vs 26%），且有效地达到激素减量（0.8 mg/天 vs 4.0mg/天）[6]。与此类似，最近 2 项探讨儿童型 MG 行胸腺切除术的回顾性研究，其中一项来自日本的研究显示，对 14 例患儿（其中 6 例不满 12 岁）上实施纵隔镜扩大胸腺切除术是安全的，术后随访（4月至6年）有半数患儿可达到临床缓解，7 例激素成功减量[7]。另一项回顾性研究亦表明对患者（14.8 ± 2.2 岁，8～18 岁）实施胸腔镜胸腺切除是安全的（无再次手术及手术死亡，平均手术时间48.9 ± 31.3 分，仅 1 例需术后机械通气 18 小时），但长期随访结果尚未报告[8]。由此可见，随着研究的不断拓展，其手术指征允许的年龄段可能有所放宽。最近，笔者对近 30 年发表的相关文献进行系统评价显示，对于全身型 MG 的成年患者，越早治疗，效果（以临床缓解为观察指标）往往也越好[9]。

（3）如果胸腺切除术是有效的，那么何种术式更好且更安全？ 10 多年来，究竟经颈还是经胸骨入路，一直存在争议。最近，有研究人员提出经颈基础上结合部分上段胸骨切开来开辟手术路径，但结果显示 5、10、15 年的完全缓解率可达 27%、37% 和46%，与传统的经胸骨胸腺扩大切除术或胸腔镜下胸腺切除术相当[10]。

（4）有关术后用药，近年陆续报道了胸腺切除后易合并视神经脊髓炎疾病谱的研究，比如病理征阳性的患者检查脊髓 MR 可能观察到亚临床病灶，伴或不伴视神经受累/视觉诱发电位异常[11, 12]。此时应排除合并多发性硬化，并选用 MG 和视神经脊髓炎可共用的药物。

## 3　难治性 MG 治疗

对难治性 MG，通常采用大剂量环磷酰胺（CYC）冲击（每天 50 mg/kg，连续4 天），可破坏并重构已成熟的免疫系统，从而可能诱导自身免疫病的缓解。但该方法受限于副作用风险相对较大，且短期冲击后易复发。最近，Buzzard 等在传统的冲击疗法基础上，尝试对 8 例难治性 MG 调整为更低剂量长疗程法，静脉注射 CYC（0.75 g/m²，<1 500 mg/次），每隔 4 周一轮。结果显示，6 例在治疗 3 月后出现改善（依据重症肌无力复合量表，MGC）。共 4 例平均随访 31 个月后可达临床缓解，其中 3 例可完全撤掉强的松。2 例仅部分反应，1 例随访 11 月后出现复发。副作用方面，其中 2 例患者出现轻度白细胞减少，1 例轻度贫血，均无须输血[13]。该法对难治性 MG 的治疗开辟了新的用药思路，值得期待，但该研究受限于单中心，还需更多的多中心随访研究进一步证实。

目前，针对补体途径的治疗开始进入临床试验阶段，如艾库组单抗（eculizumab），因为可特异性抑制末端补体途径，被认为具有治疗 MG 的潜力。最近，由 Howard 等开展探讨 eculizumab 治疗严重的难治性全身型 MG 的一项 II 期 RCT 取得了较为可喜的结果[14]。该研究采用干预 16 个月经洗脱期后，再交叉治疗（原 eculizumab 组进入安慰剂治疗阶段，原安慰剂组进入 eculizumab 治疗阶段）16 月。入组的 6 例患者经 16 个月治疗后定性重症肌无力评分（QMG）降低了 3 分（≥3 分具有临床意义），与安慰剂组相比有明显差异（$P = 0.014\ 4$），且患者均显示较佳的耐受性。欧盟委员会（EC）也于 2014 年 8 月批准 Soliris（eculizumab，依库珠单抗）用于治疗 MG。Soliris 是一种首创（first-in-class）的终端补体抑制剂，此前已获批用于阵发性睡眠性血红蛋白尿（PNH）和非典型溶血尿毒症综合征（aHUS）的治疗。

## 4　未来分子靶向治疗

近年来，随着临床和实验研究的深入，认为病毒持续感染、遗传因素和免疫应答异常与 MG 的发生密切相关。针对发病机制的治疗方面，T 细胞、B 细胞及补体等研究可能为生物治疗提供新的靶点，这些药物有的还处于动物试验阶段，有的已进入临床试验，有望将来应用到 MG 患者身上。归纳如下：①激活 T 细胞的细胞内信号传导通路，如针对 CD52、IL-2R、共刺激分子的单克隆抗体治疗及 Janus 蛋白酪氨酸激酶抑制剂，如抗 IL-2R 单抗（Daclizumab），实验阶段。②B 细胞，主要是清除 B 细胞表面分子、B 淋巴细胞活化、增殖诱导配体（APRIL），如上所述的利妥昔单抗（Rituximab），正行 II 期临床试验。此外，最近在人体和动物试验中均证实，MG 体内携带由 IL-10 分泌的 B 细胞（B10）的患者往往病情更重且对 Rituximab 反应较好，因此，B10 有望成为判断 MG 病情和 Rituximab 治疗反应的一个关键指标。③补体，阻断 C3、C5 攻膜复合体形成，如依库珠单抗（eculizumab），正行 II 期临床试验。④细胞因子及细胞因子受体，包括 IL-6、IL-17、集落刺激因子，如托珠单抗（tocilizumab），实验阶段。⑤淋巴细胞迁移分子，如芬戈莫德（fingolimod），实验阶段。⑥抗体，再造 AChR 抗体（又称分子诱饵）从而竞争阻断致病抗体与补体结合，实验阶段。⑦病毒学说，注射疫苗预防 MG 发生，对 EBV-MG 进行抗 EBV 治疗，实验阶段。

**参考文献**

[1] Benatar M, McDermott M P, Sanders D B, et al. Efficacy of prednisone for the treatment of ocular Myasthenia（EPITOME）: a randomized controlled trial [J]. Muscle Nerve, 2015.

[2] Liew W K, Powell C A, Sloan S R, et al. Comparison of plasmapheresis and intravenous immunoglobulin as maintenance therapies for juvenile myasthenia gravis [J]. JAMA Neurol, 2014（71）: 575 – 580.

[3] Evoli A, Alboini P E, Bisonni A, et al. Management challenges in muscle-specific tyrosine kinase myasthenia gravis [J]. Ann N Y Acad Sci, 2012（1274）: 86 – 91.

[4] Diaz-Manera J, Martinez-Hernandez E, Querol L, et al. Long-lasting treatment effect of rituximab in MuSK myasthenia [J]. Neurology, 2012（78）: 189 – 193.

［5］ Wolfe G I, Kaminski H J, Jaretzki A, et al. Development of a thymectomy trial in nonthymomatous myasthenia gravis patients receiving immunosuppressive therapy ［J］. Ann N Y Acad Sci, 2003 (998): 473 - 480.

［6］ Uzawa A, Kawaguchi N, Kanai T, et al. Two-year outcome of thymectomy in non-thymomatous late-onset myasthenia gravis ［J］. J Neurol, 2015 (262): 1019 - 1023.

［7］ Kitagawa N, Shinkai M, Take H, et al. Mediastinoscopic extended thymectomy for pediatric patients with myasthenia gravis ［J］. J Pediatr Surg, 2015 (50): 528 - 530.

［8］ Ozkan B, Demir A, Kapdagli M, et al. Results of videothoracoscopic thymectomy in children: an analysis of 40 patientsdagger ［J］. Interact Cardiovasc Thorac Surg, 2015, 21 (3): 292 - 295.

［9］ Mao Z, Hu X, Lu Z, et al. Prognostic factors of remission in myasthenia gravis after thymectomy ［J］. Eur J Cardiothorac Surg, 2015 (48): 18 - 24.

［10］ Ruffini E, Guerrera F, Filosso P L, et al. Extended transcervical thymectomy with partial upper sternotomy: results in non-thymomatous patients with myasthenia gravis ［J］. Eur J Cardiothorac Surg, 2015, 48 (3): 448 - 454.

［11］ Leite M I, Coutinho E, Lana-Peixoto M, et al. Myasthenia gravis and neuromyelitis optica spectrum disorder: a multicenter study of 16 patients ［J］. Neurology, 2012; 78: 1601 - 1607.

［12］ Jarius S, Paul F, Franciotta D, et al. Neuromyelitis optica spectrum disorders in patients with myasthenia gravis: ten new aquaporin-4 antibody positive cases and a review of the literature ［J］. Mult Scler, 2012 (18): 1135 - 1143.

［13］ Buzzard K A, Meyer N J, Hardy T A, et al. Induction intravenous cyclophosphamide followed by maintenance oral immunosuppression in refractory myasthenia gravis ［J］. Muscle Nerve, 2015 (52): 204 - 210.

［14］ Howard J F, Jr., Barohn R J, Cutter G R, et al. A randomized, double-blind, placebo-controlled phase II study of eculizumab in patients with refractory generalized myasthenia gravis ［J］. Muscle Nerve, 2013 (48): 76 - 84.

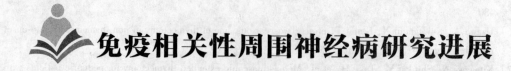

# 免疫相关性周围神经病研究进展

徐晓峰　陆正齐

周围神经病包括免疫相关性周围神经病、遗传性神经病、中毒性神经病、代谢性神经病、外伤和压迫性神经病等。免疫相关性周围神经病是一组由免疫功能障碍所致的周围神经系统疾病，是常见的周围神经病之一。免疫相关性周围神经病可以通过免疫抑制和调节的方法进行治疗，但由于临床对其多样性认识不足，以及缺乏明确诊断方法与手段，从而未引起人们足够的重视，得到有效治疗。

临床常见的免疫相关性周围神经病主要包括：急性炎症性脱髓鞘多发性神经病（acute inflammatory demyelinating polyneuropathy，AIDP）、慢性炎症性脱髓鞘性多发性神经病（chronic inflammatory demyelinating polyneuropathy，CIDP）、多灶性运动神经病（multifocal motor neuropathy，MMN）、伴有 IgM 副蛋白脱髓鞘性神经病、POEMS 综合征、各种血管炎（包括系统性及非系统性）相关的周围神经病等。这些疾病大多对血浆置换有效，提示体液免疫参与其中。随着对免疫相关性周围神经病发病机制研究的深入，一些新的自身免疫性抗体研究结果正不断被提出，为免疫相关性周围神经病诊断、治疗、预后提供新的证据。本文就自身免疫性抗体的研究方面进行总结。

## 1　自身免疫性抗体

与中枢神经系统不同，周围神经系统的髓鞘由施万细胞包绕，含有丰富的蛋白脂质和一些特殊的蛋白，如各种离子通道，组成致密层及非致密层。致密层的髓鞘不含施万细胞的胞浆，主要蛋白成分是髓鞘蛋白 0（myelin protein zero，MPZ）、髓鞘碱性蛋白（myelin basic protein，MBP）和周围髓鞘蛋白 – 22（peripheral myelin protein-22，PMP22）。非致密层髓鞘主要位于节旁及 Schmidt-Lanterman 切迹，富含髓鞘相关糖蛋白（myelinassociated glycoprotein，MAG）、连接蛋白 32（connexin32）和神经节苷脂（ganglioside）。与一些遗传相关性周围神经病，只要累及结构相关蛋白如 MPZ、PMP22、connexin32 等，免疫相关的周围神经病相关抗体主要识别神经节苷脂及 MAG。和中枢神经系统一样，周围神经系统也存在血 – 神经屏障，主要由血管内皮细胞及神经束膜细胞的紧密连接组成。但在神经根、郎飞结及神经肌肉接头处血 – 神经屏障相对薄弱，体液及细胞免疫相对容易穿透，是免疫损伤易发部位。

虽然在免疫相关性周围神经病的临床诊断中，自身免疫性抗体的特异性及敏感性受到一定的限制，但抗体相关机制的研究推动了病理生理认识的深入，对疾病的分类、治疗及预后提供了更进一步的证据。

神经节苷脂是一种酸性糖脂，是临床最常见的与免疫相关周围神经病抗体靶分子，由酰基鞘氨醇及寡糖（多数是半乳糖和 N - 乙酰氨基半乳糖）组成，寡糖又通过糖链与唾液酸连接。命名方面，第一个字母 G 代表神经节苷脂，第二个字母表示唾液酸残基的数目（M 代表 1，D 代表 2，T 代表 3，Q 代表 4），第三个数字表示有几个完整的四糖键，第四个小写字母表示不同的同分异构体。

## 2  吉兰 - 巴雷综合征

吉兰 - 巴雷综合征（Guillain-Barré syndrome，GBS）是急性免疫介导的多发性神经病，多数有前驱感染病史，常见为上感症状及腹泻。尽管经典的 GBS，即急性炎症性脱髓鞘多发性神经病（acute inflammatory demyelinating polyneuropathy，AIDP），具有明确的前驱感染史和明确的急性免疫介导的炎症反应，免疫治疗有效，少数报道可发现多种自身抗体[1-2]，但目前研究并未发现恒定而高滴度的自身抗体。与此相反，GBS 的一些变异性却表现出与某些自身免疫性抗体有密切的关系。

急性运动感觉神经病（acute motor axonal neuropathy，AMAN）是 GBS 常见的变异型，西方研究占 GBS 的 5% ～ 10%，东方人的发病率更高，约占 50%[3-4]。AMAN 起病方式与临床过程类似 AIDP，但前驱多为消化道症状，与空肠弯曲杆菌感染有关。AMAN 顾名思义，病变以轴突为主，主要累及郎飞结旁及 Schmidt-Lanterman 切迹组织，而不像 AIDP 病变位于鞘髓。神经电生理检查表现为运动传导波幅下降或传导阻滞等，提示轴突损伤。但与一般的轴突损伤不同，由于损伤集中在郎飞结及结旁组织，导致神经传导障碍，自然病程或治疗后，修复较快，预后较好，因此新近有人命名这为结 - 结旁神经病[5]。在一项 156 例 GBS 研究中发现，约有 66% 的 AMAN 患者，GM1、GD1a、GalNAc-GD1a（N - 乙酰氨基半乳糖神经节苷脂）和 GM1b 4 种抗体中 1 种或多种抗体阳性，另有约 30% 抗体阳性，而早期诊断为 AIDP 的患者，而随后 3 ～ 6 周的电生理复查重新归为 AMAN。由此约有 83% AMAN 患者以上 4 种抗体中至少 1 种阳性[6]。研究显示，分子模拟是空肠弯曲杆菌感染后 AMAN 发生的重要发病机制。研究证实：①流行病学上空肠弯曲杆菌感染与 AMAN 密切相关；②患者中发现可与神经节苷脂特异结合的抗体；③空肠弯曲杆菌分离到模拟的靶抗原；④成功建立动物模型。在 GM1 样抗原诱导的 AMAN 动物模型的病理研究中，发现郎飞结处的钠离子通道被破坏，结旁髓鞘终末环解离，出现类似结旁脱髓鞘[7]。

Miller Fisher 综合征（Miller Fisher syndrome，MFS）是 GBS 另一种常见变异型，在西方约占 5%，东方人的发病率更高，占 19% ～ 25%[8-9]，约有 85% 的典型 MFS 患者血清中 GQ1b 抗体阳性[10-12]，而在 CFS 中 GQ1b 抗体似乎有更高的特异性[13]。另外，GT1a 抗体在 MFS 中也有较高的阳性率，已经知道这两种自身抗体有较高交叉反应[14-15]。关于其他 GQ1b 抗体相关疾病，可参考本书抗 GQ1b 抗体综合征的相关内容。GBS 的另一种较少见类型是急性运动感觉轴索性神经病（acute motor-sensory axonal neu-

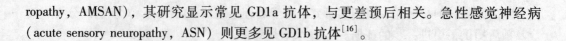

ropathy，AMSAN），其研究显示常见 GD1a 抗体，与更差预后相关。急性感觉神经病（acute sensory neuropathy，ASN）则更多见 GD1b 抗体[16]。

## 3 慢性炎症性脱髓鞘性多发性神经病

对于典型的慢性炎症性脱髓鞘性多发性神经病（chronic inflammatory demyelinating polyneuropathy，CIDP）自身免疫抗体研究的进展远远落后于 GBS。相对更少见的前驱期感染，不支持微生物模拟激发免疫机制。慢性化的病理生理过程支持免疫功能的紊乱。CIDP 相关抗体早期的工作也是集中于致密髓鞘蛋白，但收效甚微。与 GBS 在抗神经节苷脂抗体研究中进展顺利不同，CIDP 的研究除了发现部分患者有 LM1 糖脂/神经节苷脂复合物抗体外[17-18]，其他无明显收获。

随着对郎飞结及结旁蛋白及其功能研究的深入，近两年，针对这些蛋白的自身抗体在 CIDP 逐渐被人们所认识。轴突及胶质细胞蛋白对形成及维持郎飞结及结旁特殊结构至关重要。神经胶质蛋白（gliomedin）、神经胶质结细胞粘附分子（neuron glia-related nodal cell adhesion molecule，NrCAM）及神经束蛋白 186（neurofascin 186，NF186）对郎飞结处钠离子通道的聚集及正常功能维持起重要作用。在结旁髓鞘的环形结构和裸露的轴突之间，施万细胞与轴突形成了轴胶质连接，主要由轴膜上的接触蛋白 1/接触蛋白相关蛋白 1（contactin-1/ contactin-associated protein-1，CNTN1/CASPR1）复合物与施万细胞上的神经束蛋白 155（neurofascin 155，NF155）相结合形成。这些结构对维持神经的跳跃性传导、钾离子通道的在结旁结构聚集意义重大。许多抗神经节苷脂抗体在郎飞结及附近与糖脂蛋白结合，引起补体聚集及炎症的激活，破坏了相关结构，引起上文提及的结 - 结旁神经病。在 CIDP 中虽未发现类似抗体，但研究发现少部分 CIDP 患者存在直接针对郎飞结及结旁蛋白的抗体，并可能参与了 CIDP 的病理生理过程。Querol 等在 2013 年报道了 46 例 CIDP 患者中，有 4 例出现抗 CNTN1 或 CNTN1/CASPR1 复合物抗体阳性。尽管阳性率不高，但在 GBS 及其他对照组中无一例患者阳性。更为重要的是，这些患者年龄均较大，表现为进展性起病，运动症状为主，检查示轴突损害严重，对 IVIG 反应差[19]。其他独立的研究结果也支持类似的实验结果[20-21]。在对西班牙的一组 CNTN1 抗体阳性的患者研究中发现，IgG 型抗体主要与 CNTN1 的糖化残基相结合，而这些残基正是 CNTN1 与 CASPR1 形成复合物并与 NF155 结合的关键部位，并且体外研究这些抗体阻碍了 CNTN1/CASPR1 复合物与 NF155 结合，破坏了郎飞结的结构，更重要的是这种破坏作用是在没有补体及炎症细胞存在的情况下发生[22]。这些抗体证实为 IgG4 型[20-22]。IgG4 型抗体在自身免疫性疾病中并不常见，而多见于过敏性反应。IgG4 型抗体具有"抗炎症"作用，封闭了抗原，并不激活补体或与 Fc 受体结合。推测抗 CNTN1 的 IgG4 抗体与抗原结合，引起相关蛋白功能障碍，导致疾病发生[22]。

如上文所述，NF186 及 155 也是郎飞结的重要结构蛋白。NF186 位于郎飞结的轴突，有人报道在 CIDP 中发现抗 NF186 抗体[23]，但未得到更多有研究支持。Man 等最早报道在少部分 CIDP 患者中发现抗 NF155 抗体阳性，随后的研究也发现约 3.7% 的 CIDP 患者抗 NF155 抗体阳性，这些患者多数表现为远端进展型感觉运动神经病，伴随缓慢的活动性震颤，并对 IVIG 治疗效果差[24-25]。在对 8 例对 IVIG 治疗效果不佳的患者行 NF155 抗体检测时发现 2 例（25%）患者阳性，并具有上述所描述临床特点[26]。和 CNTN1 抗体一样，NF155 抗体大都是 IgG4 型[26]。也有报道发现，高达 22% 的 CIDP 患者抗 NF155 抗体阳性，并且也有 15% 的 GBS 患者表现为阳性[27]。这些差异可能与不同的检测手段、不同地域与人种有关。目前，CNTN1 抗体、NF155 抗体的仍然缺乏统一的实验检测标准，及大规模的在周围神经病中的流行病学数据，需要在以后的研究工作中进一步完善。更为有趣的是，日本学者 Kawamura 等发现在罕见的中枢外周围神经脱髓鞘（combined central and peripheral demyelination，CCPD）疾病中，7 例患者中有 5 例 NF155 抗体阳性，这些患者对 IVIG 或血浆置换治疗效果较好，对皮质激素反应较差，如果 NF155 抗体阴性，则激素治疗效果好[28]。这些患者的 IgG 类型报道中未指出，但 Querol 等研究的 IgG4 抗 NF155 阳性患者均未出现任何影像或临床中枢神经脱髓鞘表现[25]。也有报道称，未在 3 名 CCPD 患者血清中查到 NF155 抗体[29]。NF155 抗体在 CCPD 中的生物标志及指导临床治疗的作用尚待进一步深入研究。

CIDP 的变异型——远端获得性脱髓鞘性对称性神经病（distal acquired demyelinating symmetric neuropathy，DADS），多发于 60 岁以上男性，主要表现为肢体的无力和/或感觉障碍。本病与单克隆的 IgM 蛋白密切相关，其中约 56% 患者为抗 MAG 抗体 IgM 阳性[30-31]，因此，也可归类为意义未明的单克隆丙种球蛋白病（monoclonal gammopathy of undetermined significance，MGUS），注意要与多发性骨髓瘤、巨球蛋白血症、PO-EMS 综合征、原发性淀粉样变性相鉴别。超微结构研究显示其周围神经髓鞘层状脱髓鞘，组化可见 IgM 沉积病变部位。被动的抗 MAG 抗体转移可以诱导动物模型及治疗有效时可见抗 MAG 抗体滴度下降，也提示抗 MAG 抗体与病变相关[32]。抗 MAG 抗体阳性 DADS 可由于无力或感觉性共济失调，引起严重的功能障碍，但其对传统的免疫治疗反应较差，但最近的荟萃分析及对照性研究发现利妥昔单抗可能是有效的治疗药物[33-34]。Kawagashira 研究发现，轴突的损害程度及 MAG 抗体对髓鞘的亲和力影响利妥昔单抗对单克隆的 IgM 蛋白血症的疗效[35]，提示早期及时的治疗对预后产生重要影响。抗 MAG 抗体通过 HNK-1 结构域与 MAG 结合，同样也可结合到有类似结构域的蛋白，如磷酸酶蛋白聚糖（phosphacan）。最近的研究发现，如果患者的抗 MAG 抗体能与 phosphacan 紧密结合，则表现为进展性病情，对各种治疗反应差[36]。

硫酸化葡萄糖醛酸拟红细胞糖苷脂（sulfated glucuronyl paragloboside，SGPG）抗体多与 MAG 抗体并存，具体意义不明。也有研究发现，注射纯化的 SGPG 抗体可在动物实验中诱导感觉共济失调型周围神经病[37]。SGPG 抗体阳性/MAG 抗体阴性的周围神经病患者对免疫治疗效果较好[38]。硫酸脑苷脂（sulfatide）抗体也常与 MAG 抗体并存，低滴度无特殊意义，高滴度（大于 1∶8 000）时通常与慢性免疫性感觉为主的远端周围神经病有关。在 MAG 抗体阳性的 DADS 中，高滴度的硫酸脑苷脂抗体提示轴突病变为主，并对免疫治疗反应较差，预后不良[39-40]。

由上述研究结果可见，近年来随着研究的深入，CIDP 生物标志物的探索工作获得重大进展，使人们更深刻地认识到 CIDP 是一类疾病，有着不同的免疫发病机制，基于不同的生物标志物的分类可指导治疗，评估预后。

## 4　多灶性运动神经病

多灶性运动神经病（multifocal motor neuropathy，MMN）是一种独特的免疫相关性周围神经病，临床表现为进行性非对称性肢体无力，以远端受累为主，电生理特征表现为运动神经上存在持续性多灶性传导阻滞，感觉无受累。约有半数患者可出现痉挛或肌肉束颤而把这中可治性疾病误诊为运动神经元病[41]。本病对 IVIG 及环磷酰胺治疗反应好，PE 及激素效果不佳。多项研究报道，有 25%～85% 的 MMN 患者 IgM 型 GM1 抗体阳性，如此大的阳性率差异可能与不同的实验室不同方法及敏感性相关[42]。一部分 MMN 和其他周围神经病患者抗神经节苷脂阴性，但神经节苷脂复合体抗体阳性，也就是说相关抗原位点的识别需要两个或更多的神经节苷脂。Nobile-Orazio 和 Delmont 等均发现联合 GM1/半乳糖脑苷脂（galactocerebroside）可提高抗体检出阳性率[43-44]。GM1 也是轴突型 GBS 的靶抗原，然而两者的诱发因素及免疫应答各异[45]。研究指出，GBS 的抗 GM1 抗体为多克隆性，而 MMN 的抗 GM1 抗体来源于单独或严格的一组 B 细胞克隆[46]。这可能与 MMN 慢性化及抗体亲和力成熟过程有关。虽然有研究表明，GM1 在郎飞结表达丰富，MMN 可能为结 – 结旁神经病，但抗体是引起脱髓鞘还是钠离子通道功能障碍从而导致传导阻滞，目前尚不明确[47]。NF186 和 gliomedin 也是郎飞结轴突重要的蛋白成分，对钠离子的聚集及正常功能起重要支持作用[48-49]。最近研究指出，MMN 患者出现 62% IgG 型和 12% IgM 型抗 NF186 或 NF186/gliomedin 复合物抗体，部分与抗 GM1 抗体重叠[23]。相关的病理生理机制仍待进一步阐明。

## 5　其他

脑脊髓脊神经根病（encephalomyeloradiculopathy，EMRN），类似 CCPD，或累及中枢及外周神经系统，也被认为是自身免疫炎症相关性疾病，表现为急性的单相病程，对激素反应良好。有研究发现，4 例 EMRN 患者出现抗中性糖脂（neutral glycolipids）抗体阳性[50]，但这些抗体是否是 EMRN 特异性抗体，还是交叉反应仍待阐明。

神经性肌强直（neuromyotonia）通常被认为是经典的炎症性疾病，近年来的研究提示与接触蛋白相关蛋白 2（contactin-associated protein 2，CASPR2）抗体有关[51]。CASPR2 同样位于郎飞结旁区，与钾离子通道的功能密切相关，从而影响神经的复极化及兴奋性[52]。研究发现部分神经性肌强直患者抗 CASPR2 抗体阳性[53]。虽然仍然缺乏大规模的临床研究证实抗体与疾病的直接联系，但考虑到 CASPR2 在郎飞结旁区重要的生物学功能，强烈提示这种抗体参与了疾病的病理生理过程。

## 6　总结

尽管最近 20 多年来发现了许多免疫相关周围神经病的自身抗体，极大地推动了免疫获得性周围神经病的病理生理研究，但临床证据充分的特异性生物标志物，只在少数疾病中得到较一致的共识，如 MAG 抗体与 DADS，GQ1b 抗体与 MFS，IgM 型 GM1 抗体与 MMN。在实际工作中，自身抗体相关的免疫性周围神经病仍存在着不同的检测方法、不同条件下检测标准、滴度的界定、IgM 与 IgG 型抗体的差异、单克隆与多克隆的差异等一系列问题，进一步的深入研究与归类，可能为一大类免疫相关周围神经病的分类、诊断、治疗或预后提供循证依据。

## 参考文献

［1］ Fredman P, Vedeler C A, Nyland H, et al. Antibodies in sera from patients with inflammatory demyelinating polyradiculoneuropathy react with ganglioside LM1 and sulphatide of peripheral nerve myelin ［J］. J Neurol, 1991, 238 (2): 75 – 79.

［2］ Ilyas A A, Mithen F A, Dalakas M C, et al. Antibodies to acidic glycolipids in Guillain-Barre syndrome and chronic inflammatory demyelinating polyneuropathy ［J］. J Neurol Sci, 1992, 107 (1): 111 – 121.

［3］ Nagasawa K, Kuwabara S, Misawa S, et al. Electrophysiological subtypes and prognosis of childhood Guillain-Barre syndrome in Japan, Muscle Nerve, 2006, 33 (6): 766 – 770.

［4］ Ye Y, Wang K, Deng F, et al. Electrophysiological subtypes and prognosis of Guillain-Barre syndrome in northeastern China ［J］. Muscle Nerve, 2013, 47 (1): 68 – 71.

［5］ Uncini A, Susuki K, Yuki N. Nodo-paranodopathy: beyond the demyelinating and axonal classification in anti-ganglioside antibody-mediated neuropathies ［J］. Clin Neurophysiol, 2013, 124 (10): 1928 – 1934.

［6］ Sekiguchi Y, Uncini A, Yuki N et al. Antiganglioside antibodies are associated with axonal Guillain-Barre syndrome: a Japanese-Italian collaborative study ［J］. J Neurol Neurosurg Psychiatry, 2012, 83 (1): 23 – 28.

［7］ Yuki N, Yamada M, Koga M, et al. Animal model of axonal Guillain-Barre syndrome induced by sensitization with GM1 ganglioside ［J］. Ann Neurol, 2001, 49 (6): 712 – 720.

［8］ Lyu R K, Tang L M, Cheng S Y, et al. Guillain-Barre syndrome in Taiwan: a clinical study of 167 patients ［J］. J Neurol Neurosurg Psychiatry, 1997, 63 (4): 494 – 500.

［9］ Mori M, Kuwabara S, Fukutake T, et al. Clinical features and prognosis of Miller Fisher syndrome ［J］. Neurology, 2001, 56 (8): 1104 – 1106.

［10］ Chiba A, Kusunoki S, Obata H, et al. Serum anti-GQ1b IgG antibody is associated with ophthalmoplegia in Miller Fisher syndrome and Guillain-Barre syndrome: clinical and immunohistochemical studies ［J］. Neurology, 1993, 43 (10): 1911 – 1917.

［11］ Chiba A, Kusunoki S, Shimizu T, et al. Serum IgG antibody to ganglioside GQ1b is a possible marker of Miller Fisher syndrome ［J］. Ann Neurol, 1992, 31 (6): 677 – 679.

［12］ Willison H J, Veitch J, Paterson G, et al. Miller Fisher syndrome is associated with serum antibodies to GQ1b ganglioside ［J］. J Neurol Neurosurg Psychiatry, 1993, 56 (2): 204 – 206.

［13］ Nishimoto Y, Odaka M, Hirata K, et al. Usefulness of anti-GQ1b IgG antibody testing in Fisher syndrome compared with cerebrospinal fluid examination ［J］. J Neuroimmunol, 2004, 148 (1 – 2): 200 – 205.

［14］ Kaida K, Kanzaki M, Morita D, et al. Anti-ganglioside complex antibodies in Miller Fisher syndrome

［J］. J Neurol Neurosurg Psychiatry, 2006, 77 (9): 1043 –1046.

［15］ Nagashima T, Koga M, Odaka M, et al. Clinical correlates of serum anti-GT1a IgG antibodies ［J］. J Neurol Sci, 2004, 219 (1 –2): 139 –145.

［16］ Koike H, Watanabe H, Sobue G, The spectrum of immune-mediated autonomic neuropathies: insights from the clinicopathological features ［J］. J Neurol Neurosurg Psychiatry, 2013, 84 (1): 98 –106.

［17］ Kuwahara M, Suzuki S, Takada K, et al. Antibodies to LM1 and LM1-containing ganglioside complexes in Guillain-Barre syndrome and chronic inflammatory demyelinating polyneuropathy ［J］. J Neuroimmunol, 2013, 239 (1 –2): 87 –90.

［18］ Kuwahara M, Suzuki M, Samukawa M, et al. Clinical features of CIDP with LM1-associated antibodies ［J］. J Neurol Neurosurg Psychiatry, 2013, 84 (5): 573 –575.

［19］ Querol L, Nogales-Gadea G, Rojas-Garcia R, et al. Antibodies to contactin –1 in chronic inflammatory demyelinating polyneuropathy ［J］. Ann Neurol, 2013, 73 (3): 370 –380.

［20］ Miura Y, Devaux J J, Fukami Y, et al. Contactin 1 IgG4 associates to chronic inflammatory demyelinating polyneuropathy with sensory ataxia ［J］. Brain, 2015, 138 (6): 1484 –1491.

［21］ Doppler K, Appeltshauser L, Wilhelmi K, et al. Destruction of paranodal architecture in inflammatory neuropathy with anti-contactin-1 autoantibodies ［J］. J Neurol Neurosurg Psychiatry, 2015, 86 (7): 720 –728.

［22］ Labasque M, Hivert B, Nogales-Gadea G, et al. Specific contactin N-glycans are implicated in neurofascin binding and autoimmune targeting in peripheral neuropathies ［J］. J Biol Chem, 2014, 289 (11): 7907 –7918.

［23］ Notturno F, Di Febo T, Yuki N, et al. Autoantibodies to neurofascin-186 and gliomedin in multifocal motor neuropathy ［J］. J Neuroimmunol, 2014, 276 (1 –2): 207 –212.

［24］ Ng J K, Malotka J, Kawakami N, et al. Neurofascin as a target for autoantibodies in peripheral neuropathies ［J］. Neurology, 2012, 79 (23): 2241 –2248.

［25］ Querol L, Nogales-Gadea G, Rojas-Garcia R, et al. Neurofascin IgG4 antibodies in CIDP associate with disabling tremor and poor response to IVIG ［J］. Neurology, 2014, 82 (10): 879 –886.

［26］ Querol L, Rojas-Garcia R, Casasnovas C, et al. Long-term outcome in chronic inflammatory demyelinating polyneuropathy patients treated with intravenous immunoglobulin: a retrospective study ［J］. Muscle Nerve, 2013, 48 (6): 870 –876.

［27］ Yan W, Nguyen T, Yuki N, et al. Antibodies to neurofascin exacerbate adoptive transfer experimental autoimmune neuritis ［J］. J Neuroimmunol, 2014, 227 (1 –2): 13 –17.

［28］ Kawamura N, Yamasaki R, Yonekawa T, et al. Anti-neurofascin antibody in patients with combined central and peripheral demyelination ［J］. Neurology, 2013, 81 (8): 714 –722.

［29］ Vural A, Gocmen R, Kurne A T, et al. Fulminant central plus peripheral nervous system demyelination without antibodies to neurofascin ［J］. Can J Neurol Sci, 2016, 43 (1): 149 –156.

［30］ Latov N, Hays A P, Sherman W H. Peripheral neuropathy and anti-MAG antibodies ［J］. Crit Rev Neurobiol, 1988, 3 (4): 301 –332.

［31］ Nobile-Orazio E, Manfredini E, Carpo M, et al. Frequency and clinical correlates of anti-neural IgM antibodies in neuropathy associated with IgM monoclonal gammopathy ［J］. Ann Neurol, 1994, 36 (3): 416 –424.

［32］ Nobile-Orazio E. Neuropathy and monoclonal gammopathy ［J］. Handb Clin Neurol, 2013 (115): 443 – 459.

［33］ Leger J M, Viala K, Nicolas G, et al. Placebo-controlled trial of rituximab in IgM anti-myelin-associat-ed glycoprotein neuropathy ［J］. Neurology, 2013, 80 （24）: 2217 - 2225.

［34］ Lunn M P, Nobile-Orazio E. Immunotherapy for IgM anti-myelin-associated glycoprotein paraprotein-associated peripheral neuropathies ［J］. Cochrane Database Syst Rev, 2012 （5）: CD002827.

［35］ Kawagashira Y, Koike H, Ohyama K, et al. Axonal loss influences the response to rituximab treatment in neuropathy associated with IgM monoclonal gammopathy with anti-myelin-associated glycoprotein antibody ［J］. J Neurol Sci, 2015, 348 （1 - 2）: 67 - 73.

［36］ Hamada Y, Hirano H, Kuwahara M, et al. Binding specificity of anti-HNK-1 IgM M-protein in anti-MAG neuropathy: possible clinical relevance ［J］. Neurosci Res, 2015 （91）: 63 - 68.

［37］ Ilyas A A, Gu Y, Dalakas M C, et al. Induction of experimental ataxic sensory neuronopathy in cats by immunization with purified SGPG ［J］. J Neuroimmunol, 2008, 193 （1 - 2）: 87 - 93.

［38］ Gono T, Matsuda M, Shimojima Y, et al. Rituximab therapy in chronic inflammatory demyelinating polyradiculoneuropathy with anti-SGPG IgM antibody ［J］. J Clin Neurosci, 2006, 13 （6）: 683 - 687.

［39］ Carpo M, Meucci N, Allaria S, et al. Anti-sulfatide IgM antibodies in peripheral neuropathy ［J］. J Neurol Sci, 2000, 176 （2）: 144 - 145.

［40］ Erb S, Ferracin F, Fuhr P, et al. Polyneuropathy attributes: a comparison between patients with anti-MAG and anti-sulfatide antibodies ［J］. J Neurol, 2000, 247 （10）: 767 - 772.

［41］ Pestronk P. Multifocal motor neuropathy: diagnosis and treatment ［J］. Neurology, 1998, 51 （6, suppl 5）: 22 - 24.

［42］ Cats E A, Jacobs B C, Yuki N, et al. Multifocal motor neuropathy: association of anti-GM1 IgM anti-bodies with clinical features ［J］. Neurology, 2010, 75 （22）: 1964 - 1967.

［43］ Nobile-Orazio E, Giannotta C, Musset L, et al. Sensitivity and predictive value of anti-GM1/galactoce-rebroside IgM antibodies in multifocal motor neuropathy ［J］. J Neurol Neurosurg Psychiatry, 2014, 85 （7）: 754 - 758.

［44］ Delmont E, Halstead S, Galban-Horcajo F, et al. Improving the detection of IgM antibodies against glycolipids complexes of GM1 and Galactocerebroside in Multifocal Motor Neuropathy using glycoarray and ELISA assays ［J］. J Neuroimmunol, 2015 （278）: 159 - 161.

［45］ Willison H J, Yuki N. Peripheral neuropathies and anti-glycolipid antibodies ［J］. Brain, 2002, 125 （Pt 12）: 2591 - 2625.

［46］ Cats E A, van der Pol W L, Tio-Gillen A P, et al. Clonality of anti-GM1 IgM antibodies in multifocal motor neuropathy and the Guillain-Barre syndrome ［J］. J Neurol Neurosurg Psychiatry, 2015, 86 （5）: 502 - 504.

［47］ Gooch C L, Amato A A. Are anti-ganglioside antibodies of clinical value in multifocal motor neuropa-thy? ［J］. Neurology, 2010, 75 （22）: 1950 - 1951.

［48］ Sherman D L, Tait S, Melrose S, et al. Neurofascins are required to establish axonal domains for salta-tory conduction ［J］. Neuron, 2005, 48 （5）: 737 - 742.

［49］ Eshed Y, Feinberg K, Poliak S, et al. Gliomedin mediates Schwann cell-axon interaction and the mo-lecular assembly of the nodes of Ranvier ［J］. Neuron, 2005, 47 （2）: 215 - 229.

［50］ Shima S, Kawamura N, Ishikawa T, et al. Anti-neutral glycolipid antibodies in encephalomyeloradiculo-neuropathy ［J］. Neurology, 2014, 82 （2）: 114 - 118.

［51］ Lancaster E, Huijbers M G, Bar V, et al. Investigations of caspr2, an autoantigen of encephalitis and

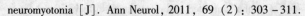

neuromyotonia [J]. Ann Neurol, 2011, 69 (2): 303 – 311.

[52] Traka M, Goutebroze L, Denisenko N, et al. Association of TAG-1 with Caspr2 is essential for the molecular organization of juxtaparanodal regions of myelinated fibers [J]. J Cell Biol, 2003, 162 (6): 1161 – 1172.

[53] Irani S R, Pettingill P, Kleopa K A, et al. Morvan syndrome: clinical and serological observations in 29 cases [J]. Ann Neurol, 2012, 72 (2): 241 – 255.

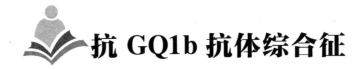

# 抗 GQ1b 抗体综合征

徐晓峰　陆正齐

## 1 历史

抗 GQ1b 抗体综合征是由日本独协大学 Yuki 教授提出的一种由抗 GQ1b 抗体介导，中枢和/或周围神经不同程度受累的感染后神经系统疾病，包括 Miller Fisher 综合征（Miller Fisher syndrome，MFS），Bickerstaff's 脑干脑炎（Bickerstaff's brain stem encephalitis，BBE），不典型吉兰－巴雷综合征（Guillain-Barré syndrome，GBS）在内的一系统疾病[1]。

早在 1951 年，Bickerstaff 描述了一组感染后起病的，以眼肌麻痹、共济失调及出现意识障碍为主要临床表现的特殊患者。这些患者都在度过一个急性过程后可以完全康复，该病被命名为 BBE[2]。Miller Fisher 则在 1956 年发表文章，发现感染后出现一组以周围性眼肌麻痹、共济失调及腱反射消失为综合征的患者，命名为 MFS，也有着同样的良好预后[3]。而在对 GBS 的早期研究中就发现有部分患者累及颅神经。它们都是感染后起病，急性过程，预后大多均良好，这使得人们猜测它们都是感染后引起的，由免疫介导的炎症性疾病，但由于各自有不同的特点，冠以不同的命名，被认为是完全不同的疾病。

但在随后的临床实践中，人们发现 MFS 中也在部分患者出现一过性的意识障碍，而 GBS 的患者中也有出现眼肌麻痹。Bickerstaff 强调意识的改变是 BBE 确诊所必须的。BBE 常见的临床症状也包括眼睑下垂、眼肌麻痹、面瘫、构音障碍，并且共济失调、腱反射消失及肢体软瘫也常出现[4]。这些患者大都有前驱感染，有脑脊液（cerebro-spinal fluid，CSF）蛋白－细胞分离现象，预后良好。在 1982 年，Al-Din 和 Bickerstaff 等总结分析了 18 例 BBE 和 MFS 患者，临床上表现为进行性眼肌麻痹及共济失调，他们大多有意识水平的下降（12 例）和腱反射的消失（11 例）。部分患者影像学检查发现脑干有低密度灶，所以 Al-Din 认为是脑干病变导致眼肌麻痹及意识障碍，共济失调由小脑损伤引起，而腱反射的消失则是中脑和脑桥的网状结构损伤的结果[5]。Ropper 在随后神经病学年鉴杂志上指出，Al-Din 的病例只有 6 例是 MFS 患者，其他患者都有明显的脑干损伤而没有周围神经受累[6]。Al-Din 侧随后写信到编辑部反驳，6 例中分别有影像、脑电图或脑干诱发电位的异常，脑干病变明确[7]。

关于是 MFS 还是 BBE 的诊断一直争论不休。一个标志性的进展是，1992 年，Chiba

等在 6 名典型的 MFS 患者中均发现了高滴度的抗 GQ1b 抗体，从而揭开了 MFS 病理生理机制研究的序幕[8]。很快有学者在 BBE 患者中发现抗 GQ1b 抗体，从而认为两者都是感染后引起免疫异常所致的同一个发病机制的疾病谱[9]。在对一组 62 例严格入选的 BBE 患者进行分析时发现，66% 的患者抗 GQ1b 抗体阳性，30% 的患者 MR 显示脑干病变，而 66% 的患者出现四肢对称性软瘫[10]（Bickerstaff 在 1951 年的病例分析中有 1 例患者出现四肢对称性软瘫，当时认为是罕见的合并症状[2]）。在对其中 1 例有四肢瘫不幸病故的患者进行尸检后发现，其脑干血管周围淋巴细胞浸润及水肿，提示有明确炎症性改变，特别的是，该患者电生理检查发现存在周围运动神经轴突性损害。这表明 BBE 和 GBS 有着重叠，可能 BBE 和 GBS 存在同一疾病谱关系。在 2008 年的另一组大规模的急性眼肌麻痹及共济失调的病例回顾分析中，出现意识障碍的归为 BBE（53 例），出现腱反射消失而没有意识障碍的为 MFS 组（466 例），剩下 62 例未能归为 BBE 或 MFS 组。研究人员发现，BBE 与 MFS 有着相似的临床特点、影像学及实验室检查表现（表1）[11]。表 1 中可见 MFS 患者也可出现中枢 MR 及 EEG 的异常。而在 4 例 BBE 患者肌电图中出现周围神经的损害（主要是 H 反射的消失）。在剩下的 62 例未能分组的患者中，58% 的患者出现抗 GQ1b 抗体阳性。这些现象表明 BBE 和 MFS 同属连续的疾病谱，该疾病谱以抗 GQ1b 抗体为标志，可称为抗 GQ1b 抗体综合征。

**表 1　BBE 和 MFS 的临床与实验室表现**

| | BBE | MFS |
|---|---|---|
| 患者数量 | 53 | 466 |
| 年龄［平均（范围）］ | 40（0～78） | 44（2～86） |
| 性别（男/女） | 37/16 | 281/185 |
| 前驱疾病［n（%）］ | | |
| 　上呼吸道感染 | 32（60%） | 352（76%） |
| 　腹泻 | 15（29%） | 117（25%） |
| 神经体征［n（%）］ | | |
| 　意识改变 | 53（100%） | 0（0%） |
| 　眼睑下垂 | 18（34%） | 172（37%） |
| 　周围眼肌麻痹 | 53（100%） | 466（100%） |
| 　面瘫 | 22（42%） | 103（22%） |
| 　球麻痹 | 18（34%） | 79（17%） |
| 　肢体乏力 | 26（49%） | 117（25%） |
| 腱反射 | | |
| 　消失或减弱 | 16（60%） | 446（100%） |
| 　正常或活跃 | 10（40%） | 0（0%） |

续上表

| | BBE | MFS |
|---|---|---|
| 跖反射 | 20（38%） | 9（2%） |
| 共济失调 | 53（100%） | 466（100%） |
| 感觉障碍 | 22（42%） | 242（52%） |
| 辅助通气［n（%）］ | 18（34%） | 5（1%） |
| 血抗 GQ1b 抗体 | 36（68%） | 387（83%） |
| 第 1 周 CFS | | |
| 　患者数量 | 44 | 375 |
| 　细胞蛋白分离［n（%）］ | 11（25%） | 139（23%） |
| 　细胞数［个/μL（范围）］ | 4（0～668） | 1（0～105） |
| 　细胞增多［n（%）］ | 14（32%）15（4%） | |
| MRI | | |
| 　患者数量 | 47 | 353 |
| 　不正常［n（%）］ | 5（11%） | 4（1%） |
| 脑电图 | | |
| 　患者数量 | 30 | 32 |
| 　不正常［n（%）］ | 17（57%） | 8（25%） |

## 2　流行病学

国内 GBS 的年发病率为（0.6～1.9）/10 万人每年。相对 GBS 来说，MFS 与 BBE 均为少见疾病，国外尚无明确的流行病学统计资料，所有的数据均来自推测。在西方人群的报告中，MFS 发患者数占 GBS 的 1%～5%[12]，而在东亚的黄种人中，MFS 发病率更高，占 GBS 的 19%（台湾）[13]。BBE 的发病率更低，暂时未有相关流行病学数据。

## 3　临床特点

一般来说，出现眼肌麻痹、共济失调及腱反射消失是典型的 MFS 三联征。而出现眼肌麻痹、共济失调加上意识水平的改变和/或腱反射亢进（提示中枢受累）倾向诊断 BBE。在临床实践中，除了上述典型的 MFS 及 BBE 临床表现外，也常见以下情况：眼睑下垂、瞳孔扩大、感觉障碍、面神经麻痹（有时症状可以序贯出现）[14]。

也有许多文献报道，许多抗 GQ1b 抗体阳性患者并不表现出典型的 MFS 三联征。急性眼肌麻痹（acute ophthalmoparesis，AO）是前驱感染后出现急性眼外肌麻痹，而不伴随共济调和腱反射消失。在这类患者中也出现抗 GQ1b 抗体阳性[15]。另外，也有单侧的眼肌麻痹患者发现抗 GQ1b 抗体阳性[16]。在一组 100 例孤立的展神经麻痹患者中，有 25% 患者抗 GQ1b 抗体阳性[17]。所以在眼外肌患者中，无论是单侧，还是单眼外肌麻痹，感染后起病及自发的好转，均提示可能是免疫介导的，抗 GQ1b 抗体相关的急性良性病变。

早在 1962 年人们就发现了共济失调型 GBS，主要表现为严重的共济失调，Romberg 征阴性，不伴眼外肌麻痹[18]。随后证实此类患者抗 GQ1b 抗体阳性，从而被认为是不完全形式的 MFS[19]。另外，在对共济失调型 GBS 与急性感觉性共济失调神经病的回顾性研究中发现，它们有着类似的前驱感染（86% vs 83%）、远端肢体麻木（70% vs 88%）、抗 GQ1b（65% vs 18%）和抗 GD1b（46% vs 47%）抗体阳性、脑脊液细胞蛋白分离（30% vs 39%）。这表明两种疾病构成疾病谱关系，可被认为是不典型的 MFS[19]。

虽然眼睑下垂、瞳孔扩大、球麻痹并不出现在典型的 MFS 和 BBE 的定义中，但上述症状也可在 MFS 和 BBE 中出现。在孤立的眼睑下垂、瞳孔扩大、球麻痹患者中，也有报道出现抗 GQ1b 抗体阳性，表明它们同属较少见的抗 GQ1b 抗体综合征[20-22]。

Ropper 在 1986 年描述了 3 例咽 - 颈 - 上臂肌无力，咽反射、腱反射消失的变异型 GBS 患者，定义为 PCB（pharyngeal-cervical-brachial，PCB）[23]。在对 100 例 PCB 患者的回顾研究中发现，单纯 PCB 患者 13 例，GBS 重叠 48 例，MFS 重叠 26 例，BBE 重叠 5 例。这些患者中 39% 抗 GQ1b 抗体呈阳性，51% 抗 GT1a 抗体呈阳性，证明 PCB 与 GBS、MFS、BBE 存在疾病谱关系[24]。

# 4　病理生理

抗 GQ1b 抗体是 MFS、BBE 研究中里程碑式的发现。在 19 例典型 MFS 患者中 18 例患者抗 GQ1b 抗体阳性，5 例 AO 患者全部阳性，6 例伴急性眼肌麻痹的 GBS 患者中 5 例阳性[14]，这表明抗 GQ1b 抗体与急性眼肌麻痹密切相关。研究发现在动眼、滑车、展神经的结旁区及相应神经肌接头处，GQ1b 高度表达。这可以解释相关抗体结合 GQ1b 诱发免疫炎症反应，导致眼外肌麻痹[25-26]。同样，舌咽神经与迷走神经也有 GQ1b 的表达，与起病时球麻痹相关[27]。

在抗 GQ1b 抗体综合征中，共济失调是何种原因造成的目前尚存争议。早期认为共济失调是由小脑病变引起的，Fisher 不同意此观点，指出严重的共济失调患者没有伴发小脑语言等小脑损症状[3]。在 GBS 中也经常出现共济失调，但体格检查中出现的明显感觉障碍可以解释共济失调的原因，而在 MFS 患者中，感觉异常是非常轻微的。在对 1 名 MFS 患者进行详细的查体及电生理分析后，Ropper 和 Shahani 指出关节位置觉及肌梭的感觉障碍可能是引起共济失调的主要原因[28]。肌梭是类特殊的感受器，可感受肌肉长度变化或牵拉刺激，分布着运动及感觉神经纤维。肌梭内的神经纤维可以被单克隆的 GQ1b 及 GD1b 抗体标记，通过进一步分析发现其中的 Ⅰa 类传入纤维中表达丰富的 GQ1b[26]。肌梭内的 Ⅰa 类传入纤维功能障碍可能正是引起 MFS 共济失调原因。是否有小脑因素引起 MFS 的共济失调，目前尚存争议。有研究表明，抗 GQ1b 抗体阳性的 MFS 患者血清可以特异结合至小脑的分子层中[29]。MFS 患者 MR 检查可发现小脑病变。然而，在大规模的 MFS 患者的 MR 分析中，出现小脑影像学异常的不到 1%[11]，可见即使有小脑病变因素参与共济失调，其所占的比例也非常有限。

在 BBE 患者中有不同程度的意识障碍，表明脑干网状结构系统参与病变。虽然血脑屏障的存在可以有效地将血液中的大分子蛋白与中枢神经系统隔离开来，但并不是每一处血脑屏障都非常严密。研究指出，延髓的最后区相对薄弱，大分子物质可以通过该区域进入脑干组织[30-31]。这可能是抗 GQ1b 抗体进入脑干的机制，由此引起脑干网状结构损伤，但仍需更深入的研究证实。

与 GBS 一样，MFS 及 BBE 也多有前驱期感染，从而被认为是感染微生物后，由于分子模拟，产生针对正常组织的抗体，如抗 GQ1b 抗体，导致疾病的发生。一项对 MFS 患者血清学流行病学研究，发现有较高的空肠弯曲杆菌（C jejuni）（21%）及流感嗜血杆菌（H influenzae）（8%）感染率。尽管 BBE 的研究由于发病率低，缺乏大规模数据，在对 34 例 BBE 患者的回顾性分析中也发现空肠弯曲杆菌及流感嗜血杆菌的血清学阳性率分别为 23% 和 6%。

既往研究已经证实，机体对 C jejuni 的脂低聚糖分子模拟，产生抗 GM1 抗体，导致神经轴突的急性损伤，可引起急性运动神经轴突型 GBS（acute motor axonal neuropathy，AMAN）的发生[32]。那么，同样的病理生理过程也可能在抗 GQ1b 抗体综合征中发生。从 MFS 和 BBE 患者中分离的 C jejuni 及 H influenzae 中已经找到 GQ1b 相关的模拟脂低聚糖[33-35]。有趣的是，同为 C jejuni 感染却可以引起不同的脂低聚糖分子模拟，产生不同的自身抗体，从而引起 MFS、BBE 和 GBS 及其不同亚型的疾病。C jejuni 的唾液酸转移酶（CstⅡ）对神经节苷脂样的脂低聚糖形成有重要的意义[36]。C jejuni ［CstⅡ（Asn51）型］ 可以产生 GD1c 和 GT1a 样脂低聚糖，再进一步 N - 乙酰神经氨糖酸化，产生 GQ1b 样脂低聚糖[37]。而在不同的遗传免疫学背景下，C jejuni 也可以产生 GM1、GD1a 和 GQ1b 等不同模拟脂低聚糖。所以在不同类型酶的 C jejuni 感染后，可产生不同自身抗体，导致从不完全的 MFS，到典型的 MFS、BBE，再到不典型的 GBS、PCB 等一系列疾病。

GBS 的病理大都是脱髓鞘改变，也存在轴突型（AMAN）。在 MFS 中，周围神经损伤的类型目前尚存争议，但 MFS 与 AMAN 有着同样的 C jejuni 前驱感染，有着类似的神经节苷脂抗体，所以可能存在相同的轴突损害[34, 38]。在随后的多例患者电生理研究中，发现类似 AMAN 的神经传导波幅减小，传导阻滞，甚至动作电位消失[39-40]。在 AMAN 中，多种神经节苷脂抗体结合至神经郎飞结的结旁结构，激活补体，引起钠离子通道复合物的损伤，结旁脱髓鞘改变[41]。抗 GQ1b 抗体综合征的病理过程也可能与 AMAN 一样，抗 GQ1b 抗体引起结及结旁组织的损伤，引起轴膜功能改变，其结构连续性相对保留，从而导致可逆性的轴突功能损害。这提示抗 GQ1b 综合征可能归属为轴突型周围神经病变。

## 5 治疗

由于发病率较低，且一般是良性的自愈过程，目前尚没有对 MFS 和 BBE 的大规模临床治疗随机对照试验[42]。考虑抗 GQ1b 抗体综合征与 GBS 的关系，目前静脉注射免疫球蛋白（intravenous immunoglobulin，IVIG）和血浆置换（plasma exchange，PE）是临床常用的治疗方法。Mori 等证实 IVIG 可以轻度加快 MFS 患者的临床恢复过程，但对最终的临床结果无改变[43]。由于大多数患者临床预后好，考虑到 IVIG 及 PE 的昂贵价格及可能存在的副作用，目前建议只需对症支持治疗，除非存在可能的并发症。不典型抗 GQ1b 综合征疾病谱中重叠 GBS 及 PCB 的患者，建议使用 IVIG 或 PE 治疗，因为已有临床随机对照试验证实，两种治疗方案都可以改善患者病情[44]。参照 GBS 不推荐使用静脉或口服皮质类固醇激素，除非有其他激素使用指征。

## 6 预后

抗 GQ1b 综合征的临床表现多变，从典型 MFS、BBE 到 AO、PCB，再到与 GBS 及 AMAN 等的重叠，提醒临床工作者注意在复杂的临床表现中考虑到抗 GQ1b 综合征的可能。目前，抗 GQ1b 抗体的检测有着很好的敏感性和特异性，在临床中的广泛开展可有效提高本综合征的诊断。抗 GQ1b 综合征的自然病程预后大都良好。死亡病例多是因为严重的并发症，如癫痫、肺炎等[5, 10]。

在对 50 名 MFS 患者的临床观察中发现，最先改善的临床症状是共济失调，缓解的中位日期是 32 天，而眼肌麻痹则需要 88 天，大多数患者的临床症状都可以在半年内消失[14]。BBE 患者的临床症状也大都可以在半年内缓解，但有部分患者可遗留感觉异常、共济失调等后遗症状[10]。

**参考文献**

[1] Odaka M, Yuki N, Hirata K. Anti-GQ1b IgG antibody syndrome：clinical and immunological range [J]. J Neurol Neurosurg Psychiatry, 2001, 70 (1)：50 – 55.

[2] Bickerstaff E R, Cloake P C. Mesencephalitis and rhombencephalitis [J]. Br Med J, 1951, 2 (4723)：77 – 81.

[3] Fisher M. An unusual variant of acute idiopathic polyneuritis (syndrome of ophthalmoplegia, ataxia and areflexia) [J]. N Engl J Med, 1956, 255 (2)：57 – 65.

[4] Bickerstaff E R. Brain-stem encephalitis；further observations on a grave syndrome with benign prognosis [J]. Br Med J, 1957, 1 (5032)：1384 – 1387.

[5] Al-Din A N, Anderson M, Bickerstaff E R, et al. Brainstem encephalitis and the syndrome of Miller Fisher：a clinical study [J]. Brain, 1982, 105 (Pt 3)：481 – 495.

[6] Ropper A H. The CNS in Guillain-Barre syndrome [J]. Arch Neurol, 1983, 40 (7)：397 – 398.

[7] Anderson M, Al-din A N, Bickerstaff E R, et al. The CNS in Guillain-Barre syndrome [J]. Arch Neu-

rol, 1984, 41（7）: 705.

［8］ Chiba A, Kusunoki S, Shimizu T, et al. Serum IgG antibody to ganglioside GQ1b is a possible marker of Miller Fisher syndrome［J］. Ann Neurol, 1992, 31（6）: 677－679.

［9］ Yuki N, Sato S, Tsuji S, et al. An immunologic abnormality common to Bickerstaff's brain stem encephalitis and Fisher's syndrome［J］. J Neurol Sci, 1993, 118（1）: 83－87.

［10］ Odaka M, Yuki N, Yamada M, et al. Bickerstaff's brainstem encephalitis: clinical features of 62 cases and a subgroup associated with Guillain-Barre syndrome［J］. Brain, 2003, 126（Pt 10）: 2279－2290.

［11］ Ito M, Kuwabara S, Odaka M, et al. Bickerstaff's brainstem encephalitis and Fisher syndrome form a continuous spectrum: clinical analysis of 581 cases［J］. J Neurol, 2008, 255（5）: 674－682.

［12］ Bogliun G, Beghi E. Incidence and clinical features of acute inflammatory polyradiculoneuropathy in Lombardy, Italy, 1996［J］. Acta Neurol Scand, 2004, 110（2）: 100－106.

［13］ Lyu R K, Tang L M, Cheng S Y, et al. Guillain-Barre syndrome in Taiwan: a clinical study of 167 patients［J］. J Neurol Neurosurg Psychiatry, 1997, 63（4）: 494－500.

［14］ Mori M, Kuwabara S, Fukutake T, et al. Clinical features and prognosis of Miller Fisher syndrome ［J］. Neurology, 2001, 56（8）: 1104－1106.

［15］ Yuki N. Acute paresis of extraocular muscles associated with IgG anti-GQ1b antibody［J］. Ann Neurol, 1996, 39（5）: 668－672.

［16］ Ichikawa H, Kamiya Y, Susuki K, et al. Unilateral oculomotor nerve palsy associated with anti-GQ1b IgG antibody［J］. Neurology, 2002, 59（6）: 957－958.

［17］ Tatsumoto M, Odaka M, Hirata K, et al. Isolated abducens nerve palsy as a regional variant of Guillain-Barre syndrome［J］. J Neurol Sci, 2006, 243（1－2）: 35－38.

［18］ Richter R B. The ataxic form of polyradiculoneuritis（Landry-Guillain-Barre syndrome）. Clinical and pathologic observations［J］. J Neuropathol Exp Neurol, 1962（21）: 171－184.

［19］ Yuki N, Susuki K, Hirata K. Ataxic Guillain-Barre syndrome with anti-GQ1b antibody: relation to Miller Fisher syndrome［J］. Neurology, 2000, 54（9）: 1851－1853.

［20］ Jindal G, Parmar V R, Gupta V K. Isolated ptosis as acute ophthalmoplegia without ataxia, positive for anti-GQ1b immunoglobulin G［J］. Pediatr Neurol, 2009, 41（6）: 451－452.

［21］ Onodera M, Mori M, Koga M, et al. Acute isolated bulbar palsy with anti-GT1a IgG antibody subsequent to campylobacter jejuni enteritis［J］. J Neurol Sci, 2002, 205（1）: 83－84.

［22］ Yuki N, Koga M, Hirata K. Isolated internal ophthalmoplegia associated with immunoglobulin G anti-GQ1b antibody［J］. Neurology, 1998, 51（5）: 1515－1516.

［23］ Ropper A H. Unusual clinical variants and signs in Guillain-Barre syndrome［J］. Arch Neurol, 1986, 43（11）: 1150－1152.

［24］ Nagashima T, Koga M, Odaka M, et al. Continuous spectrum of pharyngeal-cervical-brachial variant of Guillain-Barre syndrome［J］. Arch Neurol, 2007, 64（10）: 1519－1523.

［25］ Chiba A, Kusunoki S, Obata H, et al. Serum anti-GQ1b IgG antibody is associated with ophthalmoplegia in Miller Fisher syndrome and Guillain-Barre syndrome: clinical and immunohistochemical studies ［J］. Neurology, 1993, 43（10）: 1911－1917.

［26］ Liu J X, Willison H J, Pedrosa-Domellof F. Immunolocalization of GQ1b and related gangliosides in human extraocular neuromuscular junctions and muscle spindles［J］. Invest Ophthalmol Vis Sci, 2009, 50（7）: 3226－3232.

［27］ Koga M, Yoshino H, Morimatsu M, et al. Anti-GT1a IgG in Guillain-Barre syndrome ［J］. J Neurol Neurosurg Psychiatry, 2002, 72 (6): 267 -771.

［28］ Ropper A H, Shahani B. Proposed mechanism of ataxia in Fisher's syndrome ［J］. Arch Neurol, 1983, 40 (9): 537 -538.

［29］ Kornberg A J, Pestronk A, Blume G M, et al. Selective staining of the cerebellar molecular layer by serum IgG in Miller-Fisher and related syndromes ［J］. Neurology, 1996, 47 (5): 1317 -1320.

［30］ Van Breemen V L, Clemente C D. Silver deposition in the central nervous system and the hematoencephalic barrier studied with the electron microscope ［J］. J Biophys Biochem Cytol, 1955, 1 (2): 161 - 166.

［31］ Faraci F M, Choi J, Baumbach G L, et al. Microcirculation of the area postrema. Permeability and vascular responses ［J］. Circ Res, 1989, 65 (2): 417 -425.

［32］ Yuki N, Susuki K, Koga M, et al. Carbohydrate mimicry between human ganglioside GM1 and Campylobacter jejuni lipooligosaccharide causes Guillain-Barre syndrome ［J］. Proc Natl Acad Sci USA, 2004, 101 (31): 11404 -11409.

［33］ Kimoto K, Koga M, Odaka M, et al. Relationship of bacterial strains to clinical syndromes of Campylobacter-associated neuropathies ［J］. Neurology, 2006, 67 (10): 1837 -1843.

［34］ Koga M, Gilbert M, Li J, et al. Antecedent infections in Fisher syndrome: a common pathogenesis of molecular mimicry ［J］. Neurology, 2005, 64 (9): 1605 -1611.

［35］ Houliston R S, Koga M, Li J, et al. A Haemophilus influenzae strain associated with Fisher syndrome expresses a novel disialylated ganglioside mimic ［J］. Biochemistry, 2007, 46 (27): 8164 -8171.

［36］ Godschalk P C, Heikema A P, Gilbert G, et al. The crucial role of Campylobacter jejuni genes in anti-ganglioside antibody induction in Guillain-Barre syndrome ［J］. J Clin Invest, 2004, 114 (11): 1659 - 1665.

［37］ Koga M, Takahashi M, Masuda M, et al. Campylobacter gene polymorphism as a determinant of clinical features of Guillain-Barre syndrome ［J］. Neurology, 2005, 65 (9): 1376 -1381.

［38］ Kuwabara S, Ogawara K, Misawa S, et al. Does Campylobacter jejuni infection elicit "demyelinating" Guillain-Barre syndrome? ［J］. Neurology, 2004, 63 (3): 529 -533.

［39］ Shahrizaila N, Goh K J, Kokubun N, et al. Serial nerve conduction studies provide insight into the pathophysiology of Guillain-Barre and Fisher syndromes ［J］. J Neurol Sci, 2011, 309 (1 -2): 26 - 30.

［40］ Umapathi T, Tan E Y, Kokubun N, et al. Non-demyelinating, reversible conduction failure in Fisher syndrome and related disorders ［J］. J Neurol Neurosurg Psychiatry, 2012, 83 (9): 941 -948.

［41］ Susuki K, Rasband M N, Tohyama K, et al. Anti-GM1 antibodies cause complement-mediated disruption of sodium channel clusters in peripheral motor nerve fibers ［J］. J Neurosci, 2007, 27 (15): 3956 -3967.

［42］ Overell J R, Hsieh S T, Odaka M, et al. Treatment for Fisher syndrome, Bickerstaff's brainstem encephalitis and related disorders ［J］. Cochrane Database Syst Rev (No.1), 2007 (1): CD004761.

［43］ Mori M, Kuwabara S, Fukutake T, et al. Intravenous immunoglobulin therapy for Miller Fisher syndrome ［J］. Neurology, 2007, 68 (14): 1144 -1146.

［44］ Hughes R A, Swan A V, Raphael J C, et al. Immunotherapy for Guillain-Barre syndrome: a systematic review ［J］. Brain, 2007, 130 (Pt 9): 2245 -2257.

# 吉兰-巴雷综合征的治疗进展

徐晓峰　陆正齐

吉兰-巴雷综合征（Guillain-Barré syndrome，GBS）是急性免疫介导的多发性神经病，主要表现为周围神经组织中的小血管周围淋巴细胞浸润与巨噬细胞浸润，以及神经纤维脱髓鞘，部分病例可出现轴突的损害。

大多数 GBS 是一个可自行恢复的急性病程，但是由于病情的严重的不确定性，潜在的严重肌无力，甚至呼吸功能障碍，使 GBS 存在一定的死亡率，所以患者一旦确诊均应住院治疗，并且给予特殊的免疫修正及支持对症治疗[1]。

## 1　免疫修正治疗

GBS 的免疫修正治疗主要包括血浆置换（plasma exchange，PE）和静脉用免疫球蛋白（intravenous immune globulin，IVIG）。

### 1.1　PE

大型随机多中心试验已确定了 PE 治疗 GBS 患者的效果[2-3]。已证实 PE 可较早改善肌力、减少对机械通气的需要，并能较早和较好地恢复。目前认为，PE 治疗 GBS 的原理是清除了血液循环中的抗体、补体和可溶性生物反应修饰因子[4]。

PE 治疗通常持续 8～10 天，治疗 4～6 次。2012 年，一项 Meta 分析纳入了 6 项随机对照试验（共 649 例 GBS 患者），该分析发现 PE 治疗优于支持治疗[5]，分析可见：①2 项试验报道了恢复辅助行走所需时间这一主要结局测量指标，PE 组的中位时间显著短于对照组。②1 项试验报道了轻度受累患者开始出现运动功能恢复所需时间这一主要结局测量指标，PE 组所需的时间显著缩短。③关于次级结局测量指标，在 5 项试验中，PE 使得在 4 周时残疾级别改善了 1 个或多个等级的患者比例显著增加。此外，根据对恢复独立行走（不借助辅助设备）所需时间、需机械通气的患者比例、通气时长、1 年后肌力完全恢复和 1 年后有严重后遗症情况的评估，与对照组相比，PE 治疗会带来显著的改善。④PE 在症状出现 7 日内开始应用最为有效。不过，北美的一项研究允许症状开始后不超过 30 日的患者入组，与对照组相比，PE 组的结局仍然有改善。⑤轻度患者 2 次 PE 基本足够；对中重度的 GBS 患者而言，4 次 PE 优于 2 次。但是，对于需要机械通气的重度受试者而言，6 次 PE 的疗效并不优于 4 次。这些试验的方法学质

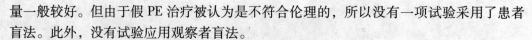

量一般较好。但由于假 PE 治疗被认为是不符合伦理的，所以没有一项试验采用了患者盲法。此外，没有试验应用观察者盲法。

PE 治疗方法尚未在儿童 GBS 治疗中大规模随机对照评估。

PE 治疗的主要并发症为低血压、脓毒症以及与静脉通路相关的问题。

## 1.2　IVIG

在 GBS 治疗中，IVIG 的确切作用机制不明，可能机制包括：提供抗独特型抗体、调控 Fc 受体的表达和功能、干扰补体的活化和细胞因子的产生，以及干扰 T 细胞和 B 细胞的活化和效应器功能[6-8]。

IVIG 治疗已经证实可以加速成人和儿童 GBS 症状的恢复。经典的剂量是 0.4 g/kg，连用 5 天，也有少量证据表明 2 g/kg 连用 2 天有相同的治疗效果[9]。IVIG 应在 GBS 起病后 2 周内使用，延迟到 4 周也可能有效果[4]。

一项小型研究发现，临床病情更严重的患者或许能从较长时间的 IVIG 治疗中获益[10]。该研究纳入了 39 例有在血浆置换禁忌证的患者，比较了随机分配到接受 IVIG（0.4 g/kg）治疗 3 日与 6 日的结局。与 IVIG 治疗 3 日的患者相比，治疗 6 日的主要结局测量指标（患者能够在辅助下站立所需的时间）没有显著性缩短。不过，治疗 6 日可使需机械通气的患者亚组的恢复率显著提高。

一项对随机试验数据的回顾性分析发现：IVIG 治疗后血清 IgG 水平相对于基线水平的升高在 GBS 患者中差异很大，治疗后 2 周血清 IgG 水平较低的患者临床结局更差[11]。这些资料提示：对于血清 IgG 升高幅度小的患者，使用较高剂量或重复 IVIG 疗程可能有效。

2012 年，美国神经病学学会（American Academy of Neurology，AAN）关于应用 IVIG 治疗神经肌肉疾病的指南指出 IVIG 与 PE 的疗效相当[12]。一项 2012 年的 Meta 分析发现，IVIG 与 PE 在主要结局测量指标（即 4 周时的 7 级残疾量表评分变化）方面的差异没有统计学意义，其他结局测量指标的差异也无统计学意义[13]。

IVIG 联合 PE 似乎并未使 GBS 患者受益。这一观点的早期支持证据来源于一项纳入 383 例重度 GBS 的无法独立行走患者的试验[14]。这些患者均处于发病后 2 周，随机分配接受 8～13 日血浆置换、5 日 IVIG 治疗或 PE 后行 IVIG 治疗。PE、IVIG 或两者联合治疗的患者间，恢复测量指标的差异没有统计学意义。该结论被后来的研究进一步证实[4, 12]。

IVIG 副作用包括无菌性脑膜炎、皮疹、急性肾衰竭（主要与含蔗糖的药物相关），以及可导致脑卒中的高黏滞血症。

## 1.3　糖皮质激素

糖皮质激素曾经是 GBS 的主要治疗用药，临床中也有激素治疗 GBS 有效的个案报道，但未有临床试验显示其对 GBS 有治疗作用，也未被任何指南推荐。一项系统性回顾评估 6 项试验（共 587 例参与者）的 Meta 分析发现，使用不同剂量与使用途经糖皮质激素治疗的患者与安慰剂组患者相比，其残疾等级（主要结局测量指标）差异无统计学意义[15]。相反，使用口服糖皮质激素治疗的患者可能临床改善更差。一项随机对照试验发现，对于 GBS 患者，静脉给予甲泼尼龙与 IVIG 的联合治疗与仅用 IVIG 的治疗相比并无显著获益[16]。

### 1.4 其他

据报道，干扰素－β 对个别病例有益[17-18]，但在一项小型随机对照试验中，干扰素－β 治疗并未带来显著的临床改善，且存在可能的药物副作用[19]。

治疗方法的选择：对于在神经病理性症状出现 4 周以内就诊的无法行走的 GBS 患者，推荐以 PE 或 IVIG 行免疫修正治疗。对于在相同时间范围内就诊的可行走 GBS 患者（轻度受累且已处于恢复中的除外），也建议给予 PE 或 IVIG 治疗。如果患者早期接受治疗，则恢复会更快、更好。

AAN 对 PE 或 IVIG 治疗 GBS 的推荐如下[4]：①对于在出现神经病理性症状后 4 周内开始治疗的无法行走的 GBS 成人患者，推荐使用 PE。对于在出现神经性病理症状后 2 周内开始治疗的可行走患者，也推荐使用 PE。②对于在出现神经病理性症状后 2 周或（也许）4 周内开始治疗的无法行走的 GBS 成人患者，推荐使用 IVIG。AAN 的指南同时也给出下列观察结果[4, 12]：①PE 或 IVIG 治疗可加快 GBS 的康复。②PE 和 IVIG 的获益等效。③两者联合治疗并无获益。④单独应用糖皮质激素治疗并无获益。

实际工作中，PE 和 IVIG 之间的选择取决于这两种方法在当地的可实施性和患者相关的危险因素、禁忌证以及偏好。鉴于 IVIG 易于实施且广泛可用，该法通常为首选治疗方法。

对效果不佳或病情复发的再治疗：一些 GBS 患者可能在 PE 或 IVIG 初始治疗后病情仍继续恶化。这可能反映了该病的自然病程或为诊断错误[9, 20]。因此，应在进行再治疗之前再次确认 GBS 的诊断无误。

目前尚无来自随机试验的数据指导 GBS 初始治疗后效果不佳或病情复发患者的再治疗。建议在完成治疗后对患者观察 1 周。对于那些未见改善或病情进一步恶化且重度受累患者，建议在密切观察副作用的情况下以相同的方案（血浆置换或 IVIG）进行再治疗。不建议从 IVIG 转换为 PE 治疗，因为 PE 会将血液循环中可能有益的 IVIG 清除。

## 2  支持治疗

支持治疗在 GBS 中极其重要，因为高达 30% 的患者会发生神经肌肉性呼吸衰竭而需要机械通气[21]。此外，自主神经功能障碍的严重程度可能足以需要重症监护病房（ICU）监测[22]。因此，许多 GBS 患者会首先收入 ICU，以密切监测呼吸、心脏和血流动力学功能。

### 2.1  呼吸衰竭

GBS 可引起严重肌无力，导致的病情迅速恶化，必须保持高度警惕。

呼吸衰竭常见于 GBS，15%～30% 的患者需要通气支持。因此，在所有患者中应首先建立密切的呼吸监测，包括频繁监测肺活量和负力吸气[21]。如果存在延髓功能障碍，吞咽功能障碍，无法清除分泌物的，更可能需要通气支持。

如出现如下参数警示即将发生呼吸停止，并且为气管插管的指征[23]：①用力肺活量小于 20 mL/kg。②最大吸气压小于 30 cmH₂O（2.94 kPa）。③最大呼气压小于 40 cmH₂O（3.92 kPa）。

患者发病的病史，入院时的临床查体及检验结果，可预测发生呼吸衰竭的风险。法国一项前瞻性研究中[24]，在 722 例入院时未用辅助通气的 GBS 患者中，313 例（43%）需行机械通气。而下列因素认为可作为呼吸衰竭的预测指标：①从发病到入院的时间短于 7 日；②不能咳嗽；③无法站立；④不能抬肘；⑤无法抬头；⑥肝酶升高。在这 6 个预测指标中，具备至少 4 个的患者有 85% 以上需要机械通气。在入院时即测定肺活量的 196 例患者中，具有以下 3 个指标者有 85% 需行机械通气：①从发病到入院的时间短于 7 日；②无力抬头；③肺活量小于正常值的 60% 患者。

应对患者力量和肺功能测试进行连续的监测，指导呼吸机的撤离[21]。在 2 周后如果肺功能相对于基线状态无任何显著改善，则应行气管造口术；若肺功能有所改善，则可再延期 1 周行此术。

## 2.2　自主神经功能障碍

自主神经功能障碍是 GBS 的一个公认特征，也是导致死亡的主要因素[25]。70% 的患者会出现自主神经功能障碍，症状包括心动过速（最常见）、尿潴留、高血压和低血压交替出现、直立性低血压、心动过缓、其他心律失常、肠梗阻和发汗障碍。

严重的自主神经功能紊乱发生在约 20% 的患者中，主要出现在严重无力和呼吸衰竭的患者中，但并非总是如此。因此，密切监测血压、心律以及液体状态对于 GBS 患者的治疗是必不可少的。

## 2.3　心血管的管理

推荐给予严重的 GBS 患者脉搏和血压监测[21]。在入院时即应开始监测。应持续进行监测，直到患者不再需要通气支持或不需机械通气的患者已处于恢复期时才可撤离监测。

一项包含 169 例 GBS 患者的病例系列研究中所描述的，阵发性高血压和直立性低血压均常见，分别发生于 24% 和 19% 的 GBS 患者，而持续性高血压则发生于 3% 的患者[26]。当存在显著的血压波动时，应建立动脉内监测。低血压通常可通过补液进行治疗，但若补液无效则可应用低剂量的去氧肾上腺素。在可能有去神经后的增敏状态情况下，血压调节容易偏离目标血压。因此，当出现自主神经功能障碍时，仅应使用低剂量的短效血管活性药物，经小心调整剂量来治疗低血压和高血压。在自主神经性心血管功能障碍的病例中，必须排除其他情况，如肺血栓栓塞、低氧血症、脓毒症、胃肠道出血和液体及电解质紊乱[22]。

持续性窦性心动过速可发生于 37% 的患者，无须治疗。约 4% 的 GBS 患者会出现严重的心律失常（包括心动过缓和心搏停止）。也有其他的心律失常或心电图改变的报道，如心房颤动、心房扑动、阵发性心动过速、室性心动过速、ST 段抬高或压低、T 波低平或倒置、Q－T 间期延长、电轴偏斜，以及各种传导阻滞[22]。需排除心血管疾病的其他原因。

GBS 患者实用的管理建议包括：①在未评估直立性低血压前，不应使四肢瘫痪的患者处于坐姿而无人照看。②应维持血管内容量，尤其是在正压通气时。③应尽可能地避免应用有低血压副作用的药物。④在吸痰及气道分泌物时经常发生心律失常。⑤血浆置换可造成低血压和电解质紊乱。

### 2.4 肠道和膀胱护理

其他的自主神经功能问题包括无动力性肠梗阻和尿潴留。推荐每日行腹部听诊来监测是否有肠鸣音消失及无动力性肠梗阻发生。红霉素或新斯的明对治疗肠梗阻可能有效[21]。

### 2.5 疼痛控制

在 GBS 的病程中，40%～50% 的患者会出现神经病理性疼痛，常需治疗。在 GBS 急性期，加巴喷丁或卡马西平可用于 ICU 疼痛控制[21, 27]。也可试用单纯镇痛药（非阿片类口服镇痛药）或非甾体类抗炎药，但它们往往不能充分缓解疼痛。也可用适当的麻醉镇痛药品，但在去自主神经支配的情况下，需要密切监测不良反应。三环类抗抑郁药、曲马多、加巴喷丁、卡马西平或普瑞巴林可有助于神经病理性疼痛的长期治疗。

### 2.6 康复

急性期康复应包括逐渐加强的个体化项目，包括等长练习、等张练习、等速练习以及抗人工阻力练习和渐进性抗阻力训练[21]。康复应强调适宜的肢体复位、姿势和机械矫形以及营养。急性期过后，残疾患者应接受系统的康复的治疗[28]。

在免疫修正治疗方法问世之前的一项纳入 162 例患者的回顾性病例系列研究中[29]。GBS 的大部分（74%）患者表现为：长达 2 周的病情持续进展期，随后为 2～4 周的平台期，然后出现功能恢复。在发病后 4 周时，67% 的患者已处于恢复中。

PE 或 IVIG 治疗可使病情开始恢复的时间缩短 40%～50%。北美 PE 试验（研究了 245 例在出现运动功能受损后 30 天内接受治疗的患者）的数据说明了使用免疫修正治疗的改善程度[30]：①病情改善 1 个等级所需的中位时间在血浆置换组和对照组分别为 19 日和 40 日。②能独立行走所需的中位时间在血浆置换组与对照组分别为 53 日和 85 日。③在 1 个月时病情改善至少 1 个等级的情况在血浆置换组和对照组分别见于 59% 和 39% 的患者。

GBS 恢复的预后差相关的因素包括[31-35]：年龄较大，迅速起病（起病到就诊不到 7 日），入院时存在严重肌无力，需要通气支持，远端运动神经动作电位波幅平均值降至正常值的 20% 以下，有前驱腹泻性疾病。

在一项分析了 388 例 GBS 患者的研究中，6 个月结局较差（定义为在无辅助的情况下不能步行 10 m）的独立预测因子为年龄、前驱腹泻和纳入研究后 2 周时的残疾程度[36]。

虽然初期研究提示抗 GM1 抗体和恢复较差之间可能存在关联，但英国的一项纳入 96 例 GBS 患者的前瞻性研究却并未发现此关联[37]。

电生理学检查有一定的预测价值，尤其是在前 5 周内重复进行。在发病后 2～4 周时开始，针刺检查出现远端运动神经动作电位波幅显著降低（＜正常值的 20%）和大量的纤颤电位，提示存在轴突变性和预后较差（即恢复较慢和/或存在严重的遗留残疾）。相比之下，以远端运动神经动作电位波幅高于正常值的 20%、传导阻滞和暂时性离散为特征的模式则与脱髓鞘和预后良好相关[38]。

从长期结局来看，GBS 患者在诊断后 6 个月和 1 年时能独立行走的比例分别约为 80% 和 84%[34]。1 年后，约 60% 的患者运动力量可完全恢复，而约 14% 的患者持续存在严重的运动问题。5%～10% 的 GBS 患者病程持续很久，需要数月的辅助通气，恢复极为迟缓且不完全。

在诊断后 1 年内，有 4%～5% 的 GBS 患者尽管接受了加强治疗也会死亡[34-35]。需要辅助通气的患者中，约 20% 会死亡。死亡原因包括急性呼吸窘迫综合征、脓毒症、肺栓塞和不明原因的心搏骤停[39]。

有高达 10% 的 GBS 患者会出现无力症状更为严重的复发[40-41]。对复发的治疗通常部分或完全重复初治血浆置换或 IVIG 治疗的疗程。

约 2% 的 GBS 患者会发展为慢性炎症性脱髓鞘性多发神经病（chronic inflammatory demyelinating polyradiculoneuropathy，CIDP），需相应治疗[42]。

## 参考文献

[1] Lindenbaum Y, Kissel J T, Mendell J R. Treatment approaches for Guillain-Barre syndrome and chronic inflammatory demyelinating polyradiculoneuropathy [J]. Neurol Clin, 2001, 19 (1): 187 - 204.

[2] Osterman P O, Fagius J, Lundemo G, et al. Beneficial effects of plasma exchange in acute inflammatory polyradiculoneuropathy [J]. Lancet, 1984, 2 (8415): 1296 - 1299.

[3] French Cooperative Group on Plasma Exchange in Guillain-Barre Syndrome. Efficiency of plasma exchange in Guillain-Barre syndrome: role of replacement fluids [J]. Ann Neurol, 1987, 22 (6): 753 - 761.

[4] Hughes R A, Wijdicks E F, Barohn R, et al. Practice parameter: immunotherapy for Guillain-Barre syndrome: report of the Quality Standards Subcommittee of the American Academy of Neurology [J]. Neurology, 2003, 61 (6): 736 - 740.

[5] Raphael J C, Chevret S, Hughes R A, et al. Plasma exchange for Guillain-Barre syndrome [J]. Cochrane Database Syst Rev, 2012 (7): CD001798.

[6] Buchwald B, Ahangari R, Weishaupt A, et al. Intravenous immunoglobulins neutralize blocking antibodies in Guillain-Barre syndrome [J]. Ann Neurol, 2002, 51 (6): 673 - 680.

[7] Jacobs B C, O'Hanlon G M, Bullens R W, et al. Immunoglobulins inhibit pathophysiological effects of anti-GQ1b-positive sera at motor nerve terminals through inhibition of antibody binding [J]. Brain, 2003, 126 (Pt 10): 2220 - 2234.

［8］ Dalakas M C. The use of intravenous immunoglobulin in the treatment of autoimmune neuromuscular diseases: evidence-based indications and safety profile ［J］. Pharmacol Ther, 2004, 102 （3）: 177 – 193.

［9］ Cornblath D R, Hughes R A. Treatment for Guillain-Barre syndrome ［J］. Ann Neurol, 2009, 66 （5）: 569 – 570.

［10］ Raphael J C, Chevret S, Harboun M, et al. Intravenous immune globulins in patients with Guillain-Barre syndrome and contraindications to plasma exchange: 3 days versus 6 days ［J］. J Neurol Neurosurg Psychiatry, 2001, 71 （2）: 235 – 238.

［11］ Kuitwaard K, de Gelder J, Tio-Gillen A P, et al. Pharmacokinetics of intravenous immunoglobulin and outcome in Guillain-Barre syndrome ［J］. Ann Neurol, 2009, 66 （5）: 597 – 603.

［12］ Patwa H S, Chaudhry V, Katzberg H, et al. Evidence-based guideline: intravenous immunoglobulin in the treatment of neuromuscular disorders: report of the Therapeutics and Technology Assessment Subcommittee of the American Academy of Neurology ［J］. Neurology, 2012, 78 （13）: 1009 – 1015.

［13］ Hughes R A, Swan A V, van Doorn P A. Intravenous immunoglobulin for Guillain-Barre syndrome ［J］. Cochrane Database Syst Rev, 2012 （7）: CD002063.

［14］ Plasma Exchange/Sandoglobulin Guillain-Barre Syndrome Trial Group. Randomised trial of plasma exchange, intravenous immunoglobulin, and combined treatments in Guillain-Barre syndrome ［J］. Lancet, 1997, 349 （9047）: 225 – 230.

［15］ Hughes R A, Swan A V, van Doorn P A. Corticosteroids for Guillain-Barre syndrome ［J］. Cochrane Database Syst Rev, 2010 （2）: CD001446.

［16］ van Koningsveld R, Schmitz P I, Meche F G, et al. Effect of methylprednisolone when added to standard treatment with intravenous immunoglobulin for Guillain-Barre syndrome: randomised trial ［J］. Lancet, 2004, 363 （9404）: 192 – 196.

［17］ Creange A, Lerat H, Meyrignac C, et al. Treatment of Guillain-Barre syndrome with interferon-beta ［J］. Lancet, 1998, 352 （9125）: 368 – 369.

［18］ Schaller B, Radziwill A J, Steck A J. Successful treatment of Guillain-Barre syndrome with combined administration of interferon-beta-1a and intravenous immunoglobulin ［J］. Eur Neurol, 2001, 46 （3）: 167 – 168.

［19］ Pritchard J, Gray I A, Idrissova Z R, et al. A randomized controlled trial of recombinant interferon-beta-1a in Guillain-Barre syndrome ［J］. Neurology, 2003, 61 （9）: 1282 – 1284.

［20］ Winer J B. When the Guillain-Barre patient fails to respond to treatment ［J］. Pract Neurol, 2009, 9 （4）: 227 – 230.

［21］ Hughes R A, Wijdicks E F, Benson E, et al. Supportive care for patients with Guillain-Barre syndrome ［J］. Arch Neurol, 2005, 62 （8）: 1194 – 1198.

［22］ Zochodne D W. Autonomic involvement in Guillain-Barre syndrome: a review ［J］. Muscle Nerve, 1994, 17 （10）: 1145 – 1155.

［23］ Lawn N D, Fletcher D D, Henderson R D, et al. Anticipating mechanical ventilation in Guillain-Barre syndrome ［J］. Arch Neurol, 2001, 58 （6）: 893 – 898.

［24］ Sharshar T, Chevret S, Bourdain F, et al. Early predictors of mechanical ventilation in Guillain-Barre syndrome ［J］. Crit Care Med, 2003, 31 （1）: 278 – 283.

［25］ Hund E F, Borel C O, Cornblath D R, et al. Intensive management and treatment of severe Guillain-Barre syndrome ［J］. Crit Care Med, 1993, 21 （3）: 433 – 446.

［26］ Gecow A, Pawela I. Autonomic disturbances in the Guillain-Barre-Strohl syndrome in children ［J］.

Pol Med J, 1971, 10 (5): 1230 – 1235.

[27] Liu J, Wang L N, McNicol E D. Pharmacological treatment for pain in Guillain-Barre syndrome [J]. Cochrane Database Syst Rev, 2015 (4): CD009950.

[28] Meythaler J M. Rehabilitation of Guillain-Barre syndrome [J]. Arch Phys Med Rehabil, 1997, 78 (8): 872 – 879.

[29] Ropper A H. Ischemic compression paresthesias in Guillain-Barre syndrome [J]. Arch Neurol, 1991, 48 (12): 1261 – 1262.

[30] The Guillain-Barre syndrome Study Group. Plasmapheresis and acute Guillain-Barre syndrome [J]. Neurology, 1985, 35 (8): 1096 – 1104.

[31] McKhann G M, Griffin J W, Cornblath D R, et al. Plasmapheresis and Guillain-Barre syndrome: analysis of prognostic factors and the effect of plasmapheresis [J]. Ann Neurol, 1988, 23 (4): 347 – 353.

[32] Rees J H, Soudain S E, Gregson N A, et al. Campylobacter jejuni infection and Guillain-Barre syndrome [J]. N Engl J Med, 1995, 333 (21): 1374 – 1379.

[33] Walgaard C, Lingsma H F, Ruts L, et al. Early recognition of poor prognosis in Guillain-Barre syndrome [J]. Neurology, 2011, 76 (11): 968 – 975.

[34] Rajabally Y A, Uncini A. Outcome and its predictors in Guillain-Barre syndrome [J]. J Neurol Neurosurg Psychiatry, 2012, 83 (7): 711 – 718.

[35] van den Berg B, Bunschoten C, van Doorn P A, et al. Mortality in Guillain-Barre syndrome [J]. Neurology, 2013, 80 (18): 1650 – 1654.

[36] van Koningsveld R, Steyerberg E W, Hughes R A, et al. A clinical prognostic scoring system for Guillain-Barre syndrome [J]. Lancet Neurol, 2007, 6 (7): 589 – 594.

[37] Rees J H, Gregson N A, Hughes R A. Anti-ganglioside GM1 antibodies in Guillain-Barre syndrome and their relationship to Campylobacter jejuni infection [J]. Ann Neurol, 1995, 38 (5): 809 – 816.

[38] Albers J W. AAEE case report #4: Guillain-Barre syndrome [J]. Muscle Nerve, 1989, 12 (9): 705 – 711.

[39] Lawn N D, Wijdicks E F. Fatal Guillain-Barre syndrome [J]. Neurology, 1999, 52 (3): 635 – 638.

[40] Asbury A K. New concepts of Guillain-Barre syndrome [J]. J Child Neurol, 2000, 15 (3): 183 – 191.

[41] Wiederholt W C, Mulder D W, Lambert E H. The Landry-Guillain-Barr'e-Strohl Syndrome or Polyradiculoneuropathy: historical review, report on 97 patients, and present concepts [J]. Mayo Clin Proc, 1964 (39): 427 – 451.

[42] Odaka M, Yuki N, Hirata K. Patients with chronic inflammatory demyelinating polyneuropathy initially diagnosed as Guillain-Barre syndrome [J]. J Neurol, 2003, 250 (8): 913 – 916.

# 慢性炎症性脱髓鞘性多发性神经病治疗进展

徐晓峰　胡学强

慢性炎症性脱髓鞘性多发性神经病（chronic inflammatory demyelinating polyneuropathy，CIDP），也称作慢性炎症性脱髓鞘性多发性神经根神经病，描述的是一种周围神经和神经根获得性的一组神经病，均有慢性、脱髓鞘、炎症及免疫介导的共同点。1975年，一篇关于53例患者的临床、电生理和病理学检查结果的综述将CIDP作为一种单独疾病提出[1]。

在经典型CIDP中，运动与感觉均可受累，通常运动较感觉受累更严重，神经功能缺损一般是对称性的。肌无力可出现在近端和/或远端肢体肌肉。绝大多数患者四肢腱反射减弱或消失。少数患者出现脑神经甚至中枢病变。大多数CIDP患者临床病程表现为缓慢进展，有至少1/3的患者可是复发－缓解病程。由于本病是免疫相关性疾病，患者通常对免疫调节治疗有较好反应，其中静脉给予免疫球蛋白（intravenous immune globulin，IVIG）、糖皮质激素或血浆置换（plasma exchange，PE）是标准的治疗方案。

## 1　IVIG

许多随机对照试验和系统评价已证实，IVIG对CIDP的短期治疗有效[2-4]。2013年发表的一项系统评价和Meta分析鉴别了5项对比IVIG与安慰剂的试验，共计有235例受试者[3]。此外，该系统评价也鉴别了一些对比IVIG与PE（20例）、口服泼尼松龙（32例）和静脉用甲泼尼龙（46例）的小型试验。观察结果如下：①IVIG治疗组治疗后，1个月内残疾改善率显著高于安慰剂组，需要治疗的病例数（number needed to treat，NNT）为3（NNT指防止1例不良事件发生或得到1例有利结果需要治疗的病例数）；②IVIG改善残疾的作用至少持续2～6周；③IVIG治疗的获益与PE、口服泼尼松龙和静脉给予甲泼尼龙相似。

在一项大型的双盲多中心RCT研究中，117例CIDP患者随机分配至IVIG治疗组或安慰剂组。在第1个疗程中，给予IVIG 2 g/kg的负荷剂量，持续2～4日，随后每3周给予1 g/kg的维持剂量，直至满24～48周[5]。结果报道如下：①主要结局测量指标是维持到24周的有临床意义的残疾改善患者比例，IVIG组显著高于安慰剂组（54% vs 21%），绝对差为33.5%（95% CI 15.4～51.7）；②在为期24周的一个延长治疗阶段，

57 例在第 1 疗程中对 IVIG 有反应的患者被随机重新分配至 IVIG 组或安慰剂组，在这个阶段中，继续接受 IVIG 治疗的患者较重新分配至安慰剂组患者的复发时间显著延缓，且复发率显著降低 (13% vs 45%，HR 0.19，95% CI 0.05～0.70)；③给予每 3 周 1 g/kg 的维持治疗，IVIG 的获益可延伸至长达 48 周。

IVIG 对 CIDP 的短期治疗确切，通常可控制 CIDP，但单次 IVIG 治疗并不常使病情持续缓解，多数患者需要反复接受每 2～6 周 1 次的昂贵治疗很多年。一项回顾性研究纳入 20 年间 95 例接受 IVIG 治疗 CIDP 的患者，证实了 IVIG 的长期疗效[6]。超过 75% 的患者有所改善，在这些有所改善的患者中，超过 85% 的患者需要反复治疗，不到 15% 的患者能在平均治疗 3.5 年，中位治疗 2.1 年时中止治疗。起病的严重程度和神经功能缺损越重，停止治疗的可能性越小。

据文献报道，建议初始 IVIG 的剂量为 2 g/kg，持续输注 2～5 日，如 0.4 g/ (kg·d)，持续 5 日。应通过观察确定治疗是否有效。在第 1 个 IVIG 疗程后获益可能并不明显，一些专家主张初始治疗后 3 周重复输注 IVIG (1 g/kg)，再确定 IVIG 的疗效[7]。很多 CIDP 患者需要每 2～6 周重复给予 IVIG 维持剂量。对于那些初始治疗反应良好、临床上保持稳定的患者，维持剂量可逐渐减至每剂 1.0 g/kg 或低至 0.4 g/kg，持续给予 1～2 日。应调整 IVIG 的逐步减量剂量和频率，以使患者在两次给药间隙病情无恶化。

IVIG 的副作用包括血液系统副作用 (如溶血、中性粒细胞减少)、头痛、恶心、发热、无菌性脑膜炎、皮疹、急性肾功能衰竭 (大多与含蔗糖产品有关，严重肾病患者需谨慎使用 IVIG，仅考虑无蔗糖低渗剂型) 及罕见情况下出现的高黏滞血症。IgA 缺乏可导致接受 IVIG 治疗的患者发生全身性过敏反应。

## 2　糖皮质激素

早在 20 世纪 50 年代就有糖皮质激素治疗 CIDP 的报道[8]，但至今还没有进行大型对照试验。Dyck 等在一项临床试验中纳入 14 例之前未接受治疗的 CIDP 患者，完成为期 3 个月的口服泼尼松治疗，第 1 周剂量为隔日给予 120 mg，随后逐渐减少泼尼松剂量直至满 12 周时停药。接受泼尼松治疗的患者与 14 例安慰剂组患者相比，病情改善有临床意义[9]。系统评价推断，此项研究提供了质量很低的证据表明口服糖皮质激素对 CIDP 有益[10]。

一项多中心交叉试验纳入 32 例 CIDP 患者，对比了口服泼尼松龙 (60 mg/d，持续 2 周，在 1 个月的时间内逐渐减量至 10 mg/d) 与 IVIG (2 g/kg，持续给药 1～2 日)，这 2 种治疗方法均显著改善残疾，并且 2 个治疗组之间的差异无统计学意义[11]。

来自回顾性病例系列研究的大量数据提示，口服糖皮质激素对 CIDP 有益[12-15]。这些研究中，糖皮质激素的最大获益见于治疗 1～6 个月后。但是复发常见，尤其是在逐渐减量时。

糖皮质激素的使用类型及剂量尚未达成共识。有几种开始治疗随后逐渐减量的给药方式，都是同样可取的。方案包括每日和隔日口服泼尼松、每周脉冲口服甲泼尼龙及每周或每月脉冲静脉给予甲泼尼龙。减量速率以及何时减量取决于多种因素。糖皮质激素常见且临床上重要的副作用限制了其长期使用，这些副作用包括：体重增加、"满月脸"、类库欣综合征表现、易发瘀斑和皮肤脆性增加、白内障、股骨头或肱骨头无菌性坏死、高血压、糖尿病和骨质疏松。因此，有消化性溃疡病、脆性糖尿病、难治性高血压、重度骨质疏松及全身性真菌感染的患者通常禁用糖皮质激素治疗。

如采取口服用药，使用每日口服、隔日口服还是脉冲口服，以及使用哪一种糖皮质激素，则取决于患者医疗健康的个体化性质及 CIDP 的严重程度和类型。

在 PREDICT 研究中，40 例新诊断的首发 CIDP 患者被随机分配至大剂量脉冲口服地塞米松治疗组（40 mg/d，持续 4 日后接着行安慰剂治疗 24 日，重复 6 个周期）或每日口服泼尼松龙治疗组（起始 60 mg/d，持续 5 周；随后的 27 周间，逐渐减量至隔日口服剂量，再逐渐减量至停药）。主要终点是 12 个月时的缓解率，大剂量脉冲给予地塞米松组与标准泼尼松治疗组之间的差异无统计学意义[16]。虽然这项研究并没有显示出地塞米松脉冲疗法的优势，但其的确提供了一种对某些患者可能有用的糖皮质激素给药的备选方案。也有人认为，使用脉冲糖皮质激素治疗体重增加和类库欣综合征副作用较轻，而睡眠和心理方面的副作用可能更大。

虽然研究尚未很深入，但回顾性证据提示，每周脉冲甲泼尼龙治疗（500 mg，每周 1 次）也是 CIDP 长期治疗的一个有效选择[17]。

目前，临床常用的治疗方案还是口服泼尼松，逐渐减量。建议的口服方案是泼尼松 $1 \sim 1.5$ mg/（kg·d）（通常 $50 \sim 80$ mg/d，不超过 100 mg/d）开始治疗。然后，根据临床疗效逐步调整剂量。疗效较好的患者，在 $1 \sim 3$ 个月后可开始逐渐减量。维持方案可以是每日给药或隔日给药。隔日糖皮质激素治疗可能降低副作用的发生率，但一些专家认为，这种方案的疗效不及每日给药方案[18]。对于较年轻的患者和副作用很少的患者，可能首选每日给药。此外，合并有糖尿病的 CIDP 患者可能首选每日给药，这样可减少糖皮质激素对血糖波动的影响。对于临床状况稳定的患者，可每 $2 \sim 4$ 周逐渐减量 $5 \sim 10$ mg。

采取隔日给药的减量方案类似重症肌无力。例如，80 mg/d 的剂量减量开始时，80 mg 与 60 mg 交替服用，1 个月后 80 mg 与 40 mg 交替服用，最终至 80 mg 与 0 mg 交替，然后，再开始将隔日 1 次的 80 mg 逐渐减量。建议当剂量达到 30 mg 隔日 1 次（或 15 mg/d）时，放慢减量的速度。若在减量期间症状复发，则通常需要重新增加至少 $10 \sim 20$ mg 的剂量。

如取用静脉给药，与口服治疗相似，也没有标准的静脉糖皮质激素脉冲疗法。一个建议的方案是甲泼尼龙起始剂量（1 000mg/d）静脉给药，持续 3 日，随后改为每周 1 次，每次 1 000 mg，每周给药 1 日。通过缓慢降低给药频率至每 $2 \sim 12$ 周 1 次来完成逐渐减量[19]。有限的观察性数据提示，口服和静脉使用糖皮质激素的疗效相当，但静脉给药治疗引起的体重增加和类库欣特征更少，但出现的躁动和睡眠问题可能更多。

## 3  PE

2 项小型随机临床试验已发现，PE 短期治疗 CIDP 有效[20-21]。这是仅有的符合系统分析纳入标准的研究。在对其的 Meta 分析中，报道了如下观察结果[22]：①PE 期间或之后的改善（使用功能缺陷量表评分）显著多于假置换；②总体而言，约有 2/3 的 PE 患者功能最初有改善；③在被纳入的一项临床试验中，最初对 PE 治疗有反应的 12 例患者中，8 例（67%）出现 CIDP 复发，且其中 7 例患者复发出现在 PE 停止后 1 周或 2 周内[21]。

治疗方案的选择：对于有严重残疾的 CIDP 患者，建议 PE 治疗初始时在 8～10 日间进行 4～6 次置换。之后的 PE 安排取决于临床疗效，但通常可减至每 3～4 周置换 1 次。然而，如果 2 次治疗期间出现症状，应调整安排以消除置换间隔期出现的改变。

PE 与 IVIG 近期的治疗效果无明显差异[22]。许多观察性研究也已发现 PE 治疗 CIDP 有效[23-26]。

同样地，单纯 PE 治疗无法使病情持续缓解。反复 PE 带来许多并发症，因为治疗过程是有创的，需要反复建立静脉通路和（常常需要）留置导管，容易导致凝血功能异常和感染。而且，PE 只能在专业的医疗中心进行，这限制了 PE 治疗 CIDP 的临床应用。

# 4　其他免疫调节剂

约有 20% 的 CIDP 对传统的糖皮质激素、IVIG、PE 等传统治疗反应差[27]。观察性研究已报道，很多免疫抑制剂对 CIDP 治疗有效，但都没有能够提供充分而有力的证据，没有进行大规模严格的随机对照试验研究[28]。

常见的已经被部分试验证实对 CIDP 有潜在治疗效果的免疫调节剂有如下七种。

## 4.1　环磷酰胺

环磷酰胺是目前除糖皮质激素外临床治疗 CIDP 最常用的两种免疫调节剂之一（另一个是硫唑嘌呤）。许多的研究发现[15,29-32]，环磷酰胺可能对 CIDP 有效，一项系统评价的结论认为现有的观察性研究提示环磷酰胺治疗有效[28]。这些研究包括对其他治疗失败患者采用环磷酰胺静脉脉冲方案和每日口服方案。有些反应相当显著且持久[32]。正因为如此，已提倡使用环磷酰胺治疗其他治疗无效的病情较重的患者，而且已尝试使用大剂量环磷酰胺治疗以试图重置免疫系统[33-34]。环磷酰胺中等剂量（1 000 mg/m²，每月 1 次，共 6 个月）和非常大剂量（如 50 mg/kg 静脉给药持续 1 小时，共 4 日）都可能诱导疾病缓解。然而，环磷酰胺治疗可能导致危及生命的副作用，因此应慎重考虑，且只在专业的医学中心使用。

## 4.2　硫唑嘌呤

硫唑嘌呤是一种广效的免疫抑制剂。在唯一一项随机对照非盲试验中，Dyck 等在 27 个 CIDP 患者中，对比了"使用硫唑嘌呤 + 激素和单纯激素治疗 9 个月"的疗效，发现 2 组间无明显差异[35]。然而，考虑到实验的例数较少、时间较短，并且使用的药量较低，许多人质疑实验结果的可信性。许多非对照及病例报道提示了硫唑嘌呤在 CIDP，尤其是难治性 CIDP 中有治疗价值。在 4 例激素抵抗的 CIDP 患者中，使用 3 mg/（kg·d）硫唑嘌呤，其中 3 例在 1 ～ 12 周出现临床症状的改善[36]。在 5 例使用硫唑嘌呤及激素治疗的 CIDP 患者中，4 例可持续性缓解，另 1 例硫唑嘌呤可以完全替代激素治疗[37]。在意大利的一项多中心的回顾性分析中，100 ～ 200 mg/d 硫唑嘌呤使用大于 12 个月，可在 27.3% 患者中见到疗效（21/77）[38]。硫唑嘌呤的副作用主要涉及血液系统、消化系统及过敏。使用硫唑嘌呤前，进行巯基嘌呤甲基转移酶（TPMT）基因检测，评估该酶活性，对减少严重骨髓抑制的发生有重要指导意义。

### 4.3  环孢素

环孢素是一种神经钙调蛋白抑制剂，主要通过抑制 T 细胞的增殖起到免疫调节作用，目前最常见用于器官移植术后。迄今最大的一项回顾性研究来自悉尼的 19 例 CIDP 患者。这些 CIDP 患者均对常规甚至一些其他免疫抑制剂不敏感。开始时使用环孢素剂量较大 7 ～ 10 mg/（kg·d），逐渐减量至 2 ～ 3 mg/（kg·d）维持，治疗后无论是缓慢进展型还是复发 - 缓解型，残疾指数均有明显降低，临床症状好转。但副作用也较为显著（11 例），最严重的是肾功能损害[39]。在其他多项小规模研究中（包括欧洲、美国、日本等国家和地区），使用环孢素，维持血药浓度 100 ～ 150 ng/mL，好转率为 25% ～ 100%[38, 40 - 42]。环孢素比硫唑嘌呤起效更快，过敏更少，但细胞毒性也更大[40]，最主要的副作用是肾衰、高血压、恶心、水肿、多发等，其中肾衰最为严重，是最常见的终止治疗的原因。

### 4.4  吗替麦考酚酯

吗替麦考酚酯可以抑制 T 细胞、B 细胞的增殖，副作用相对较少，被广泛应用于器官移植及风湿免疫性疾病。在 CIDP 的治疗报道中，它可以单独使用，也可以和合用，以减少激素的用量及 IVIG 的次数[43]。回顾性分析 12 例 CIDP 患者，使用吗替麦考酚酯治疗，约 20% 患者有中度的缓解，减少了激素及 IVIG 的使用[44]。在许多病例报道中，吗替麦考酚酯对 CIDP 有不同的缓解率[45 - 48]，也有治疗无效的报道[49]。最常见的副作用是腹泻、头痛、白细胞减少、血小板减少、淋巴瘤等。

### 4.5  甲氨蝶呤

甲氨蝶呤是叶酸代谢抑制剂，相对毒性较低，耐受性较好。10 例对统免疫治疗无效的 CIDP 患者，采取口服甲氨蝶呤 10 ～ 15 mg/w，持续至少 32 周，7 例轻度好转，其中 2 例疗效明显的患者均合用激素，3 例症状恶化[50]。在意大利的一项回顾性研究中，每周 7.5 ～ 15 mg 甲氨蝶呤，可使 12 例 CIDP 患者中的 2 例缓解[38]。在一项随机双盲对照试验中，提示甲氨蝶呤在 CIDP 的治疗中与安慰组相比没有显著性差异[51]。但由于较高的安慰组反应率和其他实验设计缺陷，该实验结果备受质疑。

### 4.6  干扰素

干扰素（interferon beta，IFN）是机体产生的细胞因子，对中枢神经脱髓鞘，如多发硬化，有明确的治疗效果。IFN-β1a 是临床常见的由哺乳动物细胞利用重组技术生产的生物因子。早期有个案报道 IFN-β1a 可以单独或联合 IVIG 缓解 CIDP 症状[52-54]，然而第一次的随机对照试验却发现 22 μg（1 周 3 次）IFN-β1a，没有显著治疗效果[55]。无效的原因可能与入选的均为对传统治疗无效患者及使用 IFN-β1a 的量较低有关。第二次随机对照试验使用 66 μg（1 周 2 次）IFN-β1a，持续 32 周。该实验发现，IFN-β1a 并不能显著减少 IVIG 的使用，然而深入分析发现，病情较重或 IVIG 使用量较大的患者对 IFN-β1a 有治疗反应[56]。IFN-α 可以上调免疫反应，尽管有可能引起 CIDP[57]，但仍报道可以用来治疗 CIDP[58-59]。IFN 的治疗副作用较少，主要是流感样症状、白细胞减少、精神症状。疗效不确切及价格昂贵影响其临床使用。

### 4.7 利妥昔单抗

利妥昔单抗是抗 CD20 的嵌合单克隆抗体，临床常用于淋巴瘤及类风湿性关节炎的治疗。在 6 例 IVIG 依赖的免疫性周围神经病中（包括 2 例 CIDP 患者），利妥昔单抗并不能减少 IVIG 的使用[60]。多项病例报道，在合并 Evans 综合征、M 蛋白血症、抗髓鞘抗体相关 CIDP，对传统的 IVIG、激素、PE 治疗无效时，利妥昔单抗治疗有效[61-63]。利妥昔单抗可引起低血压、白细胞减少等副作用。同样，价格昂贵影响其临床使用与推广。

另外，有文献报道，阿仑单抗、依库丽单抗、雷帕霉素、依那西普、他克莫司等对 CIDP 有治疗作用，但均缺乏有力的循证医学证据，并且，部分药物需注意考虑存在神经毒性。

## 5　干细胞治疗

自体外周血干细胞移植指用免疫抑制剂完全摧毁自身免疫系统后，用自体外周血干细胞回输重建免疫系统，是极端的免疫治疗。目前，文献个案报道共约 8 例 CIDP 行自体外周血干细胞移植，临床症状可以改善，但大多数 1 月到数年后复发[64-67]，仅有 1 例术后 6.5 年尚未复发[68]。

总之，CIDP 传统的治疗方案包括激素、IVIG、PE，已被大量随机对照试验证明有效，其疗效类似。选择使用时，要根据患者具体情况而定。免疫调节剂仅在传统方案治疗无效的情况下，针对不同情况，联合传统方案或单独使用。干细胞治疗报道较少，目前尚无法评估。但其风险高、费用昂贵、复发率高，不推荐使用。

**参考文献**

[1] Dyck P J, Lais A C, Ohta M, et al. Chronic inflammatory polyradiculoneuropathy [J]. Mayo Clin Proc, 1975, 50 (11) 621-637.

[2] Patwa H S, Chaudhry V, Katzberg H, et al. Evidence-based guideline: intravenous immunoglobulin in the treatment of neuromuscular disorders: report of the Therapeutics and Technology Assessment Subcom-

mittee of the American Academy of Neurology [J]. Neurology, 2012, 78 (13): 1009 – 1015.

[3] Eftimov F, Winer J B, Vermeulen M, et al. Intravenous immunoglobulin for chronic inflammatory demye-linating polyradiculoneuropathy [J]. Cochrane Database Syst Rev, 2013 (12): CD001797.

[4] Nobile-Orazio E, Cocito D, Jann S, et al. Intravenous immunoglobulin versus intravenous methylpred-nisolone for chronic inflammatory demyelinating polyradiculoneuropathy: a randomised controlled trial [J]. Lancet Neurol, 2012, 11 (6): 493 – 502.

[5] Hughes R A, Donofrio P, Bril V, et al. Intravenous immune globulin (10% caprylate-chromatography purified) for the treatment of chronic inflammatory demyelinating polyradiculoneuropathy (ICE study): a randomised placebo-controlled trial [J]. Lancet Neurol, 2008, 7 (2): 136 – 144.

[6] Kasanuki H, Ohnishi S, Amamiya K, et al. Clinical significance of electrophysiologic drug testing in the longterm therapy of class I, III and IV antiarrhythmic drugs for recurrent ventricular tachyarrhythmia [J]. Jpn Circ J, 1992, 56 (5): 1458 – 1461.

[7] Mendell J R, Barohn R J, Freimer M L, et al. Randomized controlled trial of IVIG in untreated chronic inflammatory demyelinating polyradiculoneuropathy [J]. Neurology, 2001, 56 (4): 445 – 449.

[8] Austin J H. Recurrent polyneuropathies and their corticosteroid treatment: with five-year observations of a placebo-controlled case treated with corticotrophin, cortisone, and prednisone [J]. Brain, 1958, 81 (2): 157 – 192.

[9] Dyck P J, O'Brien P C, Oviatt K F, et al. Prednisone improves chronic inflammatory demyelinating polyradiculoneuropathy more than no treatment [J]. Ann Neurol, 1982, 11 (2): 136 – 141.

[10] Hughes R A, Mehndiratta M M. Corticosteroids for chronic inflammatory demyelinating polyradiculoneu-ropathy [J]. Cochrane Database Syst Rev, 2012 (8): CD002062.

[11] Hughes R, Bensa S, Willison H, et al. Randomized controlled trial of intravenous immunoglobulin ver-sus oral prednisolone in chronic inflammatory demyelinating polyradiculoneuropathy [J]. Ann Neurol, 2001, 50 (2): 195 – 201.

[12] DeVivo D C, Engel W K. Remarkable recovery of a steroid-responsive recurrent polyneuropathy [J]. J Neurol Neurosurg Psychiatry, 1970, 33 (1): 62 – 69.

[13] Wertman E, Argov Z, Abrmasky O. Chronic inflammatory demyelinating polyradiculoneuropathy: fea-tures and prognostic factors with corticosteroid therapy [J]. Eur Neurol, 1988, 28 (4): 199 – 204.

[14] Barohn R J, Kissel J T, Warmolts J R, et al. Chronic inflammatory demyelinating polyradiculoneuropa-thy. Clinical characteristics, course, and recommendations for diagnostic criteria [J]. Arch Neurol, 1989, 46 (8): 878 – 884.

[15] McCombe P A, Pollard J D, McLeod J G. Chronic inflammatory demyelinating polyradiculoneuropathy. A clinical and electrophysiological study of 92 cases [J]. Brain, 1987, 110 (Pt 6): 1617 – 1630.

[16] van Schaik I N, Eftimov F, van Doorn P A, et al. Pulsed high-dose dexamethasone versus standard prednisolone treatment for chronic inflammatory demyelinating polyradiculoneuropathy (PREDICT stud-y): a double-blind, randomised, controlled trial [J]. Lancet Neurol, 2010, 9 (3): 245 – 253.

[17] Muley S A, Kelkar P, Parry G J. Treatment of chronic inflammatory demyelinating polyneuropathy with pulsed oral steroids [J]. Arch Neurol, 2008, 65 (11): 1460 – 1464.

[18] Ropper A H. Current treatments for CIDP [J]. Neurology, 2003, 60 (8 Suppl 3): 16 – 22.

[19] Lopate G, Pestronk A, Al-Lozi M. Treatment of chronic inflammatory demyelinating polyneuropathy with high-dose intermittent intravenous methylprednisolone [J]. Arch Neurol, 2005, 62 (2): 249 – 254.

[20] Dyck P J, Daube J, O'Brien P, et al. Plasma exchange in chronic inflammatory demyelinating polyra-

diculoneuropathy [J]. N Engl J Med, 1986, 314 (8): 461 –465.

[21] Hahn A F, Bolton C F, Pillay N, et al. Plasma-exchange therapy in chronic inflammatory demyelinating polyneuropathy. A double-blind, sham-controlled, cross-over study [J]. Brain, 1996, 119 (Pt 4): 1055 –1066.

[22] Mehndiratta M M, Hughes R A. Plasma exchange for chronic inflammatory demyelinating polyradiculoneuropathy [J]. Cochrane Database Syst Rev, 2012 (9): CD003906.

[23] Levy R L, Newkirk R, Ochoa J. Treating chronic relapsing Guillain-Barre syndrome by plasma exchange [J]. Lancet, 1979, 2 (8136): 259 –260.

[24] Gorson K C, Allam G, Ropper A H. Chronic inflammatory demyelinating polyneuropathy: clinical features and response to treatment in 67 consecutive patients with and without a monoclonal gammopathy [J]. Neurology, 1997, 48 (2): 321 –328.

[25] Pollard J D, McLeod J G, Gatenby P, et al. Prediction of response to plasma exchange in chronic relapsing polyneuropathy. A clinico-pathological correlation [J]. J Neurol Sci, 1983, 58 (2): 269 –287.

[26] Toyka K V, Augspach R, Wietholter H, et al. Plasma exchange in chronic inflammatory polyneuropathy: evidence suggestive of a pathogenic humoral factor [J]. Muscle Nerve, 1982, 5 (6): 479 –484.

[27] Cocito D, Paolasso I, Antonini G, et al. A nationwide retrospective analysis on the effect of immune therapies in patients with chronic inflammatory demyelinating polyradiculoneuropathy [J]. Eur J Neurol, 2010, 17 (2): 289 –294.

[28] Mahdi-Rogers M, van Doorn P A, Hughes R A. Immunomodulatory treatment other than corticosteroids, immunoglobulin and plasma exchange for chronic inflammatory demyelinating polyradiculoneuropathy [J]. Cochrane Database Syst Rev, 2013 (6): CD003280.

[29] Prineas J W, McLeod J G. Chronic relapsing polyneuritis [J]. J Neurol Sci, 1976, 27 (4): 427 –458.

[30] Good J L, Chehrenama M, Mayer R F, et al. Pulse cyclophosphamide therapy in chronic inflammatory demyelinating polyneuropathy [J]. Neurology, 1998, 51 (6): 1735 –1738.

[31] Brannagan T H, Pradhan A, Heiman-Patterson T, et al. High-dose cyclophosphamide without stem-cell rescue for refractory CIDP [J]. Neurology, 2002, 58 (12): 1856 –1858.

[32] Gladstone D E, Prestrud A A, Brannagan T H. High-dose cyclophosphamide results in long-term disease remission with restoration of a normal quality of life in patients with severe refractory chronic inflammatory demyelinating polyneuropathy [J]. J Peripher Nerv Syst, 2005, 10 (1): 11 –16.

[33] Drachman D B, Adams R N, Hu R, et al. Rebooting the immune system with high-dose cyclophosphamide for treatment of refractory myasthenia gravis [J]. Ann N Y Acad Sci, 2008 (1132): 305 –314.

[34] Lewis R A, Lisak R P. "Rebooting" the immune system with cyclophosphamide: taking risks for a "cure"? [J]. Ann Neurol, 2003, 53 (1): 7 –9.

[35] Dyck P J, O'Brien P, Swanson C, et al. Combined azathioprine and prednisone in chronic inflammatory-demyelinating polyneuropathy [J]. Neurology, 1985, 35 (8): 1173 –1176.

[36] Dalakas M S, Engel W K. Chronic relapsing (dysimmune) polyneuropathy: pathogenesis and treatment [J]. Ann Neurol, 1981, 9 (Suppl 1): 134 –145.

[37] Pentland B, Adams G G, Mawdsley C. Chronic idiopathic polyneuropathy treated with azathioprine [J]. J Neurol Neurosurg Psychiatry, 1982, 45 (10): 866 –869.

［38］ Cocito D, Grimaldi S, Paolasso I, et al. Immunosuppressive treatment in refractory chronic inflammatory demyelinating polyradiculoneuropathy. A nationwide retrospective analysis ［J］. Eur J Neurol, 2011, 18 (12): 1417 – 1421.

［39］ Barnett M H, Pollard J D, Davies L, et al. Cyclosporin A in resistant chronic inflammatory demyelinating polyradiculoneuropathy ［J］. Muscle Nerve, 1998, 21 (4): 454 – 460.

［40］ Mahattanakul W, Crawford T O, Griffin J W, et al. Treatment of chronic inflammatory demyelinating polyneuropathy with cyclosporin-A ［J］. J Neurol Neurosurg Psychiatry, 1996, 60 (2): 185 – 187.

［41］ Matsuda M, Hoshi K, Gono T, et al. Cyclosporin A in treatment of refractory patients with chronic inflammatory demyelinating polyradiculoneuropathy ［J］. J Neurol Sci, 2004, 224 (1 – 2): 29 – 35.

［42］ Odaka M, Tatsumoto M, Susuki K, et al. Intractable chronic inflammatory demyelinating polyneuropathy treated successfully with ciclosporin ［J］. J Neurol Neurosurg Psychiatry, 2005, 76 (8): 1115 – 1120.

［43］ Vermersch P, Stojkovic T, de Seze J. Mycophenolate mofetil and neurological diseases ［J］. Lupus, 2005, 14 (Suppl 1): S42 – 45.

［44］ Gorson K C, Amato A A, Ropper A H. Efficacy of mycophenolate mofetil in patients with chronic immune demyelinating polyneuropathy ［J］. Neurology, 2004, 63 (4): 715 – 717.

［45］ Chaudhry V, Cornblath D R, Griffin J W, et al. Mycophenolate mofetil: a safe and promising immunosuppressant in neuromuscular diseases ［J］. Neurology, 2001, 56 (1): 94 – 96.

［46］ Mowzoon N, Sussman A, Bradley W G. Mycophenolate (CellCept) treatment of myasthenia gravis, chronic inflammatory polyneuropathy and inclusion body myositis ［J］. J Neurol Sci, 2001, 185 (2): 119 – 122.

［47］ Radziwill A J, Schweikert K, Kuntzer T, et al. Mycophenolate mofetil for chronic inflammatory demyelinating polyradiculoneuropathy: an open-label study ［J］. Eur Neurol, 2006, 56 (1): 37 – 38.

［48］ Benedetti L, Grandis M, Nobbio L, et al. Mycophenolate mofetil in dysimmune neuropathies: a preliminary study ［J］. Muscle Nerve, 2004, 29 (5): 748 – 749.

［49］ Umapathi T, Hughes R. Mycophenolate in treatment-resistant inflammatory neuropathies ［J］. Eur J Neurol, 2002, 9 (6): 683 – 685.

［50］ Fialho D, Chan Y C, Allen D C, et al. Treatment of chronic inflammatory demyelinating polyradiculoneuropathy with methotrexate ［J］. J Neurol Neurosurg Psychiatry, 2006, 77 (4): 544 – 547.

［51］ Randomised controlled trial of methotrexate for chronic inflammatory demyelinating polyradiculoneuropathy (RMC trial): a pilot, multicentre study ［J］. Lancet Neurol, 2009, 8 (2): 158 – 164.

［52］ Choudhary P P, Thompson N, Hughes R A. Improvement following interferon beta in chronic inflammatory demyelinating polyradiculoneuropathy ［J］. J Neurol, 1995, 242 (4): 252 – 253.

［53］ Villa A M, Garcea O, Di Egidio M, et al. Interferon beta-1a in chronic inflammatory demyelinating polyneuropathy: case report ［J］. Arq Neuropsiquatr, 2004, 62 (313): 892 – 894.

［54］ Martina I S, van Doorn P A, Schmitz P I, et al. Chronic motor neuropathies: response to interferon-beta1a after failure of conventional therapies ［J］. J Neurol Neurosurg Psychiatry, 1999, 66 (2): 197 – 201.

［55］ Hadden R D, Sharrack B, Bensa S, et al. Randomized trial of interferon beta-1a in chronic inflammatory demyelinating polyradiculoneuropathy ［J］. Neurology, 1999, 53 (1): 57 – 61.

［56］ Hughes R A, Gorson K C, Cros D, et al. Intramuscular interferon beta-1a in chronic inflammatory demyelinating polyradiculoneuropathy ［J］. Neurology, 2010, 74 (8): 651 – 657.

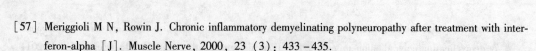
［57］Meriggioli M N, Rowin J. Chronic inflammatory demyelinating polyneuropathy after treatment with inter-feron-alpha［J］. Muscle Nerve, 2000, 23（3）: 433 –435.

［58］Gorson K C, Allam G, Simovic D, et al. Improvement following interferon-alpha 2A in chronic inflam-matory demyelinating polyneuropathy［J］. Neurology, 1997, 48（3）: 777 –780.

［59］Pavesi G, Cattaneo L, Marbini A, et al. Long-term efficacy of interferon-alpha in chronic inflammatory demyelinating polyneuropathy［J］. J Neurol, 2002, 249（6）: 777 –779.

［60］Gorson K C, Natarajan N, Ropper A H, et al. Rituximab treatment in patients with IVIG-dependent im-mune polyneuropathy: a prospective pilot trial［J］. Muscle Nerve, 2007, 35（1）: 66 –69.

［61］Knecht H, Baumberger M, Tobon A, et al. Sustained remission of CIDP associated with Evans syn-drome［J］. Neurology, 2004, 63（4）: 730 –732.

［62］Gono T, Matsuda M, Shimojima Y, et al. Rituximab therapy in chronic inflammatory demyelinating polyradiculoneuropathy with anti-SGPG IgM antibody［J］. J Clin Neurosci, 2006, 13（6）: 683 –687.

［63］Briani C, Zara G, Zambello R, et al. Rituximab-responsive CIDP［J］. Eur J Neurol, 2004, 11（11）: 788.

［64］Vermeulen M, van Oers M H. Relapse of chronic inflammatory demyelinating polyneuropathy 5 years af-ter autologous stem cell transplantation［J］. BMJ Case Rep, 2009.

［65］Mahdi-Rogers M, Kazmi M, Ferner R, et al. Autologous peripheral blood stem cell transplantation for chronic acquired demyelinating neuropathy［J］. J Peripher Nerv Syst, 2009, 14（2）: 118 –124.

［66］Burt R K, Craig R M, Milanetti F, et al. Autologous nonmyeloablative hematopoietic stem cell trans-plantation in patients with severe anti-TNF refractory Crohn disease: long-term follow-up［J］. Blood, 2010, 116（26）: 6123 –6132.

［67］Axelson H W, Oberg G, Askmark H. Successful repeated treatment with high dose cyclophosphamide and autologous blood stem cell transplantation in CIDP［J］. BMJ Case Rep, 2009.

［68］Remenyi P, Masszi T, Borbenyi Z, et al. CIDP cured by allogeneic hematopoietic stem cell transplanta-tion［J］. Eur J Neurol, 2007, 14（8）: e1 –2.

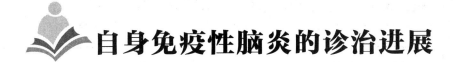

# 自身免疫性脑炎的诊治进展

舒崖清　胡学强

近年来，自从与脑炎相关的自身抗体被发现后，临床医师对自身免疫脑炎（auto-immune encephalitis，AE）的认识及诊治日益提高，相关研究亦逐渐增多，本文就AE相关研究进展进行综述。

## 1　AE的定义与分类

AE是机体对神经元抗原成分的异常免疫反应所致的中枢神经系统疾病，其主要临床特点表现为急性或亚急性的精神症状、认知行为障碍及癫痫等。

目前，关于AE的分类标准不一。Lancaster等将AE广义地分为两类[1]，即经典的副肿瘤性疾病（paraneoplastic disorders，PNDs）和神经元细胞膜或突触受体抗体相关的自身免疫性疾病（即我们通常所称的狭义AE）。PNDs在临床相对少见，大多与系统肿瘤相关，且老年人发病多见，相关抗体主要针对神经元胞内抗原，发病机制可能是由细胞毒性T细胞介导参与[2]。通常，PNDs呈单向病程，总体上治疗反应有限。然而，狭义AE在临床上较PNDs常见，与肿瘤相关或不相关，发病年龄不限，在儿童、青少年、成年人均可见。其相关抗体与神经元的目标抗原直接接触以介导神经元功能紊乱，70%～80%的此类患者经过免疫治疗或肿瘤切除，可以治愈，约20%的患者临床可能复发。

2012年，国内学者王得新等[3]从临床诊治的角度出发，建议将AE分为两大类。一是特异性抗原抗体相关性AE：① 中枢神经系统副肿瘤综合征。抗（Hu、Yo、Ri、Ma2、CV2、amphiphysin、SOX1、GAD、NMDAR、AMPAR、GABABR、GlyR、mGLuR、LGI1、Caspr2）抗体相关脑炎。②非中枢神经系统副肿瘤综合征。如桥本脑病、干燥综合征相关脑病、狼疮脑病及抗NMO-IgG相关脑病或视神经脊髓炎。二是非特异性抗原抗体相关性AE，如神经系统结节病、白塞病、急性播散性脑脊髓炎（ADEM），原发性中枢神经系统血管炎。Vitaliani等[4]根据病理病变部位不同，将AE分为三类：①灰质受累为主型（脑灰质炎），如副肿瘤性脑炎、可能副肿瘤相关脑炎、非副肿瘤性脑炎等。②白质受累为主型（白质脑炎），如ADEM、急性出血性脑脊髓炎。③内皮细胞受累（血管炎型），如原发性中枢神经系统血管炎、系统性血管炎相关脑炎、结缔组织病相关脑炎。Demaerel等[5]根据影像学的病变部位，将AE分为边缘叶型、边缘叶以外型、混合性及无显著改变型。

# 2 AE 诊断

## 2.1 临床特点

临床特点包括急性或亚急性起病的脑病、癫痫、认知损害和神经精神症状。典型 NMDA 脑炎通常表现为精神症状、癫痫、异常运动（主要口面部及四肢异常运动）、意识障碍、中枢性通气不足及自主神经紊乱等。研究者观察 NMDA 脑炎发病后发现，其病程分为 5 个临床阶段，包括前驱期、精神症状期、无反应期、多动期和恢复期[6]。近期，有学者对目前已知的部分神经元或突触自身抗体与相关肿瘤和临床表现进行了总结[7, 8]（表 1）。

表 1　神经元相关自身抗体、相关肿瘤与临床表现[7, 8]

| 抗原 | 肿瘤 | 临床症状 |
| --- | --- | --- |
| NMDAR | 卵巢肿瘤（大于 18 岁患者中 58% 存在） | 脑炎 |
| LGI1 | 胸腺瘤（小于 10%） | 边缘叶脑炎、肌阵挛、低钠血症 |
| CASPR2 | 胸腺瘤（38%） | 脑炎和或马方综合征 |
| AMPAR | 小细胞肺癌、乳腺瘤、胸腺瘤（60%） | 边缘叶脑炎、精神异常 |
| $GABA_A R$ | — | 癫痫持续状态、癫痫、脑炎 |
| $GABA_B R$ | 小细胞肺癌（50%） | 边缘叶脑炎、共济失调 |
| mGluR1 | Hodgkin 淋巴瘤 | 小脑共济失调 |
| mGluR5 | Hodgkin 淋巴瘤 | 边缘叶脑炎 |
| GlyR | 肺癌 | 僵人综合征、伴有肌强直与肌阵挛的恶性脑炎 |
| DPPX（Kv4.1） | 滤泡 B 细胞淋巴瘤、慢粒性淋巴细胞白血病 | 幻觉、易怒、肌阵挛、震颤、癫痫、腹泻 |
| IgLON5 | — | 快速动眼睡眠障碍与非快动眼睡眠障碍、脑干及边缘叶症状 |
| Dopamine 2R | — | 基底节脑炎、舞蹈症 |
| Amphiphysin | 乳腺癌、小细胞肺癌 | 僵人综合征 |
| GAD | 少数患者胸腺瘤或其他肿瘤 | 伴小脑性共济失调的僵人综合征 |

## 2.2 影像学特点

AE 的典型影像学表现有海马、杏仁体受累，颞叶、基底节、下丘脑、脑干、额叶及顶叶的病变相对少见。正如前面分类所述，根据癫痫发作和 MR 异常部位，可将 AE 分为边缘叶脑炎、边缘系统外脑炎和全脑炎[5]。70% 的边缘叶脑炎患者有颞叶异常信号，异常信号区可见萎缩改变。有时 MR 正常时，FDG-PET 可发现部分脑叶高代谢，因此，有学者认为 PET 特异性、敏感性优于 MRI[9-11]。

### 2.3　电生理特点

多数 AE 患者存在脑电图异常，表现为非特异性、杂乱的慢波，有时伴有痫样放电；约 1/3 的 NMDA 脑炎成人患者可表现为特异性的 δ 刷[6]。

### 2.4　自身抗体检测

对于 AE 的诊断，血清和/或脑脊液自身抗体检测非常重要。常见的细胞内抗原抗体包括 Hu、Yo、Ri、Ma2、CV2、amphiphysin 和 Ma2，相关的肿瘤包括小细胞肺癌、睾丸癌、卵巢畸胎瘤和乳腺癌，但这些抗体的存在不一定与副肿瘤性脑炎相关。细胞表面抗体包括 NMDAR、VGKC、AMPA、GABA 等受体抗体，其原因可能与肿瘤相关，但更常见于非肿瘤患者。如果为副肿瘤性尚需找到 5 年内相关肿瘤证据。关于自身抗体检测标本是选择脑脊液还是血清，研究表明，仅一些 AE 患者，主要是 NMDA 脑炎患者，脑脊液与血清抗体检测对于 AE 诊断的敏感性与特异性均较高。但是，对于多数 AE 患者，脑脊液自身抗体通常阳性，而约 14% 的 AE 患者血清自身抗体是阴性的，这说明如果血清自身抗体阴性时，并不能排除 AE[12]。

总之，自身抗体的检测在诊断 AE 方面起非常重要的作用。若自身抗体（脑脊液和/或血液）检测呈阳性患者，结合临床表现、影像学及脑电图等，诊断 AE 困难不大。但如果抗体为阴性，则诊断困难大，需积极寻找其他诊断指标，如影像学阳性则对诊断有帮助。此外，在明确是否为 AE 的同时，还应寻找副肿瘤综合征的证据。

## 3　AE 治疗

鉴于 AE 是一种自身免疫性疾病，故治疗以免疫调节为主，部分病例伴有肿瘤病灶或 PNDs，则应积极寻找并切除存在的肿瘤，此外还包括重症监护、康复锻炼和物理治疗等。

### 3.1　免疫调节治疗

目前的研究显示，一线治疗后辅以长期免疫抑制治疗一般预后较好[13]。一线治疗为糖皮质激素、静脉注射免疫球蛋白（intravenous immunoglobulin, IVIG）、血浆置换（plasma exchange, PE），可以单独应用。激素常用甲强龙，用量为 1 g/d，连续 5 日。丙种球蛋白用法有两种：一种是每日 1 g/kg，连用 2 日；另一种是每日 0.4 g/kg，连用 5 日，两种用法的总量均为 2 g/kg。对于病情严重者，宜采用第一种用法，以期更快起效。也可联合应用，常用的联合方案有激素联合 IVIG 或 PE，研究表明，联合应用优于单药治疗[14]。Titulaer 等[15]研究结果显示接受一线免疫治疗或肿瘤切除治疗 4 周后，

53%的患者症状改善。

当一线治疗后效果不佳或复发时，应选择二线免疫治疗。二线治疗包括利妥昔单抗（rituximab，RTX）、环磷酰胺、硫唑嘌呤、麦考酚酯和环孢霉素等。研究表明，二线免疫治疗对于一线治疗无效的 AE 患者常常有效。治疗方案多为单独应用二线药物，如 RTX 用量为 375 mg/m$^2$，每周 1 次，连用 4 周。疗效不佳的情况下可考虑联合用药，多为 RTX 联合其他一种免疫抑制剂[14-17]。此外，对于 AE 患者而言，恢复期长期维持免疫治疗仍然有利于病情恢复[14,15]。一项大样本、多中心长期随访研究发现，在免疫治疗 4 周时几乎只有一半病例病情有改善，2 年时则可高达81%，2 年后仍有继续恢复的病例，12%的病例可能复发，提示维持长期免疫治疗的重要性[14]。

### 3.2　肿瘤切除

如前所述，对于所有 AE 患者，均应常规检查是否合并肿瘤存在。因为部分 AE 患者自身抗体的产生及而后发生的脑炎与肿瘤有密切关系，如抗 NMDAR 脑炎与卵巢畸胎瘤相关。有报道称，18 岁以上的女性抗 NMDAR 脑炎患者中有 56% 伴有卵巢畸胎瘤[18]。如果发现肿瘤，包括良性肿瘤，若不切除仅应用免疫治疗，虽然也有恢复的可能，但恢复时间要比切除肿瘤者长且易于复发[6]。如果没有找到肿瘤，若为 12 岁以上女性，应当采用 MRI 每 6 个月扫描 1 次腹部和盆腔，持续至少 4 年[15]。总之，目前均主张一旦发现肿瘤，应及时摘除，不但可以加速病情恢复，而且还可以最大限度地减少病情复发的风险。

## 4　小结

AE 是一组与免疫相关的异质性疾病，其潜在的病理机制尚不完全清楚。临床诊断需结合患者的临床特点、电生理及影像学等，但自身抗体检测对于诊断起非常重要作用。AE 治疗目前尚无标准方案，对于无伴肿瘤患者，免疫治疗非常关键，包括一线治疗与二线治疗；而 PNDs 患者肿瘤切除，不仅加速病情恢复，而且可降低复发风险。

**参考文献**

[1] Lancaster E, Dalmau J. Neuronal autoantigens-pathogenesis, associated disorders and antibody testing [J]. Nat Rev Neurol, 2012 (8)：380 – 390.

[2] Bernal F, Graus F, Pifarre A, et al. Immunohistochemical analysis of anti-Hu-associated paraneoplastic encephalomyelitis [J]. Acta Neuropathologica, 2002 (103)：509 – 515.

[3] 王得新，刘磊. 自身免疫性脑炎现代概念与分类 [J]. 中国实用内科杂志，2012 (32)：824 – 825.

[4] Vitaliani R, Zoccarato M, Vianello M, et al. Clinical, immunological and therapeutic aspects of autoimmune encephalitis [J]. Recent Pat CNS Drug Discov, 2008 (3)：16 – 22.

[5] Demaerel P, Van Dessel W, Van Paesschen W, et al. Autoimmune-mediated encephalitis [J]. Neuroradiology, 2011 (53)：837 – 851.

［6］ Iizuka T, Sakai F, Ide T, et al. Anti-NMDA receptor encephalitis in Japan: long-term outcome without tumor removal ［J］. Neurology, 2008 （70）: 504 – 511.

［7］ Hoftberger R. Neuroimmunology: an expanding frontier in autoimmunity ［J］. Front Immunol, 2015 （6）: 206.

［8］ Dalmau J, Rosenfeld MR. Autoimmune encephalitis update ［J］. Neuro Oncol, 2014 （16）: 771 – 778.

［9］ Basu S, Alavi A. Role of FDG-PET in the clinical management of paraneoplastic neurological syndrome: detection of the underlying malignancy and the brain PET-MRI correlates ［J］. Mol Imaging Biol, 2008 （10）: 131 – 137.

［10］ Kunze A, Drescher R, Kaiser K, et al. Serial FDG PET/CT in autoimmune encephalitis with faciobrachial dystonic seizures ［J］. Clinical Nuclear Medicine, 2014 （39）: e436 – e438.

［11］ Rosenfeld M R, Titulaer M J, Dalmau J. Paraneoplastic syndromes and autoimmune encephalitis: five new things ［J］. Neurol Clin Pract, 2012 （2）: 215 – 223.

［12］ Gresa-Arribas N, Titulaer M J, Torrents A, et al. Antibody titres at diagnosis and during follow-up of anti-NMDA receptor encephalitis: a retrospective study ［J］. Lancet Neurology, 2014 （13）: 167 – 177.

［13］ Irani S R, Bera K, Waters P, et al. N-methyl-D-aspartate antibody encephalitis: temporal progression of clinical and paraclinical observations in a predominantly non-paraneoplastic disorder of both sexes ［J］. Brain, 2010 （133）: 1655 – 1667.

［14］ McKeon A. The importance of early and sustained treatment of a common autoimmune encephalitis ［J］. Lancet Neurology, 2013 （12）: 123 – 125.

［15］ Titulaer M J, McCracken L, Gabilondo I, et al. Treatment and prognostic factors for long-term outcome in patients with anti-NMDA receptor encephalitis: an observational cohort study ［J］. Lancet Neurology, 2013 （12）: 157 – 165.

［16］ Miya K, Takahashi Y, Mori H. Anti-NMDAR autoimmune encephalitis ［J］. Brain Dev, 2014 （36）: 645 – 652.

［17］ Titulaer M J, McCracken L, Gabilondo I, et al. Late-onset anti-NMDA receptor encephalitis ［J］. Neurology, 2013 （81）: 1058 – 1063.

［18］ Florance N R, Davis R L, Lam C, et al. Anti-N-methyl-D-aspartate receptor （NMDAR） encephalitis in children and adolescents ［J］. Ann Neurol, 2009 （66）: 11 – 18.

# 吗替麦考酚酯在神经免疫疾病中的应用进展

黄艳露　邱　伟

吗替麦考酚酯（mycophenolate mofetic，MMF）是一种新型抗代谢类免疫抑制剂，广泛应用于器官移植排斥反应、风湿性疾病等，并取得满意疗效。近年来，MMF 已在神经系统免疫相关性疾病的治疗中应用，本文就该领域进展进行综述。

## 1　药理作用

MMF 是从青霉属真菌中分离出的具有抗代谢作用的霉酚酸（mycophenolic acid，MPA）的半合成物，口服吸收后迅速水解为 MPA。MPA 能高效、选择性、非竞争性、可逆性地抑制次黄嘌呤单核苷酸脱氢酶，阻断鸟嘌呤核苷酸的从头合成途径，使鸟嘌呤核苷酸耗竭，进而阻断 DNA 合成，抑制 T 和 B 淋巴细胞增殖，而对大多数非淋巴细胞则无抑制作用，减少了对肝、肾、骨髓的不良反应[1]。此外，MPA 还可阻断细胞毒性 T 淋巴细胞的产生并抑制抗体生成，下调淋巴细胞黏附因子的表达，抑制淋巴细胞在慢性炎症部位的聚集，抑制导致神经纤维脱髓鞘的一氧化氮合成酶的表达[2]。

## 2　神经免疫疾病中的应用

### 2.1　多发性硬化

多发性硬化（multiple sclerosis，MS）是一种常见的中枢神经系统炎性脱髓鞘疾病，发病机制可能是 T 和 B 淋巴细胞介导的免疫异常所导致不可逆的髓鞘脱失和轴突损伤。

Ahrens[3]、Remington[4] 和 Etemadifar 等[5] 分别进行的随机、双盲、前瞻性研究显示，MMF 联合 β 干扰素（IFN-β）治疗缓解–复发型 MS（RRMS），较 β 干扰素单独应用在年复发率、病残率及影像学变化无显著差异。但在 Ahrens 和 Etemadifar 的研究中入组患者为难治性 RRMS，Remington 为初治患者，因此，研究得出阴性结果不排除入组患者选择偏移、样本数小及观察时间短等因素的影响。

Vermersch 等[6] 进行一项单中心、回顾性临床研究，对 MMF 和 IFN-β1a 联合应用在 RRMS 中的安全性，以及对年复发率（ARR）、EDSS 病残功能和 MRI 的影响进行分析。

入组 30 名 RRMS 患者（EDSS <6.0 并已使用 IFN-β1a 治疗至少 6 个月，2 年内至少有 2 次复发且近 6 个月内至少 1 次复发），在 IFN-β1a 治疗基础上联合 MMF 2 g/d，持续治疗 6 个月。在治疗开始和结束分别进行 ARR、EDSS 及 MRI 检查。联合治疗 6 个月后，ARR 由基线水平 2.0 ± 0.7 降至 0.57 ± 0.3，EDSS 由基线 2.9 ± 1.3 降至 2.6 ± 1.5。其中，89% 的患者 EDSS 稳定或好转。MRI 显示治疗前 11 例患者总共 35 个 Gd 增强病灶，而治疗后没有 Gd 增强病灶。大部分患者耐受性好，仅 1 例因腹泻中止用药。

一项随机、多中心研究观察 MMF 对比 IFN-β 治疗 RRMS 患者的有效性和安全性[7]。入组标准是初治 RRMS，随机分为 MMF 组（2 g/d）和 IFN-β 组（30 mcg/w），治疗 6 个月后，2 组患者均显现出良好耐受性，而相比 IFN-β，MMF 在 MRI 平均活动病灶数目、新增 Gd 增强病灶、T2 新发病灶和总病灶数目均少于 IFN-β 组。该小样本临床试验显示出 MMF 治疗 RRMS 患者的有效性及安全性，提示 IFN-β 效果不佳的 RRMS 患者可考虑 MMF 治疗。

一项临床研究对 40 例 MS 患者的 MMF 疗效进行观察，包括 22 例 RRMS 和 18 例继发进展型 MS（SPMS），其中 21 例为初治患者[8]。纳入标准为每年至少复发 1 次且病程 2 年以上，以 MMF 作为一线治疗药物。平均治疗 24 个月后，治疗 1 年后的年复发率（0.95）较治疗 1 年前（0.11）显著下降，治疗后 EDSS 评分（3.80）较基线水平（2.66）明显下降。

法国的一项临床试验对 344 例 MS 患者［其中 RRMS 40.1%，SPMS 37.5%，原发进展型 MS（PPMS）17.7%，临床孤立综合征 4.7%］进行 MMF 治疗观察[9]。分析治疗前期（治疗前 1 年）、治疗后期（治疗 1 年）ARR 及 EDSS 变化。结果表明，MMF 治疗平均时间为 25.3 ±1.1 月，治疗前 1 年 ARR 为 1.11 ±0.08，治疗 1 年后显著下降至 0.35 ±0.05；EDSS 保持稳定。该研究表明，MMF 可改善或稳定 MS 患者病情。该研究还对是否用过免疫抑制剂进行亚分析，分为 IS 组（近 2 年曾以免疫抑制剂治疗，43%）和非 IS 组（近 2 年未以免疫抑制剂治疗，57%）。结果显示，IS 组和非 IS 组治疗后的 ARR 均较治疗前 ARR 降低，但 EDSS 变化不大。大部分患者均具有良好的耐受性，11% 的患者出现不良反应，大多数是胃肠道的症状（3.7%）、乏力（3.2%）、轻度的上呼吸道感染（1.7%）、淋巴细胞减少（1.7%），没有严重不良反应。

因此，MMF 在 MS 显示出初步疗效，可以单药治疗，也可联合 IFN-β 治疗，对部分 IFN-β 治疗无效的 MS 患者仍可能有效。

## 2.2 视神经脊髓炎

视神经脊髓炎（neuromyelitis optica，NMO）是以严重的视神经炎及长节段脊髓炎为主要特征的 CNS 自身免疫性疾病。NMO-IgG 的发现支持 NMO 是有别于 MS 的独立疾病，也提示 NMO 是 B 细胞介导的、体液免疫为主的疾病。MMF 通过抑制 T 淋巴细胞从而抑制 B 细胞分泌 NMO-IgG 抗体。

一项前瞻性研究中[10]，24 例 NMOSD 患者（7 例首次治疗）口服 MMF（平均剂量 2 000 mg/d），28 个月后 79% 的患者坚持用药，治疗后 ARR 较治疗前显著降低（由 1.3 降至 0.9），79% 的患者复发率降低，EDSS 由治疗前 6.0 降至 5.5，91% 的患者 EDSS

稳定或降低。大部分患者具有良好的耐受性，25%的患者在治疗中出现不良反应，包括头痛、便秘等，1例因白细胞降低而终止治疗，1例死于NMO相关的心肺衰竭。

一项单中心、回顾性研究中[11]，90例NMOSD患者使用免疫抑制剂治疗，其中28例MMF治疗6个月以上（1 000～2 000 mg/d），36%的患者有1次以上复发（共复发28次），64%无复发，治疗26个月后ARR显著降低（由2.61降至0.33），87.4%的患者ARR降低。

一项多中心、回顾性研究中[12]，59例NMOSD患者入组，入选标准包括：①MMF治疗超过6个月。②因不良反应停药，或因复发换药使用不足6月患者也入选以评价MMF的耐受性。MMF剂量为1 000～2 000 mg/d。MMF治疗后ARR显著下降（由1.5降至1.0），88%的患者ARR降低，60%的患者无复发，EDSS降低（由3.0降至2.5），91%的患者EDSS稳定或降低。其中36例患者首次接受免疫抑制剂治疗，ARR从2.2降至0，EDSS从3.0降至2.3，在MFF治疗23个月后，89%的患者ARR降低，67%的患者无复发，32例患者EDSS稳定或降低。22例患者在MMF治疗前曾以一种或多种免疫抑制剂治疗至少1个月，在应用MMF治疗19个月后，ARR由1.2降至0.1，50%的患者无复发，EDSS变化无统计学意义，表明既往应用免疫抑制剂对MMF疗效无显著影响。

张艳等[13]进行的一项72例NMOSD患者MMF治疗前后的对照研究，患者接受1 000～1 500 mg/d治疗，其中44%的患者伴随使用糖皮质激素。经过平均23个月随访后，ARR和EDSS均显著降低，97%的患者EDSS稳定或改善。部分患者出现轻微副作用，但无因副作用而退出病例的。该研究表明，无论是单独使用还是联合口服强的松，MMF在我国NMOSD治疗有效且安全。

## 2.3 重症肌无力

重症肌无力（myasthenia gravis，MG）是一种由抗乙酰胆碱受体抗体（antiacetylcholine receptor antibody，AchRAb）介导、T细胞依赖、补体参与、主要累及神经肌肉接头处突触后膜上的自身免疫性疾病。MMF可相对特异的阻断T细胞和B细胞合成自身抗体，从而改善患者的肌无力症状。多项研究表明MMF对难治性MG有效且可使激素减量。

1998年，A. Robert等[14]报道了1例在应用激素、新斯的明、硫唑嘌呤、环孢霉素、环磷酰胺等多种治疗无效或是出现严重不良反应的难治性MG患者，在应用MMF治疗5天后症状开始改善，持续使用15个月后，可停用吡斯的明且激素也减量，肌力也改善。Ciafaloni等[15]进行一项临床观察研究，入选12例难治性及大剂量激素依赖，且需要免疫抑制剂辅助治疗的MG患者，MMF治疗6个月后，8名例患者病情得到改善，其中6例定量MG评分（QMT）和徒手肌力测试（MMT）评分下降，2例减少激素剂量。这表明，MMF对于难治性或激素依赖性的MG患者可能疗效。

为评价MMF联合激素治疗对单用激素治疗的疗效，肌病协作组[16]对80例未使用过免疫抑制剂的轻、中度AchRAb（＋）MG患者进行一项多中心、随机双盲试验，受试者随机分配到治疗组（2.5 g/d MMF＋20 mg/d激素）和安慰剂组（安慰剂＋20 mg/d

激素），观察 12 周。结果显示，治疗组和安慰剂组的前后 QMG 评分变化无明显差异，但联合用药显现出良好的耐受性。Sanders 等[17]进行了一项Ⅲ期、随机双盲对照的前瞻性试验，在激素基础治疗上，加用 MMF 或安慰剂，观察 36 周，结果显示 2 组在 QMG、ADL 评分均无显著差异，激素的减量及胆碱酯酶抑制剂的减量均无统计学意义。2 个试验均未得出联合用药比单用激素更有效，可能由于激素对于 MG 具有良好的疗效有关。此外，可能观察疗程较短、MMF 在轻 – 中度、抗体阳性、不分类型的 MG 患者较单独应用激素是无明显差异的。

Hanisch 等[18]进行一项开放性、前瞻性研究，入选 11 例 AchR-ab（＋）（4 例眼肌型、7 例全身型）患者，MMF 联合激素治疗 16.9 个月后，4 例患者停止联合治疗，5 例激素可减量，表明对于不能使用硫唑嘌呤（AZA）的患者，应用 MMF 治疗可能有效。

Hehir 等[19]对 102 例 AChRAb（＋）患者进行回顾性分析 MMF 与激素的疗效。MMF 单一治疗 6 个月后开始出现疗效，MMF 联合激素治疗在 12 个月后激素可减量，平均治疗 24 个月后，53% 的患者无须激素治疗，75% 的患者每天的激素量 <7.5g。结果显示，不管是 MMF 单用还是联合激素治疗均对 MG 患者有效，但该研究未能得出 MMF 比激素治疗更有效的结论。

## 2.4 慢性炎症性脱髓鞘性多发性神经病

慢性炎症性脱髓鞘性多发性神经病（chronic inflammatory demyelinating polyneuropathy，CIDP）是一种累及周围神经系统的获得性脱髓鞘病，以反复发作的近端与远端肌无力为特征，可伴有感觉障碍。目前认为，它是由细胞免疫和体液免疫共同介导的自身免疫性疾病。

Mowzoon 等[20]报道 2 例 CIDP 患者长期应用 MMF 治疗，其感觉和运动功能都得到改善。Bedi 等[21]对 184 例 MMF 治疗的 CIDP 患者进行回顾性分析，其中 8 例符合入选标准，经 MMF（2 g/d）平均治疗 15.2 个月后，神经病变损伤评分（neuropathy impairment score）从 72.3 ±35 降至 37.8 ±37，6 名患者停止或减少其他联合药物（如激素、静注免疫球蛋白）的治疗。但 2004 年，一项回顾性研究[22]分析 MMF（2 g/d）治疗 21 例免疫相关性脱髓鞘神经病患者，平均治疗 14 个月，治疗前后平均肌力、感觉和 Rankin 评分没有显著差异。2011 年，意大利进行的一项回顾性研究[23]分析不同免疫抑制剂在 110 例对常规治疗无效的难治性 CIDP 患者中的疗效，结果发现，不同免疫抑制剂（包括硫唑嘌呤、利妥昔单抗、环磷酰胺、甲氨蝶呤、干扰素、吗替麦考酚酯等）的有效率为 0 ~ 36%，其中，12 例患者接受 MMF 治疗，有效率为 25%，接受 MMF 治疗的患者不良反应较其他免疫抑制剂低。但该研究尚不能得出哪种免疫抑制剂对 CIDP 治疗效果最佳的结论。

因此，MMF 可用于治疗 CIDP，但可能只对部分 CIDP 患者有效，可作为一个辅助药物来减少维持治疗阶段激素或丙种球蛋白用量。此外，对一些丙种球蛋白或其他免疫抑制剂治疗效果不好的 CIDP 患者，使用 MMF 可能会有所帮助。

## 2.5 多灶性运动神经病

多灶性运动神经病（multifocal motor neuropathy，MMN）表现为进展性、以远端为主的非对称性肢体乏力，主要累及上肢，感觉神经纤维基本不受累。MMN 病因和发病机制不清，可能与神经节苷脂抗体（GM1）介导的免疫异常有关，经免疫治疗后临床症状改善。小样本研究显示，MMF 可改善症状，减少 IVIG 剂量。

Behedetti 等[24]使用 MMF 联合大剂量 IVIG 治疗 4 例 MMN 患者，其中 2 例患者在使用 MMF 治疗 2 月后 IVIG 可减量 50%，4 月后可停用 IVIG；1 例在 4 月后 IVIG 减少 50%；1 例在治疗 4 个月后 IVIG 减少 25%，且因复发再次使用到原来的 IVIG 剂量。

在一项双盲对照试验中[25]，在 IVIG 维持治疗的基础上，28 例患者随机分配到 MMF 治疗组和安慰剂对照组，持续 1 年。在试验前后每月评估 1 次肌力和功能。结果显示，治疗 2 月后 GM1-IgM 滴度降低，治疗 3 月后肌力和功能都得到提高；2 组均可见功能提高和肌力改善，但病程和 IVIG 剂量减少在 2 组中无显著差异。

### 2.6 特发性炎症性肌病

特发性炎症性肌病（idiopathic inflammatory myopathy，IIM）以对称性近端肌无力、激酶升高、肌电图示肌源性损害为特征。常见的有皮肌炎（dermatomyositis，DM）、多发性肌炎（polymyositis，PM）和包涵体肌炎（Inclusion body myositis，IBM），3 种类型均与 T 细胞介导的细胞免疫有关。

2001 年，Mowzoon 等[26]报道 1 例 PM 患者在应用 MMF 治疗 1 个月后，从依靠轮椅行走到恢复到独立站立并行走，停用 MMF 后肌力恶化；1 例 IBM 患者站、坐、起均有困难，在激素联合 MMF 治疗后 12 个月内，肌力逐渐加强，左胫骨前肌肉肌力较原来增加 5 倍，在停止激素及 MMF 治疗 3 月后，肌力和功能开始恶化。

一项回顾性研究[27]分析，50 例儿童皮肌炎患者接受 MMF 治疗 12 个月后，皮肤及肌力病变均得到显著改善，且激素可减量。在治疗 12 个月后，患者白细胞水平没有显著变化，感染率没有升高。另一项回顾性研究分析[28]，12 例儿童皮肌炎患者，观察 3 个月，其中 11 例在免疫抑制剂治疗无效或失败后使用 MMF 治疗，1 例患者在诊断后即开始 MMF 治疗。结果显示，患者肌力水平得以提高，且平均减少 18% 的激素剂量。

### 2.7 神经系统结节病

神经系统结节病（neurosarcoidosis，NS）是一种可以累及神经系统的原因不明的自身免疫性疾病，特点为非干酪样坏死性上皮细胞构成的肉芽肿侵犯多器官。神经系统病变可为全身表现之一，也可是单一表现。通常以激素和免疫抑制剂治疗。

Chaussenot 等[29]报道 2 例患者在激素和 MMF 联合治疗后，临床症状和影像学改变得到缓解。Moravan 等[30]报道 7 例经活检确诊的 NS 患者，在使用激素、英利昔单抗治疗无效后，6 例患者联合应用激素和 MMF 后达到临床和影像学改善，激素减量，但不能完全停用激素。一项回顾性研究[31]分析，10 例 NS 患者单用 MMF 或联合激素治疗，MMF 治疗时间为 21 个月，7 例患者症状得到改善，3 例临床和影像明显改善。2 例肌肉结节病患者对 MMF 治疗无效。对于联合应用 MMF 和激素的患者，平均激素剂量从 59 mg/d 降至 6 mg/d，并且没有出现严重的不反应。

# 3　不良反应

MMF 耐受性较好，不良反应少，有自限性，多在停药及减量后可恢复。

## 3.1　胃肠道反应

在不良反应的报告中，胃肠道反应最常见。因 MMF 口服吸收后迅速分解为酸性代谢产物 MPA，MPA 对胃肠道有刺激作用，症状一般较轻微，主要有恶心、呕吐、腹泻、便秘及消化不良，偶可发生严重不良反应如胆囊炎、出血性胃炎、肠穿孔、胰腺炎及肠梗阻。

## 3.2　骨髓抑制

MMF 选择性抑制 T、B 淋巴细胞，对骨髓的抑制作用较弱，能引起贫血、白细胞减少及血小板减少，其中，以贫血和白细胞减少最常见。与硫唑嘌呤相比，它对骨髓的抑制作用较弱[32]。

## 3.3　肿瘤

可发生非黑色素瘤性皮肤肿瘤，且易发生淋巴瘤和淋巴增殖性疾病。与硫唑嘌呤和咪唑立宾不同，MMF 不能使染色体断裂，对于长期接受 MMF 治疗的患者，淋巴瘤出现的概率则较低。

## 3.4　感染

由于 MMF 对人体自身免疫细胞及抗体的抑制作用，可引起机会性感染。最常见的是巨细胞病毒感染，其次为 HSV 感染、带状疱疹及念珠菌感染。加用抗感染药物一般能够控制上述不良反应，如较严重应将 MMF 减量或停用。

## 3.5　生殖毒性

妊娠期间使用骁悉/CellCept 可能增加流产和先天性畸形的风险。根据美国全国移植后妊娠登记处的数据和罗氏公司遍布全球的不良事件报告系统，在妊娠期间使用吗替麦考酚酯可能会增加妊娠前 3 个月发生流产的风险和先天性畸形的风险，特别是包括兔唇和腭裂在内的外耳和其他面部畸形，以及肢体远端、心脏、食道和肾脏的畸形。因此，对于计划怀孕的妇女，应在停用 MMF 6 个月后考虑怀孕。

## 3.6　肝脏损害

个别患者可以出现一过性 ALT 升高，如不伴有黄疸则可观察并继续用药，多数可以在 2～4 周左右恢复正常。

# 4　小结

综上所述，MMF 作为一种新型抗代谢类免疫抑制药，在神经免疫疾病中的应用尚处于小规模试验阶段，但可以看出其在神经免疫疾病中的广阔应用前景。虽然目前仍缺乏大样本、高质量的临床循证医学试验证据，且药价昂贵，但相比其他免疫抑制剂，MMF 具有良好的耐受性及较少的不良反应，对传统免疫治疗无效、不能耐受或疾病反复发作的患者应考虑使用 MMF。今后应通过多中心、随机双盲对照的多种病例研究来观察其远期疗效与安全性，进一步阐明 MMF 在神经免疫疾病治疗中的疗效。

## 参考文献

［1］ Allison A C, Eugui E M, Mycophenolate mofetil and its mechanisms of action ［J］. Immunopharmacology, 2000, 47 (2-3): 85-118.

［2］ Allison A C, Mechanisms of action of mycophenolate mofetil ［J］. Lupus, 2005, 14 (Suppl 1) s2-8.

［3］ Ahrens N, Salama A, Haas J. Mycophenolate-mofetil in the treatment of refractory multiple sclerosis ［J］. J Neurol, 2001, 248 (8): 713-714.

［4］ Remington G M, et al. A one-year prospective, randomized, placebo-controlled, quadruple-blinded, phase Ⅱ safety pilot trial of combination therapy with interferon beta-1a and mycophenolate mofetil in early relapsing-remitting multiple sclerosis (TIME MS) ［J］. Ther Adv Neurol Disord, 2010, 3 (1): 3-13.

［5］ Etemadifar M, et al. Mycophenolate mofetil in combination with interferon beta-1a in the treatment of relapsing-remitting multiple sclerosis: a preliminary study ［J］. J Res Med Sci, 2011, 16 (1): 1-5.

［6］ Vermersch P, et al. Combination of IFN beta-1a (Avonex) and mycophenolate mofetil (Cellcept) in multiple sclerosis ［J］. Eur J Neurol, 2007, 14 (1): 85-89.

［7］ Frohman E M, et al. A randomized, blinded, parallel-group, pilot trial of mycophenolate mofetil (CellCept) compared with interferon beta-1a (Avonex) in patients with relapsing-remitting multiple sclerosis ［J］. Ther Adv Neurol Disord, 2010, 3 (1): 15-28.

［8］ Pandit L, et al. Mycophenolate mofetil in the treatment of multiple sclerosis: a preliminary report ［J］. Neurol India, 2014, 62 (6): 646-648.

［9］ Michel L, et al. Mycophenolate mofetil in multiple sclerosis: a multicentre retrospective study on 344 patients ［J］. Journal of Neurology, Neurosurgery & Psychiatry, 2014, 85 (3): 279-283.

［10］ Jacob A, et al. Treatment of neuromyelitis optica with mycophenolate mofetil: retrospective analysis of 24 patients ［J］. Arch Neurol, 2009, 66 (9): 1128-1133.

［11］ Mealy M A, et al. Comparison of relapse and treatment failure rates among patients with neuromyelitis optica: multicenter study of treatment efficacy ［J］. JAMA Neurol, 2014, 71 (3): 324-330.

［12］ Huh S Y, et al. Mycophenolate mofetil in the treatment of neuromyelitis optica spectrum disorder ［J］. JAMA Neurol, 2014, 71 (11): 1372-1378.

［13］ 张艳, 等. 吗替麦考酚酯治疗视神经脊髓炎前后的自身对照研究 ［C］//中华医学会第十七次全国神经病学学术会议, 2014.

［14］ Robert A, Hauser M, Ali R M, et al. Successful treatment of a patient with severe refractory myasthenia gravis using mycophenolate mofetil [J]. Neurology, 1998, 51 (3): 912 – 913.

[15] Ciafaloni E, et al. Mycophenolate mofetil for myasthenia gravis: an open-label pilot study [J]. Neurology, 2001, 56 (1): 97 – 99.

[16] Study G T M. A trial of mycophenolate mofetil with prednisone as initial immunotherapy in myasthenia gravis [J]. Neurology, 2008, 71 (6): 394 – 399.

[17] Sanders D B, et al., An international, phase Ⅲ, randomized trial of mycophenolate mofetil in myasthenia gravis [J]. Neurology, 2008, 71 (6): 400 – 406.

[18] Hanisch F, Wendt, Zierz S, et al. Mycophenolate mofetil as second line immunosuppressant in Myasthenia gravis – a long-term prospective open-label study [J]. Eur J Med Res, 2009, 14 (8): 364 – 366.

[19] Hehir M K, et al. Mycophenolate mofetil in AChR-antibody-positive myasthenia gravis: outcomes in 102 patients [J]. Muscle & Nerve, 2010, 41 (5): 593 – 598.

[20] Mowzoon N, A. Sussman and W. G. Bradley, Mycophenolate (CellCept) treatment of myasthenia gravis, chronic inflammatory polyneuropathy and inclusion body myositis [J]. J Neurol Sci, 2001, 185 (2): 119 – 122.

[21] Bedi G, et al. Chronic inflammatory demyelinating polyneuropathy responsive to mycophenolate mofetil therapy [J]. J Neurol Neurosurg Psychiatry, 2010, 81 (6): 634 – 636.

[22] Gorson K C, Amato A A, Ropper A H. Efficacy of mycophenolate mofetil in patients with chronic immune demyelinating polyneuropathy [J]. Neurology, 2004, 63 (4): 715 – 717.

[23] Cocito D, et al. Immunosuppressive treatment in refractory chronic inflammatory demyelinating polyradiculoneuropathy. A nationwide retrospective analysis [J]. European Journal of Neurology, 2011, 18 (12): 1417 – 1421.

[24] Benedetti L, et al. Mycophenolate mofetil in dysimmune neuropathies: a preliminary study [J]. Muscle Nerve, 2004, 29 (5): 748 – 749.

[25] Piepers S, et al. Mycophenolate mofetil as adjunctive therapy for MMN patients: a randomized, controlled trial [J]. Brain, 2007, 130 (Pt 8): 2004 – 2010.

[26] Mowzoon N, Sussman A, Bradley W G, Mycophenolate (CellCept) treatment of myasthenia gravis, chronic inflammatory polyneuropathy and inclusion body myositis [J]. J Neurol Sci, 2001, 185 (2): 119 – 122.

[27] Rouster-Stevens K A, et al. Mycophenolate mofetil: a possible therapeutic agent for children with juvenile dermatomyositis [J]. Arthritis Care Res (Hoboken), 2010, 62 (10): 1446 – 1451.

[28] Dagher R, et al. Mycophenolate mofetil in juvenile dermatomyositis: a case series [J]. Rheumatol Int, 2012, 32 (3): 711 – 716.

[29] Chaussenot A, et al. Neurosarcoidosis treated with mycophenolate mofetil: two cases [J]. Rev Neurol (Paris), 2007, 163 (4): 471 – 475.

[30] Moravan M, Segal B M, Treatment of CNS sarcoidosis with infliximab and mycophenolate mofetil [J]. Neurology, 2009, 72 (4): 337 – 340.

[31] Androdias G, et al. Mycophenolate mofetil may be effective in CNS sarcoidosis but not in sarcoid myopathy [J]. Neurology, 2011, 76 (13): 1168 – 1172.

[32] European Mycophenolate Mofetil Cooperative Study Group. Placebo-controlled study of mycophenolate mofetil combined with cyclosporin and corticosteroids for prevention of acute rejection [J]. Lancet, 1995, 345 (8961): 1321 – 1325.

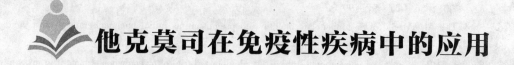

# 他克莫司在免疫性疾病中的应用

吴昊天　胡学强

他克莫司（tacrolimus，FK506）最初是在 1984 年从日本筑波山附近的土壤中的链霉菌 N09993 中提取的一种本质为神经钙蛋白抑制剂的高效免疫抑制剂[1, 2]。他克莫司不仅可以通过减少 T 细胞的激活而抑制细胞免疫，也可以通过影响细胞因子如白介素 - 2，白介素 - 10 等的生成而抑制体液免疫[3, 4]。他克莫司大多用在抑制器官移植术后的排斥反应，也有关于其应用于红斑狼疮等皮肤病的相关报道。基础实验研究认为，他克莫司的免疫抑制效力是环孢素 A（CyclosporineA，CsA）的 10 ～ 100 倍，可通过口服、肌内注射、静脉给药。临床应用于脏器移植术后的移植物排斥反应。

## 1　他克莫司在移植中的应用

他克莫司已成功应用于肝移植术后免疫排斥反应的基础治疗。临床已形成"三联"或"二联"的用药模式，"三联"即他克莫司 + 霉酚酸酯（或硫唑嘌呤）+ 泼尼松，"二联"即他克莫司 + 泼尼松。FK506 在肾移植术后的免疫排斥抑制治疗已取得了较好的疗效。临床常采用"三联"治疗方案，即 FK506 + 霉酚酸酯 + 泼尼松。

## 2　他克莫司在免疫性疾病中的应用

### 2.1　他克莫司在全身免疫性疾病中的应用

他克莫司不仅抑制 T 细胞活化，而且抑制 T 辅助淋巴细胞，减少 SLE 患者 B 细胞产生的大量自身抗体白介素 - 10[5]，并减少 dsDNA 的生成，减轻肾脏病理进展，从而达到治疗弥漫增殖性狼疮肾炎、特发性膜性肾病、IgA 肾病等肾脏免疫性疾病的目的。同时，他克莫司对儿童难治性肾病综合征也有一定的疗效。

他克莫司对体液细胞免疫及混合淋巴细胞免疫反应均有效，因此，对于角膜移植术后的免疫排斥反应，使用他克莫司能有效抑制角膜移植片的新生血管发生，减轻角膜移植片浑浊水肿的发生率。

特应性皮炎又称异位性皮炎或遗传过敏性皮炎，是一种以剧烈瘙痒为主要临床特征的具有遗传倾向的慢性、炎症性、免疫功能异常的皮肤病[6]。他克莫司分子量较小，不仅能直接透过表皮屏障，还能与皮肤蛋白结合经皮吸收，是目前临床治疗儿童中重度特应性皮炎的常用药物，不仅具有良好的临床疗效，而且无激素样药物不良反应。

他克莫司软膏作为一种外用免疫调节剂，通过抑制银屑病皮损的 T 细胞活化而发挥作用，起到调节局部免疫、抗炎及止痒等多重作用[7]。2011 年国际成人炎性肠病指南指出：给予他克莫司 0.025 mg/kg，2 次/日，可使血清药物浓度达到 10 ~ 15 μg/L，缓解率及免除手术治疗率同环孢素 A。但国内尚无相关临床报道及指南[8]。

### 2.2　他克莫司治疗重症肌无力

他克莫司为一种强力的新型免疫抑制剂，近年来被应用于 MG 的治疗并取得了令人鼓舞的效果。虽然目前国内有关 FK506 治疗 MG 的研究缺乏大样本的对照研究，且在最佳剂量及如何实现个体化用药方面尚无定论，对个体 MG 的治疗仍是经验式"滴定"。但国际上已有多数研究证实，FK506 用于 MG 疗效肯定，安全性好。与环磷酰胺相比，小剂量的他克莫司有更低的肾毒性[9]。他克莫司绝大多数从粪便中排泄，仅有小于 1% 的药物以原型从尿液中排出[10]。已经有病例报道和回顾性分析证明，他克莫司可以用于治疗重症肌无力，并且其适用于各种类型的患者，包括免疫抑制剂依赖患者、近期有胸腺切除或有胸腺切除禁忌证的患者[11]。有研究搜索了联机医学文献分析和检索系统和荷兰医学文摘数据库 1946—2014 年有关他克莫司治疗重症肌无力的文献，整理见表 1[12]。

**表 1　他克莫司治疗重症肌无力报告**

| 治疗状态 | 研究 | 人数 | 剂量 | 治疗时间 | 效果评价 | 效果 |
|---|---|---|---|---|---|---|
| 激素治疗有效 | Shimojima 等 | 7 | 3 mg/d | 6 ~ 32 个月 | 3、6 个月的平均 ΔQMGS | ↓4.2*，↓5.0* |
| | | | | | 3、6 个月的平均 ΔMG – ADL | ↓1.3*，↓2.0* |
| | Nagaishi 等 | 10 | 3 mg/d | 1 ~ 5 年 | 1、6 个月的平均 ΔMG-ADL | ↓3 (1 - 4)，↓5.8 (4 - 12)§ |
| | Tada 等 | 9 | 3 mg/d | 24 ~ 46 个月 | 3、6、12 个月的平均 ΔQMGS | ↓2.6*，↓3.0§， ↓3.2§ ↓ |
| | | | | | 6 个月时的平均 Δ 抗 – AChR 抗体 | 51.6 nM* |

续上表

| 治疗状态 | 研究 | 人数 | 剂量 | 治疗时间 | 效果评价 | 效果 |
|---|---|---|---|---|---|---|
| 激素治疗有效 | Konishi 等 | 19 | 3 mg/d | 16 周 | 第 16 周的平均 ΔMG 评分<br>12、16 周的平均 Δ 抗 - AChR 抗体 | ↓4[$]<br>↓2.8 nM[*]，<br>↓2.1 nM[*] |
| | Zhao 等 | 47 | 3 mg/d | 24 周 | 平均 Δ QMGS<br>平均 Δ MMT<br>平均 Δ MG - ADL | ↓5.34 ±4.79[$]<br>↓14.7 ±14.02[$]<br>↓4.75 ±4.30[$] |
| | Yoshikawa 等 | 80 | 3 mg/d | 28 周 | QMGS<br>MG - ADL | 4.4 ±3.62<br>1.2 ±1.33 |
| 糖皮质激素无效患者 | Ponseti 等 | 13 | 0.1 mg/(kg·d) | 1 年 | 平均 Δ QMGS<br>平均 Δ 抗 AChR 抗体<br>平均 ΔTEMS | ↓20.93[$]<br>↓6.6 nM[*]<br>↑26.53[$] |
| 胸腺切除术后 | Ponseti 等 | 49 | 0.1mg/(kg·d) | 6～60 个月 | 平均 Δ QMGS<br>平均 Δ 抗 AChR 抗体 | ↓20.7[$]<br>↓20.8 nM[§] |

MG-ADL：重症肌无力日常活动能力；QMGS：重症肌无力定量评分；TEMS：肌力评价试验；MMT：徒手肌力测验；* 表示 $P < 0.05$；$ 表示 $P < 0.01$；§ 表示未报告 $P$ 值。

表 1 的数据表明，他克莫司对多种类型的重症肌无力患者均有显著疗效，可明显改善重症肌无力患者日常活动能力及提高患者肌力。

Akiko Nagaishi 等对 10 例激素治疗后临床表现恶化的重症肌无力患者的研究发现，10 例患者中有 7 例在使用了他克莫司 5 年后临床效果较好且无明显副反应。在这 7 例患者中，有 4 例可以停止使用激素治疗而仅服用他克莫司治疗。该研究得出结论，小剂量的他克莫司有望替代激素成为治疗激素依赖性重症肌无力患者的药物[13]。Konishi.T 的研究也得出相同的结论并进一步指出，长期应用他克莫司的疗效比短期应用的效果更好[14]。Takao Mitsui 等对 16 名胸腺瘤患者的研究表明，他克莫司对于限制胸腺 T 细胞的输出有明显作用，而且所起作用不仅限于激活的 T 细胞，也包括固有 T 细胞[15]。

## 2.3 他克莫司在神经免疫性疾病中的应用

由于在神经系统中，FKBP-12 的浓度高于免疫系统 10～50 倍，且神经损伤后其表达也会进一步上调[16]，这使得 FK506 在远低于免疫抑制所需的浓度时发挥神经营养作用成为可能，同时使其不良反应的发生率降到最低。对于神经系统炎性脱髓鞘性神经病，尽早使用他克莫司可以促进施旺细胞分裂增殖，加速髓鞘再生过程。扬俊等[17]通过对施旺细胞和巨噬细胞的体外培养研究，证实了早期使用他克莫司可以促进施旺细胞的分裂增殖，并抑制巨噬细胞的激活，促进巨噬细胞凋亡。他克莫司直接在病灶处采取局部注射方式给药，往往不能长时间维持药物有效浓度，因此，在用于治疗 CNS 的炎性脱髓鞘疾病方面，国际上倾向于将他克莫司制成缓释剂。有学者认为，应用他克莫司对即将移植的神经进行预处理或对其使用局部埋植，能够减少药物引起的全身性毒副作用，但是，其可行性尚需要进一步的研究。

他克莫司除了促进髓鞘再生过程，还可以分泌神经营养物质，尤其是神经生长必需的活性物质，从而使脱髓鞘病灶更好、更快地进行修复再生，使功能受损的神经迅速恢复功能[18]。1993 年，Dawson 等[19] 在研究中发现，他克莫司可以抑制谷氨酸盐产生的神经毒性，并认为他克莫司可以抑制钙调磷酸酶的活性。进一步抑制一氧化氮合酶（nitric oxide synthase，NOS）的去磷酸化过程，最终降低了 NOS 的活性，由此他提出，他克莫司可能具有神经保护作用及促神经修复和再生功能。Gold 等[20] 在 1994 年首次报道他克莫司具有促进大鼠坐骨神经再生的作用。后来，国内外研究者经过细胞学和动物学实验研究发现，他克莫司可以通过促进有髓神经纤维施旺细胞再生而促进髓鞘生成，从而对一些神经免疫性的炎性脱髓鞘疾病有较明显的治疗作用。FK506 促进神经生长及再生的机制尚不清楚，目前主要有两种学说：①FK506 与 FKBP-12 结合，与免疫抑制作用协同发挥促进神经生长作用。②FK506 的免疫抑制作用和促神经再生作用彼此独立，与 FKBP52 结合发挥作用。

目前，国际上广泛认为，多发性硬化是一种由 T 淋巴细胞介导的慢性中枢神经系统自身免疫病。Jacques. F 等对 25 名一种或多种免疫调节疗法无效的复发 - 缓解型和继发进展型多发性硬化患者进行了为期 38 周的实验，该研究联合应用皮下注射干扰素 - 1b 和口服小剂量他克莫司，结果在 10 个月的观察期内未出现严重的副反应，表明他克莫司联合干扰素治疗对于复发 - 缓解型和继发进展型多发性硬化患者有较好的疗效和安全性[21]。最近的一项关于使用 FK506 治疗 57 例伴有中到重度残疾的多发性硬化患者的实验发现，实验组在治疗过程中病情明显好转[22]。2007 年，一项关于 1 例肝移植患者并发 MS 的报道发现，该患者肝移植术后予他克莫司联合吗替麦考酚酯连用，可明显减低 MS 的复发率，在移植后 1 年内未复发[23]。

郑雪平等于 2014 年 4 月发表了一篇他克莫司治疗合并干燥综合征患者的病例报道，显示该患者对他克莫司治疗反映良好，且无明显副反应[24]。图 1 为该患者自 2005 年 5 月至 2012 年 5 月的 EDSS 评分变化，在使用他克莫司前，该患者病情多次复发，2007 年使用静脉滴注环磷酰胺，效果不佳，2009 年使用他克莫司开始，病情逐渐稳定，并且在他克莫司的用量逐渐减少时并无复发。

中山大学附属第三医院的一项关于 35 例使用他克莫司治疗的缓解期 NMO 患者研究显示，他克莫司对于缓解期 NMO 的疗效与硫唑嘌呤相当，并且在促进长节段脊髓病灶的恢复方面性能优于硫唑嘌呤。

CIDP 具有反复发作、逐渐进展的特点，目前常用的治疗方案如血浆置换、激素冲击、人免疫球蛋白治疗等在慢性进展病例中往往效果较差。Ahlmen. J 等报道并随访了 1 例 CIDP 患者，该患者在 2 年内进行了血浆置换及大剂量激素冲击共 6 次，病情仍有反复发作。最后一次血浆置换后，给予患者口服他克莫司每天 0.11 mg/BMI 治疗，患者半年后可正常工作，且随访至今肌力及肌肉功能未再次出现异常[25]。

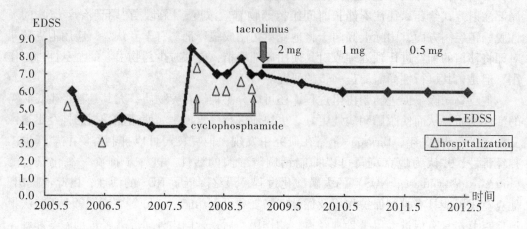

图1　随访7年的NMOSD患者的EDSS评分变化[24]

总之，他克莫司作为一种免疫抑制剂，其应用范围已从最初的单纯用于抗移植物排斥宿主反应，扩大到自身免疫病的治疗，而自从其神经保护功能及促进神经修复再生功能被发现后，他克莫司已经作为神经系统免疫性疾病的二线治疗。

## 参考文献

［1］Cho C S, Chang Z, Elkahwaji J, et al. Rapamycin antagonizes cyclosporin A and tacrolimus（FK506）-mediated augmentation of linker for activation of T cell expression in T cells［J］. Int Immunol, 2003, 15（11）：1369-1378.

［2］陈崴，张望，余学清. 中国肾脏病临床研究现状与展望［J］. 临床肾脏病杂志，2013，13（1）：7-9.

［3］Branco K C, Azeka E, Trindade E, et al. The impact of tacrolimus as rescue therapy in children using a double immunosuppressive regimen after heart transplantation［J］. Transplant Proc, 2012, 44（8）：2483-2485.

［4］Kim G W, Park H J, Kim H S, et al. Topical tacrolimus ointment for the treatment of lichen sclerosus, comparing genital and extragenital involvement［J］. J Dermatol, 2012, 39（2）：145-150.

［5］Zhang Q, Shi S F, Zhu L, et al. Tacrolimus improves the proteinuria remission in patients with refractory IgA nephropathy［J］. Am J Nephrol, 2012, 35（4）：312-320.

［6］周动机，胡毅强，余健锋. 他克莫司软膏治疗儿童特应性皮炎疗效和依从性评价［J］. 实用皮肤病学杂志，2013（4）：207-209.

［7］Cury M J, Martins C, Aoki V, et al. Topical tacrolimus for atopic dermatitis［J］. Cochrane Database Syst Rev, 2015（7）：D9864.

［8］Assa A, Avni I, Ben-Bassat O, et al. Practice variations in the management of inflammatory bowel disease between pediatric and adult gastroenterologists［J］. J Pediatr Gastroenterol Nutr, 2015.

［9］Nishikawa N, Nagai M, Tsujii T, et al. Treatment of myasthenia gravis in patients with elderly onset at advanced age［J］. Jpn Clin Med, 2015（6）：9-13.

［10］ Knitsch W, Vincent J L, Utzolino S, et al. A randomized, placebo-controlled trial of pre-emptive anti-fungal therapy for the prevention of invasive candidiasis following gastrointestinal surgery for intra-abdominal infections ［J］. Clin Infect Dis, 2015, 61 (11): 1671 – 1678.

［11］ Ponseti J M, Gamez J, Azem J, et al. Tacrolimus for myasthenia gravis: a clinical study of 212 patients ［J］. Ann N Y Acad Sci, 2008 (1132): 254 – 263.

［12］ Cruz J L, Wolff M L, Vanderman A J, et al. The emerging role of tacrolimus in myasthenia gravis ［J］. Ther Adv Neurol Disord, 2015, 8 (2): 92 – 103.

［13］ Nagaishi A, Yukitake M, Kuroda Y. Long-term treatment of steroid-dependent myasthenia gravis patients with low-dose tacrolimus ［J］. Intern Med, 2008, 47 (8): 731 – 736.

［14］ Konishi T. Long-term treatment of generalised myasthenia gravis with FK506 (tacrolimus) ［J］. Journal of Neurology, Neurosurgery & Psychiatry, 2005, 76 (3): 448 – 450.

［15］ Mitsui T, Kuroda Y, Ueno S, et al. FK506 attenuates thymic output in patients with myasthenia gravis ［J］. Arch Med Sci, 2013, 9 (6): 1090 – 1096.

［16］ 张宏伟, 刘明, 秦书俭. FK506 促进周围神经再生作用的研究进展 ［J］. 中国医药指南, 2013 (17): 479 – 480.

［17］ 杨俊, 张振伟, 朴英杰, 等. FK506 在异体神经移植过程中对雪旺细胞和巨噬细胞的影响 ［J］. 中华创伤骨科杂志, 2006, 8 (5): 448 – 452.

［18］ 杨俊, 武雷, 秦建强. 雪旺细胞增殖的研究进展 ［J］. 国外医学: 生物医学工程分册, 2004, 27 (4): 229 – 233.

［19］ Dawson T M, Steiner J P, Dawson V L, et al. Immunosuppressant FK506 enhances phosphorylation of nitric oxide synthase and protects against glutamate neurotoxicity ［J］. Proc Natl Acad Sci USA, 1993, 90 (21): 9808 – 9812.

［20］ Gold B G, Storm-Dickerson T, Austin D R. The immunosuppressant FK506 increases functional recovery and nerve regeneration following peripheral nerve injury ［J］. Restor Neurol Neurosci, 1994, 6 (4): 287 – 296.

［21］ Jacques F, Gaboury I, Christie S, et al. Combination therapy of interferon beta-1b and tacrolimus: a pilot safety study ［J］. Multiple Sclerosis International, 2012 (2012): 1 – 6.

［22］ Wang Y, Harigaya Y, Cavaille-Coll M, et al. Justification of noninferiority margin: methodology considerations in an exposure-response analysis ［J］. Clin Pharmacol Ther, 2015, 97 (4): 404 – 410.

［23］ Behrbohm J, Neid M, Stolzel U, et al. Improvement of multiple sclerosis on tacrolimus plus mycophenolate mofetil after liver transplantation. Clinical improvement of multiple sclerosis in a patient requiring liver transplantation for acute liver failure following interferon-beta therapy ［J］. Transpl Int, 2007, 20 (12): 1077 – 1079.

［24］ Zheng X, Zhang X, Liu X, et al. Patient with neuromyelitis optica spectrum disorder combined with Sjogren's syndrome relapse free following tacrolimus treatment ［J］. Intern Med, 2014, 53 (20): 2377 – 2380.

［25］ Ahlmen J, Andersen O, Hallgren G, et al. Positive effects of tacrolimus in a case of CIDP ［J］. Transplant Proc, 1998, 30 (8): 4194.